CHRISTIAN SCHUBERT (HRSG.)

GESUNDHEITSELIXIER
BEZIEHUNG

Das faszinierende Wechselspiel
von Bindung, sozialer Verbundenheit
und Immunsystem

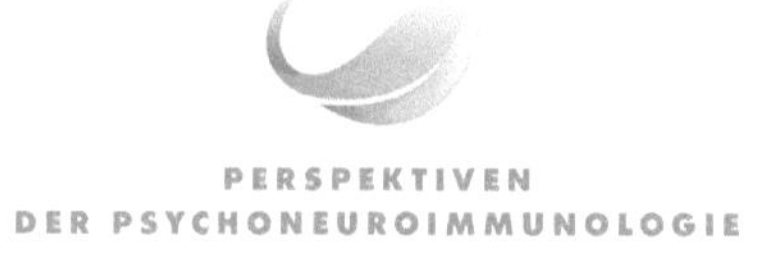

PERSPEKTIVEN
DER PSYCHONEUROIMMUNOLOGIE

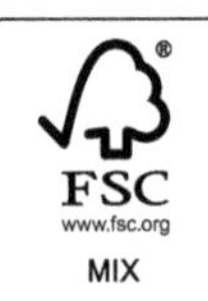
FSC
www.fsc.org
MIX
Papier aus ver-
antwortungsvollen
Quellen
Paper from
responsible sources
FSC® C105338

CHRISTIAN SCHUBERT (HRSG.)

GESUNDHEITS ELIXIER BEZIEHUNG

Das faszinierende Wechselspiel von Bindung, sozialer Verbundenheit und Immunsystem

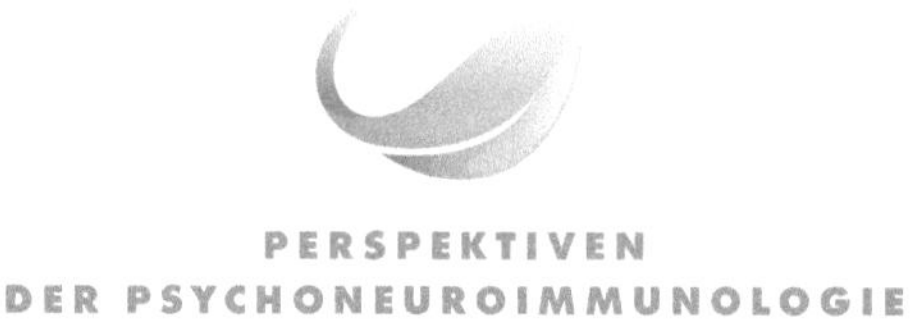

PERSPEKTIVEN
DER PSYCHONEUROIMMUNOLOGIE

In Gedenken an Prof. Dr. Dr. Kurt S. Zänker und Mag. Ina Kähler-Luft, die im Januar 2021 bzw. Juni 2024 verstorben sind. Prof. Zänker begründete mit mir die Kongressreihe »Psychoneuroimmunologie im Lauf des Lebens«, Mag. Kähler-Luft organisierte den zweiten und dritten Kongress. Beiden danke ich von Herzen für ihre freundschaftliche Unterstützung.

Christian Schubert

Bibliografische Information der Deutschen Nationalbibliothek:
Die Deutsche Nationalbibliothek verzeichnet diese Publikation
in der Deutschen Nationalbibliografie; detaillierte bibliografische
Daten sind im Internet über https://www.dnb.de abrufbar.

1. Auflage 2024
Projektleitung | Lektorat: Dr. Mathilde Fischer, Editionsservice
Umschlaggestaltung | Layout und Satz: two-up, Düsseldorf
Umschlagmotiv: © Unsplash (Kseniia Ilinykh)
Herstellung und Verlag: BoD - Books on Demand, Norderstedt

ISBN 978-3-75975-929-0

INHALT

Liebe Leserinnen und Leser,

nichts gegen qualitativ hochwertige Ernährung, ausreichend Bewegung und beruhigende Entspannung. Aber haben Sie gewusst, dass die Qualität Ihrer zwischenmenschlichen Beziehungen noch viel mehr darüber aussagen kann, ob Sie gesund leben?

Würde man die Gesundheitsforschung auf einen Nenner bringen wollen, es wäre unbestreitbar, dass die sozialen Beziehungen zu den mächtigsten Gesundheitsfaktoren gehören. Denn viel zu deutlich zeigen Studien, dass Bindung, Beziehung und soziale Unterstützung, wenn sie ausreichend und hochwertig vorhanden sind, ein langes Leben in hoher Qualität ermöglichen. Umgekehrt gilt dasselbe: Wer wenig sichere Bindung im Leben erfährt und schlecht sozial eingebettet ist, wird schneller krank und lebt kürzer.

Die Psychoneuroimmunologie hat diesen Zusammenhang zwischen Gesundheit und Beziehung wissenschaftlich sehr genau untersucht und dabei Erstaunliches zeigen können: Sind unsere Beziehungen gesund, dann ist auch das Immunsystem fit, wir sind geschützt vor Infektionen, unsere Wunden heilen besser und das Risiko, eine schwere Krankheit zu entwickeln, ist gering – ja, wir altern sogar langsamer. Aber nicht nur das, das Immunsystem kann auch direkt steuernd in unsere Beziehungen eingreifen: Sind wir krank, sorgt es beispielsweise dafür, dass wir Menschen, die wir nicht gut kennen und von denen eine Gefahr für unseren Gesundungsprozess ausgehen könnte, meiden. Wir ziehen uns ins Private zurück. Menschen hingegen, die wir kennen und denen wir vertrauen, dürfen in unserer Nähe bleiben, damit sie uns helfen können, wieder gesund zu werden. Auch das vermittelt unser Immunsystem über zentralnervöse Veränderungen während einer Erkrankung.

Diese spannenden Erkenntnisse der Psychoneuroimmunologie und vieles mehr sind im vorliegenden Buch »Gesundheitselixier Beziehung« zusammengefasst. Das Buch basiert auf Vorträgen, die 2022 auf dem 3. Kongress »Psychoneuroimmunologie im Lauf des Lebens« präsentiert wurden und so unterschiedliche Themenbereiche betreffen wie Bindungsforschung, Psychoanalyse, Systemtheorie, Medizinsoziologie und Musik. Mein besonderer Dank gilt all jenen, die bei der praktischen Umsetzung dieses Buchprojekts beteiligt waren, allen voran Dr. Mathilde Fischer für ihre wie immer sehr verlässliche und akkurate Lektoratstätigkeit sowie Elke Günzel für die Gestaltung des Buches und des Covers.

CHRISTINE HEIM

STRESS IN FRÜHEN LEBENS-PHASEN UND DAS LEBENSLANGE ERKRANKUNGSRISIKO[*]

EINLEITUNG

ERKENNTNISSE DER modernen Neurowissenschaften und der biomedizinischen Forschung zeigen, dass die Grundlage für Gesundheit und Anpassungsfähigkeit über die Lebensspanne hinweg bereits früh im Leben gelegt wird. Ungünstige Erfahrungen

[*] Diese Arbeit wurde durch das Bundesministerium für Forschung (01KR1301, 01GL1743), die Deutsche Forschungsgemeinschaft unter der Exzellenzinitiative (EXC-2049 – 390688087) sowie die National Institutes of Health (NIH P50-MH058922 und NIH CHD P50-HD089922) unterstützt.

können lebenslange Spuren im Gehirn und seinen Regulationssystemen wie dem endokrinen und dem Immunsystem hinterlassen, welche eine lang anhaltende Anfälligkeit für nachfolgende Belastungen bedingen und zu einem lebenslang deutlich erhöhten Krankheitsrisiko beitragen.

In diesem Kapitel werden wissenschaftliche Erkenntnisse über die biologischen Folgen traumatischer Erfahrungen in der Kindheit zusammengefasst. Hierbei werden neuroendokrine, immunologische, neurostrukturelle und neurofunktionelle sowie molekularbiologische Änderungen bei Erwachsenen dargestellt, die in der Kindheit Traumatisierungen erlebt haben. Solche Änderungen können bereits bei Kindern unmittelbar nach der traumatischen Erfahrung beobachtet werden. Diese Spuren der biologischen Einbettung früher traumatischer Erfahrungen können außerdem in die nächste Generation übertragen werden und das Krankheitsrisiko der Nachfahren beeinflussen. Wenn wir in der Lage sind, die Prozesse der biologischen Einbettung von frühen traumatischen Lebenserfahrungen und deren langfristige Folgen sowie auch die Übertragungswege an nachfolgende Generationen genau zu verstehen, dann können wir innovative Interventionen entwickeln, die gezielt an den beteiligten Mechanismen ansetzen und diesen Prozessen entgegenwirken. Ein verbessertes Verständnis der Prozesse dieser »frühen Programmierung« von Krankheitsanfälligkeit durch Stress und Trauma kann den Weg für einen paradigmatischen Wechsel in der Konzeptualisierung psychischer und psychosomatischer Störungen ebnen. Entwicklungsbezogene Mechanismen sollen über diagnostische Grenzen hinweg berücksichtigt und innovative frühe Präzisionsinterventionen ermöglicht werden. Das folgende Kapitel fasst den derzeitigen Forschungsstand zusammen und stellt ausgewählte Studien vor.

Ein Verständnis derjenigen Mechanismen, die den gravierenden und anhaltenden Folgen von frühen Stresserfahrungen für die Gesundheit und Anpassungsfähigkeit über die Lebensspanne zugrunde liegen, erfordert ein Verständnis des Prinzips der neuronalen Plastizität. Unter neuronaler Plastizität versteht man die Fähigkeit von Synapsen, Nervenzellen oder Hirnarealen, sich nutzungs- oder erfahrungsabhängig in ihrer Anatomie, Funktion oder Vernetzung zu verändern: Dabei gelten verschiedene Grundprinzipien:[1] a) Neuronen, die immer wieder gemeinsam aktiviert werden, werden strukturell miteinander verknüpft (»What fires together, wires together«). b) Häufig benutzte Verbindungen werden zunehmend gestärkt, wohingegen wenig benutzte Verbindungen eliminiert werden (»Use it or lose it«). Diese Formbarkeit der Synapsen, Neuronen und Schaltkreise in Abhängigkeit der Nutzung oder Erfahrung ermöglicht das Lernen und steigert die Effizienz des Gehirns. Das Gehirn wird über diese Prozesse an die spezifisch wirksamen Umgebungsbedingungen angepasst. Die neuroplastische Veränderbarkeit des Gehirns ist damit evolutionär adaptiv. Obwohl das Gehirn auch im Erwachsenenalter durch Nutzung und Erfahrung formbar ist, ist dessen Formbarkeit in der frühen Entwicklung besonders ausgeprägt.[2]

In der frühen Hirnentwicklung existieren sogenannte sensible Perioden. Darunter versteht man bestimmte Zeitfenster, in denen das Gehirn in besonderem Ausmaß durch Nutzung oder Erfahrung formbar ist. Das Konzept der sensiblen Phasen wurde ursprünglich für sensorische Systeme entdeckt:[3] Visuelle Sinneseindrücke in den ersten Lebenswochen sind in entscheidendem Maße notwendig, damit sich der visuelle Kortex und die visuelle Funktion normentsprechend entwickeln können. Visuelle Deprivation, also ein Ausbleiben der Erfahrungen während dieser sensiblen Phasen, führt zu lebenslangen Schäden im visuellen Kortex. Nachdem das sensible Zeitfenster geschlossen ist, lassen sich diese Änderungen nicht mehr rückgängig machen.

Während dieser sensiblen Phasen sind bestimmte Erfahrungen und Reize sogar zwingend notwendig, damit sich die entsprechenden Schaltkreise normal entwickeln. Gleichzeitig können destruktive Reize während der Zeit drastische und irreversible Schäden verursachen. Solche sensiblen Perioden sind sorgfältig orchestrierte Prozesse, die sich auf verschiedenen Ebenen von den Genen bis zum Verhalten entfalten. Umwelterfahrungen und molekulare Auslöser öffnen die jeweilige Periode und erhöhen die Neuroplastizität. Sobald die sensible Periode ausgelöst wurde, erleichtern zusätzliche Mechanismen eine rasche strukturelle und funktionelle Rekonfiguration und Abstimmung auf Erfahrungsreize.

Während der sensiblen Perioden kommt es zu einer dramatischen Modellierung von Synapsen, Neuronen und Schaltkreisen durch Umwelterfahrungen. Die sensiblen Perioden werden dann geschlossen, um die erfahrungsgesteuerte Funktion zu stabilisieren. Die Neuroplastizität der sensiblen Periode wird durch eine Reihe molekularer und struktureller Faktoren herabreguliert, die die Plastizität aktiv hemmen. Nach Abschluss der sensiblen Periode besteht eine begrenzte Restplastizität durch erfahrungsabhängige Mechanismen, die über den Lebensverlauf zur Verfügung steht.[4]

Vor diesem Hintergrund stellt sich die Frage, ob das Konzept der sensiblen Phasen auch für Effekte von Stress gilt: Eine sichere frühe Lebensumgebung mit optimaler Bindung an die Bezugsperson und förderlichen Einflüssen ist möglicherweise notwendig, damit sich Schaltkreise der Stress- und Emotionsregulation optimal entwickeln. Toxische Stressoren wie Misshandlung und Vernachlässigung während sensibler Phasen könnten sich hingegen dauerhaft auf die Entwicklung genau derjenigen Schaltkreise auswirken, die an der Regulation von Stress und Emotionen beteiligt sind, und somit eine erhöhte Stressempfindlichkeit und eine Vulnerabilität für psychische und somatische Störungen bedingen. Dauerhafte Auswirkungen von frühen Stresserfahrungen auf das Gehirn und seine peripheren Regulationssysteme, das heißt auf das autonome, endokrine und Immunsystem, können zur Entstehung eines anfälligen Phänotyps mit erhöhter Stressempfindlichkeit und einem gesteigerten Risiko für psychische und somatische Störungen führen.

Studien in Tiermodellen haben den kausalen Nachweis erbracht, dass Stress in den ersten Lebenstagen, wie mütterliche Trennung oder eine geringe mütterliche Fürsorge, zu strukturellen und funktionellen Änderungen in Hirnregionen führt, die an neuroendokriner und autonomer Regulation, Wachsamkeit, emotionaler Regulation und Angstkonditionierung beteiligt sind, und zu gesteigerten Reaktionen auf nachfolgenden Stress beitragen.[5] Diese Befunde sind auf den Menschen übertragbar, wie im Folgenden dargestellt wird. Inwieweit beim Menschen diskrete sensible Phasen für die Folgen von kindlicher Traumatisierung vorliegen, ist bislang nicht hinreichend bekannt und bedarf einer systematischen Untersuchung.[6]

FRÜHE STRESSERFAHRUNGEN UND KRANKHEITSFOLGEN ÜBER DIE LEBENSSPANNE HINWEG

Eine große Zahl von Kindern in unserer Gesellschaft erlebt während des Aufwachsens stressreiche und traumatische Ereignisse. Frühe aversive oder traumatische Lebenserfahrungen umfassen verschiedene Formen von schwerwiegenden Stressoren in der Kindheit, darunter Misshandlung, Missbrauch, Gewalt, Vernachlässigung, Trennung oder Verlust eines Elternteils und andere Formen von schwergradigen Belastungen. Zusätzlich umfassen frühe Stresserfahrungen ein komplexes Spektrum früher negativer Umwelteinflüsse auf verschiedenen Ebenen, beispielsweise Stigmatisierung, Migration, Armut, Kriminalität und viele andere mehr.

Es wird geschätzt, dass drei von zehn Kindern in unserer Gesellschaft misshandelt werden. Wenn andere Formen von kindlichem Trauma berücksichtigt werden, steigt diese Zahl auf fast jedes zweite Kind. In einer retrospektiven bevölkerungsbasierten Studie in Deutschland berichtete etwa ein Drittel der erwachsenen Befragten über eine Form von Kindesmisshandlung.[7] Diese Prävalenz deckt sich mit Schätzungen zur Häufigkeit von Kindesmisshandlung in den Vereinigten Staaten.[8] In einer aktuellen Metaanalyse, welche 206 Studien aus 22 Ländern mit 546.458 erwachsenen Teilnehmern einschloss, berichteten nur 40 Prozent der Befragten über keine frühen negativen Lebensereignisse.[9] Frühe Stresserfahrungen sind in der Allgemeinbevölkerung weit verbreitet. Ein erheblicher Anteil ist Opfer von mehr als einer Form von Misshandlung und anderen Traumatisierungen.

Umfangreiche Befunde aus epidemiologischen Studien zeigen, dass das Erleben früher Stresserfahrungen das Risiko für die Entwicklung fast aller Formen psychischer Störungen über die Lebensspanne hinweg drastisch erhöht, insbesondere für Depression, Angststörungen, Subtanzmissbrauch und -abhängigkeit sowie Suizid. Aversive Lebenserfahrungen erhöhen ebenfalls das lebenslange Risiko für chronische körperliche Erkrankungen, wie Herz-Kreislauf-Erkrankungen, Fettleibigkeit, Diabetes, Lungenkrebs, chronische Schmerzen, Kopfschmerzen und immunbezogene Erkrankungen, und tragen zu einer verminderten Lebenserwartung bei.[10] Es bestehen enge Dosis-Wirkungsbeziehungen zwischen dem Schweregrad der frühen Traumatisierung und dem Risiko für das Auftreten späterer Erkrankungen. Dieses Risiko ist unspezifisch und für verschiedene Formen der Misshandlung oder Traumatisierung wie auch für verschiedene Erkrankungen nachweisbar. Vielmehr sind der frühe Zeitpunkt sowie die Schwere der stressreichen Erfahrung ausschlaggebend für das spätere Erkrankungsrisiko. Häufig treten nach früher Traumatisierung verschiedene Erkrankungen des Komorbiditätsspektrums auf und manifestieren oder verschlimmern sich in Reaktion auf akuten Stress. Diese epidemiologischen Befunde deuten darauf hin, dass frühe Stresserfahrungen eine Kernstörung auf Ebene der Stressregulationssysteme bedingen, die zur Entstehung verschiedener stressbezogener Störungen beiträgt. Große epidemiologische Studien zeigen weiterhin, dass sich frühe Stresserfahrungen auf eine vorzeitige Mortalität auswirken.[11] Frühe Stresserfahrungen sind ebenfalls mit einem erhöhten Risiko assoziiert, an einer COVID-19-Infektion zu sterben.[12]

Studien, die den Einfluss früher Lebenserfahrungen auf die Gesundheit untersuchen, berücksichtigen überwiegend eine oder wenige Formen von kindlichen Stresserfahrungen wie zum Beispiel Misshandlung. Das Spektrum negativer – und schützender – Einflüsse in der Kindheit, die Relevanz für die Gesundheit besitzen, umfasst allerdings ein komplexes Gefüge von verschiedensten Umgebungsfaktoren: Diese Faktoren umfassen psychosoziale, soziologische und physikalische, unmittelbare und entfernte Umwelteinflüsse, die auf einer Zeitachse der Entwicklung angesiedelt sind und miteinander in Zusammenhang stehen. Es ist noch keineswegs geklärt, in welcher Weise sich dieses komplexe Bedingungsgefüge auf die Entwicklung des Gehirns, der physiologischen Regulationssysteme sowie auf die Gesundheit und Krankheitsanfälligkeit auswirkt. Infolgedessen sind derzeit verwendeten Ansätze zu eng oder einseitig und werden der Komplexität der Einflüsse nicht gerecht.[13]

In der Forschung zu frühen Umgebungseinflüssen dominiert das Bemühen, ein komplettes »Exposom« zu erfassen[13] und daraus mögliche risikoreiche Expositionsprofile zu extrahieren.[14] Allerdings ist dieser Ansatz methodisch noch in den Anfängen und erfordert die wiederholte Messung breiter Konstrukte unter Verwendung verschiedenster Methoden (wie Geomapping, ambulante Messmethoden in der natürlichen Umgebung) und über eine gewisse Zeit hinweg. Die Umsetzung des Ansatzes wird ein verbessertes Verständnis der Umgebungseinflüsse über die Entwicklung und die Lebensspanne auf das Erkrankungsrisiko erbringen und der Komplexität eher gerecht werden.

Die tiefgreifenden Auswirkungen von frühen traumatischen Erfahrungen auf das lebenslange Krankheitsrisiko stellen eines der wichtigsten öffentlichen Gesundheitsprobleme unserer Zeit dar. Tatsächlich schätzen die Centers for Disease Control and Prevention die wirtschaftliche Gesamtbelastung allein für Kindesmisshandlung in den USA auf 124 Milliarden US Dollar pro Jahr.[15] Diese Gesamtbelastung übertrifft die kombinierten wirtschaftlichen Kosten aller anderen wichtigen pädiatrischen Gesundheitsprobleme, einschließlich Autismus, Asthma, Krebserkrankungen bei Kindern, Exposition gegenüber Umweltgiften und Fettleibigkeit zusammen. Neuere Erkenntnisse deuten darauf hin, dass die durch frühe Stressbelastung verursachten Risiken in die nächste Generation übertragen werden können, wodurch sich die Zahl der betroffenen Personen und die Belastung der öffentlichen Gesundheit vervielfachen.[16]

NEUROBIOLOGISCHE FOLGEN KINDLICHER TRAUMATISIERUNG BEI ERWACHSENEN

Die neurobiologischen Folgen kindlicher Traumatisierung bei Erwachsenen wurden vielfach untersucht. In unseren ersten Studien haben wir Patientinnen und Patienten, die unter einer depressiven Erkrankung litten, im Hinblick auf vorliegende kindliche Missbrauchserfahrungen stratifiziert. Durch dieses Studiendesign konnten wir die Korrelate einer frühen traumatischen Erfahrung von Korrelaten der akuten Erkrankung trennen. In diesen Studien haben wir zunächst Änderungen des neuroendokrinen Stressreaktionssystems untersucht.[17]

Corticotropin-Releasinghormon (CRH)-Neuronen im paraventrikulären Kern des Hypothalamus bilden die zentrale Komponente der Hypothalamus-Hypophysen-Nebennierenrinden-Achse. Bei Stressbelastung wird CRH aus den Nervenendigungen der medianen Eminenz in das Pfortadersystem der Hypophyse ausgeschüttet, wo es die Freisetzung des adrenocorticotropen

Hormons (ACTH) in die Blutbahn stimuliert. Das ACTH wiederum stimuliert die Synthese und Sekretion von Glucocorticoiden aus der Nebennierenrinde. Zirkulierende Glucocorticoide üben zahlreiche regulierende Wirkungen auf den Stoffwechsel und das Immunsystem aus, welche für die Anpassung an Stress überlebensnotwendig sind. Glucocorticoide, das Cortisol beim Menschen, hemmen außerdem die eigene Freisetzung über negative Rückkopplung auf der Ebene der Hypophyse, des Hypothalamus und des Hippocampus. Diese negative Rückkopplung wird über Anbindung an spezifische Rezeptoren für Glucocorticoide vermittelt.

Die intakte Funktion dieser Rezeptoren ist daher zentral für die Stressregulation. Obwohl die Ausschüttung von Glucocorticoiden für die Anpassung eines Organismus an Stress von entscheidender Bedeutung ist, kann eine längere oder übermäßige Ausschüttung toxisch wirken und das Gehirn, insbesondere den Hippocampus und den Frontalkortex, schädigen.[18,19] Eine Schädigung dieser Regionen kann eine Enthemmung des zentralen CRH-Systems und übermäßige Stressreaktionen mitbedingen. Neben seiner Rolle als hypothalamisches Hormon wirkt das CRH auch als Neurotransmitter in weiten Teilen des Gehirns und beeinflusst autonome- und Verhaltensreaktionen auf Stress. Viele der Verhaltenseffekte von CRH entsprechen den Merkmalen der Depression und Angst. Dazu gehören Appetitverlust, ein vermindertes Fortpflanzungsverhalten, Schlafstörungen, motorische Unruhe und eine erleichterte Angstkonditionierbarkeit.[20] Wir haben postuliert, dass frühe Stresserfahrungen dieses System anhaltend für nachfolgende Belastungen sensibilisieren, was zu einem erhöhten Risiko für Depression und Angststörungen sowie für kardiovaskuläre, immunbezogene und metabolische Erkrankungen nach frühem Stress beitragen könnte.[17]

In unseren Studien konnten wir für Personen mit kindlichen Misshandlungserfahrungen erhöhte neuroendokrine und autonome Reaktionen auf einen psychosozialen Laborstressor nachweisen, insbesondere dann, wenn gleichzeitig eine Depression vorlag.[21] Diese Sensibilisierung für Stress geht mit einer Resistenz der Glucocorticoid-Rezeptoren und damit mit einer Enthemmung der Stresshormonachse einher.[22] Diese Befunde waren besonders ausgeprägt bei Personen mit frühen Stresserfahrungen, die eine Depression entwickelt hatten. Hingegen zeigten depressive Patienten ohne frühe Stresserfahrungen keine Auffälligkeiten der Stresshormonachse, was auf biologisch unterscheidbare Subtypen klinischer Störungen in Abhängigkeit des Vorliegens früher Stresserfahrungen hindeutet (s. u.).

Eine Resistenz der Glucocorticoid-Rezeptoren in Gehirn und Körper kann weitreichende Folgen haben: Eine Resistenz dieser Rezeptoren kann die Aktivierung des nukleären Faktors κB (NFκB) begünstigen und damit zu einer gesteigerten Produktion von Entzündungsbotenstoffen beitragen.[23] Erwachsene mit einer Depression und kindlichen Misshandlungserfahrungen zeigen tatsächlich erhöhte Entzündungsreaktionen auf einen rein sozialen Stressor.[24] Eine gesteigerte systemische Inflammation, wie beispielsweise klinisch erhöhte Konzentrationen des Akutphasenproteins C-reaktives Protein (CRP), ist das am häufigsten replizierte Korrelat von frühen Stresserfahrungen beim Menschen und wurde in einer großen Metaanalyse, die mehr als 16.000 Individuen einschloss, bestätigt.[25] Die systemische Inflammation ist wiederum bei denjenigen Personen mit frühen Stresserfahrungen besonders ausgeprägt, die unter einer Depression leiden.[26]

Erhöhte Cortisolspiegel und inflammatorische Botenstoffe können zu einer verminderten Insulinempfindlichkeit führen, was zur

Entwicklung von Stoffwechselstörungen wie Typ-2-Diabetes oder metabolischem Syndrom nach frühem Stress führt. Entzündungsprozesse und Stoffwechselanomalien können Atherosklerose fördern und zur Entwicklung von Herz-Kreislauf-Erkrankungen beitragen. In einer kürzlichen Studie wurden metabolische, entzündliche und kardiovaskuläre Marker der Stressbelastung in einen Allostatic Load Index integriert. Metabolische Dysregulation wurde anhand von Serumglucose, Gesamtcholesterin, HDL-Cholesterin, HbA1c, Taillen-Hüft-Verhältnis und Body-Mass-Index gemessen. Entzündliche Dysregulation wurde anhand des C-reaktiven Proteins und kardiovaskuläre Dysregulation anhand des systolischen Blutdrucks und des diastolischen Blutdrucks bewertet. Bei 33.466 Frauen der UK-Biobank wurde gezeigt, dass kindliche Misshandlungserfahrungen mit einer gesteigerten allostatischen Belastung assoziiert waren.[27]

Auf zentralnervöser Ebene ist die relative Glucocorticoid-Resistenz mit einer Enthemmung der CRH-Schaltkreise und damit mit einer weiteren Potenzierung der neuroendokrinen, autonomen und verhaltensbezogenen Stressreaktionen vereinbar. Dementsprechend konnten wir im Liquor von erwachsenen Frauen mit kindlichen Misshandlungserfahrungen deutlich erhöhte CRH-Konzentrationen messen.[17] Hingegen waren die Konzentrationen des prosozialen und stresspuffernden Neuropeptids Oxytocin im Liquor von Frauen mit Misshandlungserfahrungen vermindert.[28] Nach früher Traumatisierung scheint es also einerseits zu einer Sensibilisierung von Stressreaktionen und andererseits zu einer Abschwächung stressmildernder Systeme zu kommen, was zu einer erhöhten Stress- und Krankheitsanfälligkeit beitragen kann.

Studien unter Verwendung von bildgebenden Verfahren zeigen außerdem zahlreiche strukturelle und funktionelle Änderungen im Gehirn von Personen mit früher Traumatisierung. Beispielsweise berichten Mackes et al.[29] bei Erwachsenen, die in ihrer Kindheit in rumänischen Waisenhäusern massive Entbehrungen erleben mussten, über ein geringeres totales Hirnvolumen. Andere Studien verweisen auf Veränderungen in Hirnregionen, welche für die Verarbeitung und Regulierung von Stressreaktionen und Emotionen bedeutsam sind.[19,30] Aufgrund der erfahrungsgesteuerten Neuroplastizität im frühen Leben (s. o.) können traumatische Erfahrungen die Entwicklung dieser Gehirnregionen maßgeblich beeinflussen. Darüber hinaus können übermäßige Konzentrationen von Cortisol oder entzündlichen Zytokinen, welche infolge von frühen Stresserfahrungen auftreten (s. o.), während der Hirnentwicklung und über die gesamte Lebensspanne hinweg neurotoxische Wirkungen auf diejenigen Strukturen ausüben, welche für diese Botenstoffe sensibel sind.

Bei Personen mit früher Traumatisierung wurde insbesondere der Hippocampus intensiver untersucht. Diese Hirnregion kontrolliert hypothalamische CRH-Neuronen und ist für kontextuelle Aspekte der Angstkonditionierung relevant. Der Hippocampus ist eine der Regionen im Gehirn mit größter Plastizität und einer hohen Rezeptordichte für Glucocorticoide. Bei andauerndem Stress bewirken Glucocorticoide eine Rückbildung von Synapsen und Dendriten, sie sorgen für verkleinerte Zellkörper und eine verminderte Neurogenese im Hippocampus. Studien an Erwachsenen haben wiederholt verkleinerte Volumina des Hippocampus bei Menschen nach früher Traumatisierung gemessen.[31–33] Mit hochauflösenden bildgebenden Verfahren konnten Teicher et al.[32] zeigen, dass Misshandlung in der Kindheit besonders mit einer Volumenreduktion in der CA3-Region, dem Gyrus Dentatus und dem linken Subiculum, verbunden war, also denjenigen Bereichen des Hippocampus, die empfindlich für Stress und Glucocorticoide sind. Ein geschädigter Hippocampus kann zu gesteigerten neuroendokrinen Stressreaktionen beitragen, die wiederum den Hippocampus weiter schädigen, sodass ein Teufelskreis entsteht. Wiederum wurden verkleinerte Hippocampi, welche lange Zeit als Kardinalmerkmale von Depression angesehen wurden, nur bei depressiven Personen mit frühen Stresserfahrungen, nicht aber bei depressiven Personen ohne frühe Stresserfahrungen gemessen.[33]

Andere bildgebende Studien deuten auf strukturelle oder funktionelle Veränderungen in kortikal-limbischen Schaltkreisen als Folge von früher Traumatisierung hin. Der präfrontale Kortex (PFC) vermittelt exekutive Funktionen, reguliert zielgerichtetes Verhalten und ist an der Hemmung von Impulsen und der Emotionsregulation beteiligt. Insbesondere der mediale PFC ist über Verbindungen mit dem cingulären Kortex und der Amygdala für die Emotionsregulation von Bedeutung. Ein vermindertes Volumen der PFC-Areale, einschließlich des medialen PFC und des anterioren cingulären Kortex, ist ein übereinstimmender Befund bei Erwachsenen, welche traumatische Erfahrungen in ihrer Kindheit erlebt haben.[34-36]

Darüber hinaus wurden frühe traumatische Lebenserfahrungen mit strukturellen und funktionellen Veränderungen der Amygdala im Erwachsenenalter in Verbindung gebracht. Die Amygdala spielt eine entscheidende Rolle bei der Bewertung potenziell bedrohlicher Informationen, der Angstkonditionierung, der emotionalen Verarbeitung und der Erinnerung an emotionale Ereignisse. Frühe Stresserfahrungen wurden mit einem größeren Amygdala-Volumen[37] sowie anhaltend gesteigerten Reaktionen der Amygdala auf die Darbietung emotionaler Reize in Verbindung gebracht.[38-40] Der PFC übt über indirekte Projektionen hemmende und die Amygdala stimulierende Wirkungen auf hypothalamische CRH-Neuronen aus[41] und daher scheint die Konstellation der neuronalen Veränderungen eine Sensibilisierung der Stressreaktionen zu fördern. Eine verringerte strukturelle und funktionelle Konnektivität zwischen dem medialen PFC und der Amygdala[42] verweisen auf einen Verlust der »Top-down«-Kontrolle von emotionalen Reaktionen, von Angstlernen und Stressreaktionen nach frühem Trauma, was zu einem erhöhten Krankheitsrisiko beitragen kann.

Studien verweisen außerdem auf hochspezifische Änderungen in sensorischen Repräsentations- und kortikalen Assoziationsfeldern, die für die Wahrnehmung und Verarbeitung der spezifischen Misshandlungsform relevant sind. Mithilfe einer Analyse der Dicke des gesamten kortikalen Mantels bei erwachsenen Frauen beobachteten wir eine ausgeprägte kortikale Verdünnung in der Region des genitalen Repräsentationsfeldes im somatosensorischen Kortex, welche spezifisch nach sexuellem Missbrauch in der Kindheit auftrat. Emotionale Misshandlung hingegen war mit einer kortikalen Verdünnung des Precuneus assoziiert, einer Region, die für die Selbstwahrnehmung und Selbsteinschätzung relevant ist.[43] Diese Ergebnisse deuten auf eine erfahrungsabhängige Plastizität in Hirnregionen hin, die an der Wahrnehmung und Verarbeitung der Misshandlung beteiligt sind. Diese spezifische kortikale Ausdünnung könnte eine schützende Reaktion des sich entwickelnden Gehirns darstellen, welche das Kind vor der Missbrauchserfahrung »abschirmt«. Im späteren Leben können diese neuroplastischen Veränderungen ein direktes biologisches Substrat für Verhaltensstörungen, wie zum Beispiel sexuelle Dysfunktion, darstellen. Für andere sensorische Modalitäten wurden ähnliche Befunde berichtet. So wurde über eine Verdünnung des visuellen Kortex nach dem Beobachten häuslicher Gewalt berichtet.[44] Neuere Studien verwenden fortgeschrittene mathematische

Modelle, um die Auswirkungen von früher Traumatisierung auf die Hirnmorphologie und das Verhalten zu untersuchen. Mittels maschinellen Lernens charakterisierten Popovic et al.[45] komplexe Muster der klinischen und neuroanatomischen Folgen von Kindheitstraumata in einem transdiagnostischen Kontext. Mittels multivariater Methoden wurden neurale Signaturen für sexuellen Missbrauch (altersabhängig) und sexuell-körperliche Misshandlung (geschlechtsabhängig) sowie für emotionale Misshandlung identifiziert, welche Volumenmuster in präfrontal-zerebellären, limbischen und sensorischen Netzwerken umfassten. Diese Signaturen waren mit beeinträchtigten klinischen Phänotypen verbunden.

Eine weitere Studie[46] berechnete normative Modelle der Veränderung der Hirnstruktur in Abhängigkeit von Stressprofilen. So wurde eine neurale Signatur von Stresserfahrungen über die Lebensspanne hinweg über Hirnregionen identifiziert. Hierzu gehörten klassische Regionen, für welche in anderen Studien bereits Effekte von Stress identifiziert wurden, wie der Hippocampus, die Basalganglien, der ventromediale präfrontale Kortex und das anteriore Cingulum. Darüber hinaus wurden Effekte in weiteren Regionen identifiziert, nämlich dem Thalamus, den mittleren und superioren frontalen Gyri, dem occipitalen Gyrus und dem präzentralen Gyrus. Die Signatur war über die Zeit stabil und konnte in einer unabhängigen Stichprobe repliziert werden. Die Änderungen zeigten klinische Relevanz in der Vorhersage von Angstsymptomen.[46]

In der Zusammenschau kann festgestellt werden, dass traumatische Erfahrungen in der Kindheit zu anhaltenden Änderungen in neuralen Schaltkreisen führen, die an der Verarbeitung von Emotionen und der Mediation von Stressreaktionen beteiligt sind. Viele der Folgen kindlicher Traumatisierung überlappen sich mit den klassischen biologischen Merkmalen der Depression, wie sie in der Literatur beschrieben werden. Bemerkenswert ist, dass die Veränderungen bei depressiven Personen mit kindlicher Traumatisierung auftraten, aber nicht bei depressiven Personen ohne solche Erfahrungen. Dies lässt vermuten, dass die biologischen Änderungen in der Tat Folgen einer frühen Traumatisierung sind und das Risiko widerspiegeln, in Reaktion auf Stress eine Depression zu entwickeln. Hingegen scheint die Depression, die nicht in Zusammenhang mit einer frühen Traumatisierung auftritt, eine andere Pathophysiologie aufzuweisen.[17] Solche biologischen Subtypen von Krankheiten innerhalb derselben Diagnosekategorie können auch auf unterschiedliche Behandlungen ansprechen. In der Tat konnten wir zeigen, dass Personen mit chronischer Depression in Verbindung mit einer kindlichen Traumatisierung unterschiedlich gut auf verschiedene Behandlungsarten ansprachen.[47] Umgebungssensitive Formen der Depression und andere Störungen, die mit früher Traumatisierung in Zusammenhang stehen, werden auch als »Ökophänotypen« bezeichnet,[48] welche vermutlich gezielt behandelt werden können.

GEN-UMWELT-EFFEKTE UND EPIGENETISCHE PROZESSE

Interindividuelle Unterschiede in den Folgen einer kindlichen Traumatisierung können durch genetische Faktoren bedingt sein. Menschen unterscheiden sich in ihrer Disposition, inwieweit sie für Umgebungsfaktoren oder Stress empfindlich sind.[49] In frühen Studien zu Gen-Umwelt-Einflüssen auf die Folgen kindlicher Traumatisierung wurde die Rolle sogenannter Kandidatengene untersucht. Allel-Variationen (Polymorphismen) werden in einzelnen Genen gemessen, die an der Stressregulation, Prozessen der Neuroplastizität und für bestimmte Erkrankungen relevant sind. So wurde beispielsweise die Rolle eines Polymorphismus im Serotonin-Transporter-Gen (5-HTTLPR) oder einer Risikovariante des Glucocorticoid-Rezeptor-regulierenden FKBP5-Gens in der Moderation der Folgen von kindlicher Traumatisierung eingehend untersucht.[50,51] Vielfach wurden moderierende oder additive genetische Effekte auf vermittelnde Systeme, wie Hirnschaltkreise oder die Stresshormonachse, berichtet. Effekte von Variationen in Kandidatengenen wurden teilweise in großen Metaanalysen bestätigt, konnten jedoch nicht in genomweiten Studien validiert werden.[52]

Es ist in der Tat unwahrscheinlich, dass einzelne Genvarianten das Krankheitsrisiko nach kindlicher Traumatisierung erhöhen oder vermindern. Es ist eher anzunehmen, dass der Einfluss eines Gens von der Konstellation anderer genetischer Varianten abhängt, die eine Person trägt. Daher hat in den letzten Jahren die Untersuchung von einzelnen Genen an Bedeutung verloren. In Studien zu Gen-Umwelt-Effekten nach frühem Trauma werden nunmehr sogenannte polygenetische Risikoprofile (»polygenic risk scores«; PRS) für bestimmte Erkrankungen oder andere Endpunkte (wie beispielsweise kognitive Leistung) herangezogen. Interaktionseffekte zwischen spezifischen PRS, beispielsweise für die Depression und Kindheitstrauma, konnten nachgewiesen werden.[53]

In einer kürzlichen Studie wurde die DNA von 11.407 Kindern aus Großbritannien und den USA verwendet, um die genetische Beeinflussung des Zusammenhangs zwischen aversiven Erfahrungen und psychischen Störungen zu untersuchen. Bei Kindern, die Stresserfahrungen ausgesetzt waren, war das Risiko für psychische Erkrankungen teilweise auf ein bestehendes genetisches Risiko zurückzuführen. Allerdings blieb der Zusammenhang zwischen Misshandlung oder psychischer Erkrankung eines Elternteils und dem Risiko des Kindes, unter einer psychischen Störung zu leiden, unabhängig vom genetischen Risikoprofil bestehen.[54]

Neuere Entwicklungen umfassen die Generierung von transkriptionsbasierten (funktionellen) genetischen Risiko-Scores: In einer bemerkenswerten Studie[55] wurden Informationen zu stressrelevanten Gennetzwerken im Hippocampus aus Tiermodellen gewonnen und dann in einem zweiten Schritt auf den Menschen übertragen. Es wurde Gewebe aus dem Gyrus dentatus des Hippocampus von erwachsenen weiblichen Makaken (n = 12/Gruppe) entnommen, die chronisch mit Betamethason, also einem Glucocorticoid, behandelt wurden. Es wurde ein Expressionsnetzwerk identifiziert, welches mit der Glucocorticoid-Exposition assoziiert war. Die Einzelnukleotid-Polymorphismen (SNPs) in den Genen dieses Netzwerks wurden verwendet, um einen expressionsbasierten polygenen Score beim Menschen zu erstellen. Der auf der Expression basierende polygene Score moderierte die Assoziation zwischen frühem Stress und psychotischen Störungen im Erwachsenenalter (Frauen aus der UK Biobank, n = 44.519). Die Studie bietet einen neuen Ansatz, über welchen mechanistische Informationen aus Tiermodellen, in denen Hirngewebe zugänglich und experimentell modifizierbar ist, auf den Menschen übertragen und untersucht werden können.

Stressreiche frühe Lebenserfahrungen scheinen stabil »biologisch eingebettet« zu werden, sodass langfristige Effekte auf die weitere Stressreaktivität, Anpassungsfähigkeit und das Störungsrisiko über die Lebensspanne hinweg möglich sind. Bei einer solchen stabilen biologischen Einbettung spielen epigenetische Prozesse eine Rolle. Epigenetische Prozesse sind dynamische Mechanismen, die die Genaktivität lang anhaltend beeinflussen können, ohne die Sequenz der DNA zu verändern. Studien an Tieren und Menschen haben gezeigt, dass stressreiche Erfahrungen im frühen Leben persistierende epigenetische Markierungen im Genom hinterlassen, die die Genexpression für bestimmte Proteine verändern und damit neurobiologische Folgen bis ins Erwachsenenalter nach sich ziehen können.

Von den epigenetischen Mechanismen, die infolge von Stress auftreten, wurde die DNA-Methylierung am häufigsten untersucht. Dabei handelt es sich um die Anbindung von Methylgruppen an die Cytosine in Cytosin-Guanin-(CpG-)Dinukleotiden. Diese Methylierung verhindert die Anbindung von Transkriptionsfaktoren an regulatorische Elemente der DNA, was zu einer Unterdrückung der Transkription führt. Die Methylierung schaltet ein Gen sozusagen aus, wohingegen eine Demethylierung die Genaktivität verstärkt. Ein Mangel an mütterlicher Fürsorge im frühen Leben bewirkt im Tiermodell eine erhöhte DNA-Methylierung in der Promotor-Region des Glucocorticoid-Rezeptor-Gens (NR3C1) im Hippocampus.[56] Vergleichbare Befunde wurden post mortem für Suizidopfer ermittelt, bei denen eine Misshandlung in der Kindheit bekannt war.[57] Klengel et al.[51] konnten zeigen, dass epigenetische Änderungen infolge von frühen Stresserfahrungen im FKBP5-Gen in allel-abhängiger Weise auftreten. Träger einer Risikovariante des FKBP5-Gens zeigten eine durch frühen Stress induzierte Demethylierung im Glucocorticoid-responsiven Element des FKBP5-Gens, die wiederum mit einer gesteigerten Expression des FKBP51-Proteins und damit mit einer relativen Resistenz des Glucocorticoid-Rezeptors assoziiert war. Genomweite Methylierungsänderungen wurden ebenfalls infolge von Gen-Umwelt-Interaktionen über verschiedene Altersgruppen hinweg berichtet.[58]

Kindliche Stresserfahrungen tragen zu einer erhöhten Krankheitslast über die Lebensspanne hinweg und zu einer vorzeitigen und erhöhten Mortalität bei (s. o.). Diese Erfahrungen wirken sich auf endokrine, immunologische, metabolische und epigenetische Prozesse aus, welche die Zellalterung beeinflussen. In diesem Zusammenhang ist die Telomerbiologie ein Mechanismus von besonderer Bedeutung.[59] Telomere und die Aktivität des Enzyms Telomerase spielen eine grundlegende Rolle in der Aufrechterhaltung der Integrität des Genoms und der Zelle. Telomere sind nicht-kodierende Tandem-DNA-Wiederholungen an den Enden der Chromosomen, die eine Schutzkappe bilden.[60] Sie verlieren bei jeder Zellteilung Basenpaare und erreichen eine Verkürzung, die zu zellulärer Seneszenz oder Apoptose führt. Gealterte Zellen produzieren Entzündungsmediatoren, die auch benachbarte Zellen beeinträchtigen, was zu weiteren Schäden in Organen und Geweben führen kann. So stehen eine Verringerung der Telomerlänge (TL) und eine gesteigerte Abnutzungsrate in Zusammenhang mit einem früheren Auftreten und schnelleren Fortschreiten von chronischen Krankheiten und einer verminderten Lebenserwartung.[59] Eine Reihe von Studien zeigt eindrücklich, dass Erwachsene, die in ihrer Kindheit Misshandlung erfahren haben, eine Verkürzung der Telomere in Leukozyten aufweisen.[61-66] Frühe Stressoren sagen weiterhin eine höhere Abrasionsrate der Telomere über die Zeit vorher.[67] Eine Metaanalyse über 41 Studien (N = 30.773) zeigte, dass sich durch kindliche Stresserfahrungen die Telomerlänge signifikant vorhersagen lässt.[68] Diese Ergebnisse deuten darauf hin, dass frühe stressreiche Erfahrungen lang anhaltend zur biologischen Alterung und damit zu einem erhöhten Krankheits- und Sterberisiko beitragen.

Ein weiterer Marker für die biologische Alterung basiert auf epigenetischen Änderungen, welche damit einhergehen. Sogenannte epigenetische »Uhren« berücksichtigen zeitabhängige Veränderungen der DNA-Methylierung an bestimmten CpG-Dinukleotiden (s. o.), welche zu Schätzungen des epigenetischen Alters herangezogen werden.[69] Die Diskrepanz zwischen dem epigenetischen Alter und dem chronologischen Alter bildet die Abweichung der biologischen Alterung, das heißt eine Beschleunigung oder Verlangsamung. Verschiedene Studien verweisen in der Tat auf eine beschleunigte epigenetische Alterung bei Erwachsenen, die in ihrer Kindheit Armut, Misshandlung oder anderen aversiven Bedingungen ausgesetzt waren.[70,71]

UNMITTELBARE FOLGEN VON MISSHANDLUNG BEI KINDERN

Die bislang in diesem Kapitel dargestellten Erkenntnisse zu den biologischen Folgen von kindlichen Stresserfahrungen – sowie deren Zusammenhang zu Erkrankungen – beruhen auf zumeist retrospektiven Studien an erwachsenen Personen. Das Forschungsfeld liefert überzeugende Befunde zu fundamentalen Änderungen infolge früher Stresserfahrungen über neurale, physiologische und molekulare Regulationsebenen hinweg, die plausible Mechanismen vermuten lassen, welche das Risiko für Erkrankungen über die Lebensspanne hinweg erhöhen. Verschiedene querschnittliche Studien verweisen darauf, dass vergleichbare Änderungen bereits bei Kindern und Jugendlichen mit stressreichen Lebenserfahrungen messbar sind.[72] Allerdings geben diese punktuellen Studien keinen Aufschluss über Prozesse der biologischen Einbettung oder Trajektorien der Veränderung über die Zeit. Auch die Latenzzeit seit der Traumatisierung ist aus diesen Studien nicht bekannt.

Wir wissen also nicht genau, wie sich frühe Traumatisierungen in unmittelbarer Folge der Erfahrung biologisch einbetten und wie sich diese Einbettung nachfolgend auf Verläufe der biologischen und psychischen Entwicklung über die Kindheit hinweg auswirkt und somit zu Langzeitfolgen führt. Solche Erkenntnisse können aus Längsschnittuntersuchungen gewonnen werden, die direkt zum Zeitpunkt der Trauma-Exposition beginnen und Veränderungen über die Zeit erfassen. Aus diesem Wissen können dann Risikoprofile für die frühzeitige Identifikation von Krankheitsvulnerabilität sowie zielgerichtete Interventionsstrategien abgeleitet werden, welche direkt an den Mechanismen der biologischen Einbettung ansetzen, um Folgen zu verhindern oder abzudämpfen und langfristig Gesundheit zu fördern.

Im Rahmen unseres vom Bundesministerium für Bildung und Forschung (BMBF 01KR1301) geförderten Programms haben wir über zwei Jahre eine Kohorte von fast 200 Kindern im Alter von drei bis fünf Jahren, mit und ohne Misshandlungserfahrung innerhalb der vergangenen sechs Monate, wiederholt untersucht. Kinder mit Misshandlungserfahrung wurden mehrheitlich über Kinderschutzdienste und anderen Einrichtungen für Kindeswohl in Berlin rekrutiert. Die Kinder hatten vorrangig emotionale und körperliche Misshandlung erfahren.

Wir konnten zeigen, dass Kinder mit Misshandlungserfahrungen im Vergleich zu Kindern ohne Misshandlungserfahrungen bereits zum Zeitpunkt der Aufnahme in die Studie eine höhere Anzahl psychiatrischer Diagnosen sowie mehr externalisierende und internalisierenden Symptome aufwiesen. Kinder mit Misshandlungserfahrungen zeigten weiterhin deutliche Einschränkungen der kognitiven, verbalen und motorischen Entwicklung sowie darüber hinaus eine größere Anzahl körperlicher Symptome, beispielsweise neurologische oder internistische Probleme. Die Gruppenunterschiede waren über zwei Jahre hinweg stabil. Der Schweregrad der Symptome und die Entwicklungseinschränkungen wurden durch den Schweregrad der Misshandlung oder das Alter bei Beginn der Misshandlung vorhergesagt, was mit der Annahme einer unmittelbaren biologischen Einbettung vereinbar ist.[73]

Weiterhin konnten wir bei den 3- bis 5-jährigen Kindern einen deutlichen Zusammenhang zwischen Misshandlungserfahrungen und erhöhten CRP-Konzentrationen im Speichel über alle Messzeitpunkte hinweg nachweisen. Dieser Zusammenhang wurde durch das Geschlecht des Kindes moderiert, wobei erhöhte CRP-Konzentrationen nur bei Mädchen mit Misshandlungserfahrung, nicht aber bei Jungen mit Misshandlungserfahrung, beobachtbar waren.[74] Eine erhöhte systemische Inflammation infolge von Stress bei Mädchen könnte zu den bekannten Geschlechtsunterschieden in der Prävalenz der Depression beitragen.[75] Diese frühzeitige und stabile systemische Inflammation kann außerdem ein erhöhtes Risiko für entzündungsbezogene körperliche Erkrankungen über die Lebensspanne hinweg bedingen.

Verschiedene neuere Studien beschäftigen sich mit der Frage, inwieweit sich traumatischer Stress in der frühen Lebensphase unmittelbar auf die Hirnentwicklung auswirkt. Inwieweit wirken sich also frühe Stresserfahrungen auf die Neurogenese, neuronale Migration und neuronale Differenzierung sowie auf die Synaptogenese (Neubildung von Verbindungen) und das »Pruning« (Zurückschneiden) aus? Diese Prozesse finden über unterschiedliche Zeitfenster in der frühen Entwicklung statt und dienen der Stärkung der Effizienz und der Konsolidierung genutzter Verbindungen. Die Gliogenese umfasst die Bildung von Astrozyten, Oligodendrozyten und Mikrogliazellen, die beim Umbau von Synapsen eine Rolle spielen. Der damit zusammenhängende Prozess der Myelinisierung fördert strukturelle und funktionelle Verbindungen und findet während der gesamten Entwicklung statt.[76]

Analog zu Befunden bei Erwachsenen mit frühen Deprivationserfahrungen (s. o.)[29] konnten wir bei Kindern im Alter von drei bis fünf Jahren, welche innerhalb der letzten sechs Monate Misshandlung erfahren hatten, einen markanten Zusammenhang zwischen dem Schweregrad der Misshandlung und einer Abnahme des globalen Hirnvolumens nachweisen.[77] Der Effekt war insbesondere durch ein geringeres Volumen der grauen Substanz bedingt. Das verminderte Volumen der grauen Substanz sagte einen niedrigeren IQ zum Studienbeginn und ein Jahr später voraus.

Frühe Stresserfahrungen scheinen also mit einer beeinträchtigten Hirnentwicklung einherzugehen, mit erheblichen Folgen für die intellektuelle Entwicklung. Allerdings bleibt unklar, ob Volumenänderungen im Gehirn von Kindern stressbedingte Schädigungen reflektieren oder aber das Ergebnis von Anpassungen an die Umstände sind. Möglicherweise wirkt früher Stress als Signal, das Tempo der Gehirnentwicklung zu beschleunigen, um den Anforderungen der Bedingungen gerecht zu werden und schnell Unabhängigkeit zu erreichen, möglicherweise auf Kosten des eigenen Potenzials und der späteren Gesundheit.

In einer neuen Studie wurde Kopplung der strukturellen und funktionellen Konnektivität als Indikator für die Hirnreifung verwendet. Bei über 500 Kindern im Alter von 4,5 bis 7,5 Jahren wurde generell eine lineare Abnahme der Kopplung beobachtet, was Hirnreifung widerspiegelt. Bei Stratifizierung nach frühen Stresserfahrungen konnte gezeigt werden, dass nur die Gruppe mit hoher Belastung einen kurvenförmigen Verlauf mit einer steilen Abnahme der Kopplung zwischen dem Alter von 4,5 bis 6 Jahren aufwies. Die Kinder zeigten also eine beschleunigte Entwicklung, welche ebenfalls in der epigenetischen Alterung nachweisbar war.[78]

Bisherige Studien, die über eine beschleunigte epigenetische Alterung bei Kindern mit Misshandlungserfahrungen berichten, stützen sich auf Algorithmen zur Schätzung des epigenetischen Alters, die aus Erwachsenenproben abgeleitet wurden.[78-81] Diese Algorithmen sind für die epigenetische Altersschätzung während der frühen Entwicklung nur bedingt geeignet. Wir verwendeten daher in unserer Kohorte eine neuere pädiatrische epigenetische »Uhr« (PedBE), die eine valide Messung der epigenetischen Alterung bei kleinen Kindern erlaubt.[82] Das epigenetische Alter wurde anhand der DNA-Methylierung in 94 CpGs der PedBE-Uhr geschätzt. Die Residuen des epigenetischen Alters relativ zum chronologischen Alter wurden zwischen Kindern mit und ohne internalisierende Störung und mit und ohne Misshandlungserfahrung verglichen. Die Misshandlung wurde in drei Schweregraden kodiert und in ein Moderationsmodell eingegeben. Wir konnten zeigen, dass Kinder mit internalisierenden Störungen, die Misshandlungen erlebt hatten, eine drastische Beschleunigung des Alterns im Vergleich zu Kindern ohne internalisierende Störungen aufwiesen. In einer unabhängigen Studie konnten wir eine signifikante Anreicherung von CpGs innerhalb der PedBE-Uhr nachweisen, die auf die synthetische Form des Stresshormons Cortisol mit einer Veränderung der Genexpression reagierten. Das bedeutet, dass eine beschleunigte epigenetische Alterung in der frühen Kindheit durch Stresshormone bedingt sein könnte.[83]

Eine Untersuchung der genomweiten DNA-Methylierung in unserer Kohorte ergab weiterhin, dass Kinder unserer Kohorte, die Misshandlung erfahren hatten, spezifische epigenetische Signaturen aufwiesen, die mit pränataler Alkohol- und Nikotinexposition in Zusammenhang stehen. Das bedeutet, dass die Kinder bereits im Mutterleib ungünstigen Bedingungen ausgesetzt wurde.[84] Die Schwangerschaft ist möglicherweise die früheste Phase der Intervention und Prävention. Außerdem ist die Schwangerschaft eine Schnittstelle der intergenerationalen Übertragung der Folgen früher Stresserfahrungen der Mutter auf ihr Kind.

INTERGENERATIONALE ÜBERTRAGUNG DER FOLGEN VON FRÜHEM TRAUMA

Die tiefgreifenden und langfristigen Folgen einer kindlichen Traumatisierung, wie sie in diesem Text bereits dargestellt wurden, sind nicht nur auf die psychische und körperliche Gesundheit der direkt betroffenen Person und ihre eigene Lebensspanne beschränkt, sondern diese Folgen können sogar auf die Nachfahren übertragen werden. Mehrere Studien haben gezeigt, dass Kinder von Müttern, die in ihrer eigenen Kindheit (also lange vor der Empfängnis des Kindes) eine Traumatisierung erlebt haben, ein höheres Risiko für psychische Störungen sowie einen schlechteren Gesundheitszustand aufweisen.[16] In einer kürzlich veröffentlichten Studie wurden Daten von über 4.300 amerikanischen Müttern und ihren Kindern aus 21 Langzeitkohorten ausgewertet. Die Datenanalyse über zwei Generationen ergab, dass Kinder von traumatisierten Müttern ein höheres Risiko für multiple psychische und körperliche Erkrankungen hatten. Das Risiko des Kindes, eine Erkrankung zu entwickeln, war umso höher, je schwerwiegender die traumatischen Erfahrungen der Mutter in der Kindheit waren.[85] Diese Befunde belegen die Notwendigkeit, Interventionen zu entwickeln, die traumatisierte Mütter frühzeitig unterstützen.

Die Entwicklung zielgerichteter Interventionen ist nur dann möglich, wenn die genauen Mechanismen der Übertragung des Erkrankungsrisikos über Generationen hinweg bekannt sind. Zahlreiche Studien gehen davon aus, dass die intergenerationale Übertragung der Auswirkungen von kindlicher Traumatisierung in der postnatalen Phase und in der Kindheit stattfindet und durch ein verändertes mütterliches Verhalten bedingt ist.[16] Allerdings ist es auch möglich, dass die intergenerationale Übertragung der mütterlichen Traumatisierung noch früher beginnen könnte, nämlich während der hochsensiblen Zeit der fötalen Entwicklung in der Schwangerschaft:[16] So konnten wir zeigen, dass neugeborene Kinder von Müttern, die selbst in ihrer Kindheit Misshandlung erlebt hatten, mit einem geringeren Hirnvolumen zur Welt kommen.[86]

Ein möglicher Pfad der Übertragung betrifft Veränderungen im physiologischen Milieu der Schwangerschaft nach mütterlichem Kindheitstrauma. Es kann vermutet werden, dass der Fötus einer Mutter, die in ihrer Kindheit traumatisiert wurde, einem anderen physiologischen Milieu ausgesetzt ist als der Fötus einer nicht-belasteten Mutter. Neuere Erkenntnisse deuten darauf hin, dass schwangere Frauen mit einer Vorgeschichte von Misshandlung in der Kindheit erhöhte Cortisolwerte, eine erhöhte Produktion von plazentalem CRH sowie erhöhte Entzündungsmarker (insbesondere bei Vorliegen einer Depression) über die Schwangerschaft hinweg zeigen.[16,87–88] Solche Veränderungen infolge der kindlichen Traumatisierung der schwangeren Frau können die fötale Entwicklung beeinflussen und die Nachkommen für psychische und physische Gesundheitsstörungen prädisponieren. Die Ergebnisse verdeutlichen, dass frühe Interventionen bereits an der Schnittstelle der Übertragung der biologischen und psychischen Folgen von einer Generation an die nächste ansetzen sollten.

FAZIT, INTERVENTION UND PRÄVENTION

Die Ergebnisse belegen eindrücklich, dass frühe stressreiche oder traumatische Erfahrungen »biologisch eingebettet« werden – mit Folgen für die molekulare, neuroendokrine und immunologische Regulation, die Entwicklung von neuralen Schaltkreisen und die Zellalterung. Diese Änderungen beeinflussen die weitere Anpassungsfähigkeit über die gesamte Lebensspanne. Diese unmittelbaren Prozesse der biologischen Einbettung führen zu störungsübergreifenden Mechanismen, die das Gehirn und den Organismus für Stresseffekte und Erkrankungen »programmieren«.

Während einige der Änderungen möglicherweise adaptiv sind und die Überlebensfähigkeit kurzfristig erhöhen, können die Folgen der biologischen Einbettung des Traumas die Manifestation psychischer und körperlicher Gesundheitsfolgen begünstigen. Zusätzliche Stressoren oder Entwicklungsprozesse während der Pubertät können dieses Risiko verstärken. Genetische und soziale Schutzfaktoren können die Folgen mildern. Solche Faktoren können in entwicklungsabhängigen Zeitfenstern wirken. Die biologische Einbettung der kindlichen Traumatisierung kann an die nächste Generation weitergegeben werden, bereits in der fötalen

Phase, und sie bildet einen Teufelskreis aus Misshandlung und Gesundheitsfolgen.

Die bisherigen Forschungsergebnisse bieten einen interessanten, wenn auch lückenhaften Rahmen für neuartige Interventionsstrategien, die auf bestimmte Mechanismen in verschiedenen Entwicklungszeitfenstern abzielen:

- ▶ Bei Erwachsenen mit psychischen Störungen sollte das Vorliegen einer frühen Traumatisierung berücksichtigt werden. Diese Einbeziehung von Entwicklungsfaktoren und entsprechenden Biomarkern könnte präzisere Therapieentscheidungen ermöglichen. Eine kürzlich veröffentlichte Studie berichtet, dass stressbezogene Transkriptionsmuster bei depressiven Patienten mit frühen Stresserfahrungen eine verminderte Ansprechbarkeit für Antidepressiva vorhersagen.[89]

- ▶ Es sollten gezielte Interventionen entwickelt werden, die der biologischen Einbettung der frühen Stresserfahrung direkt entgegenwirken, diese umkehren oder kompensieren. Ziel wäre es, die Mechanismen direkt zu behandeln – möglicherweise vor der Manifestation der Symptome. Eine systematische Erforschung der Mechanismen über die Zeit ist erforderlich, um solche Ansätze der Gegenwirkung, Umkehrbarkeit oder Kompensation zu entwickeln und zu bewerten. So werden beispielsweise FKBP51-Blocker[90] als mögliche Intervention erprobt.

- ▶ Es sollte an Strategien gearbeitet werden, um die biologische Einbettung der Stressoren zu verhindern. Im Gegensatz zu den obigen Ausführungen geht es hier nicht um

Reversibilität, sondern um Vorbeugung und Hemmung der biologischen Veränderungen. Hier wird die Herausforderung darin bestehen, zu entscheiden, welche biologischen Veränderungen tatsächlich Anpassungen sind, die dem Kind helfen, eine frühe Traumatisierung zu überwinden, und welche Prozesse schädlich sind und pathophysiologische Mechanismen darstellen.

▶ Schließlich liegt der früheste Zeitpunkt für Interventionen in oder vor der Schwangerschaft, um die intergenerationale Übertragung des durch die frühe Traumatisierung der Mutter bedingten Risikos an die Nachkommen zu unterbrechen. Es existieren verschiedene mögliche Übertragungswege, wobei molekulare, physiologische und verhaltensbezogene Pfade der Übertragung möglich sind. Mütter mit kindlicher Traumatisierung, die schwanger werden, sollten entsprechende Interventionen erhalten, die helfen, dem Risiko entgegenzuwirken. Neue Strategien sollten erforscht werden, um die Mechanismen der intergenerationalen Übertragung des Risikos auf den Fötus direkt zu verhindern.

Tabelle 1 Neuartige Interventionsstrategien

Eine Kenntnis der Mechanismen über die Zeit ermöglicht außerdem, neue diagnostische Biomarker zu entwickeln, welche es erlauben werden, Risikoverläufe frühzeitig zu erkennen, bevor es zur Manifestation von Störungen kommt. Schließlich könnte sich die Möglichkeit ergeben, anhand von Biomarkern zu entscheiden, welches Individuum zu welchem Zeitpunkt von welcher Intervention spezifisch profitieren könnte. Ein vollständiges Verständnis der Mechanismen wird es ebenfalls ermöglichen, die Determinanten von Resilienz besser zu verstehen, was neue translationale Ansätze zur Resilienzförderung ermöglichen könnte. Obwohl die primäre Prävention von Kindesmisshandlung und widrigen Umgebungsfaktoren ein übergeordnetes Ziel sein muss, ist es unabdingbar, intensiv neue Strategien und Ansatzpunkte zur Verhinderung oder Umkehr der biologischen Einbettung kindlicher Traumatisierung zu erforschen und diese Erkenntnisse in die klinische Praxis zu überführen. Die frühzeitige Erkennung und innovative Behandlung von betroffenen Kindern ist von maßgeblicher Bedeutung, um Leid von Kindern und Jugendlichen gezielt abzuwenden und damit eines der größten und einflussreichsten Gesundheitsprobleme in unserer Gesellschaft aufzugreifen und zu lindern.

ANNA BUCHHEIM

DIE WEITERGABE VON BINDUNG – RISIKO- UND RESILIENZFAKTOREN

EINFÜHRUNG

KINDHEITSTRAUMATA GEHÖREN zu den gesicherten Risiko-faktoren für die Entwicklung psychischer Störungen – über die ganze Lebensspanne hinweg (Milner et al. 2022, Baldwin et al. 2023). In einer Vielzahl von Modellen zu den Ursachen von Krankheiten wird dieser Befund bestätigt, einerseits bei Borderline- und Persönlichkeitsstörungen, aber auch bei anderen Störungsbildern. Biologische Korrelate dieser traumatischen Erfahrungen betreffen einerseits das zentrale Nervensystem und andererseits die Interaktion des Hormon- und Immunsystems (Baumeister et al. 2016). Studien haben gezeigt, dass ein signifikanter Zusammenhang zum Beispiel zwischen mütterlich erlebter Kindesmisshandlung und einer gesteigerten Aktivität der Hypothalamus-Hypophyse-Nebennierenrinde (HPA) besteht, das heißt eine erhöhte Konzentration des Corticotropin-Releasing-Hormons (CRH) und eine stärkere Cortisolantwort auf psychosozialen Stress (Schury et al. 2017, Köhler-Dauner et al. 2019). Unsere Arbeitsgruppe beschäftigte sich zudem mit der Fragestellung, inwieweit Bindung und die entsprechenden Bindungspersonen in einer solchen Konstellation einen entsprechenden Schutzfaktor oder einen Puffer darstellen könnten (Buchheim et al. 2022).

Eine sichere Bindung zumindest an einen wichtigen Elternteil wurde schon in frühen Jahren von Egle et al. (1997) als ein elementarer Schutzfaktor bezeichnet. Dies wurde in einer Vielzahl an darauffolgenden Studien nachhaltig belegt (Atkinson et al. 2000). Inwieweit kann sich die mütterliche Bindung im Kontext der transgenerationalen Weitergabe protektiv auswirken? Genau diese Frage beschäftigte uns im Rahmen einer Bindungs-, Resilienz- und Risikoforschung auch in unserer Studie (Buchheim et al. 2022): Warum haben einige Eltern mit eigenen traumatisierenden Erfahrungen – und das ist immerhin doch ein relativ hoher Prozentsatz – ihre Traumata nicht an die nächste Generation weitergegeben? Darauf wird später nochmals genauer eingegangen.

Die Bindungsforschung hat eine sehr lange Tradition und beschäftigte sich erst einmal mit der Frage, inwiefern Bindungsmuster bei vorwiegend gesunden Familien über die Generationen hinweg weitergegeben werden. Eine Weiterentwicklung fand insbesondere in Bezug auf die Psychopathologie von Bindung statt, im Fall von beispielsweise Depression, Persönlichkeitsstörung, aber auch bei psychosomatischen Krankheiten (Buchheim & Senf-Beckenbach 2020).

Was die Bindungsforschung so spannend macht, ist unter anderem die Frage nach der Weitergabe von Bindungsmustern an die nächste Generation. Mit ihren Methoden lassen sich geradezu Vorhersagen treffen, wie sich ein Kind mit einem Jahr in Bezug auf die Bindung zur wichtigen Bezugsperson entwickeln wird. Daher spielt die Bindungsforschung in der Entwicklungs-, aber auch in der klinischen Psychologie eine wichtige Rolle. Wir alle sind mit einem Bindungsverhaltenssystem ausgestattet – ob wir nun Kind, Jugendliche oder Erwachsene sind –, das bis ins hohe Alter in spezifischen Situationen (zum Beispiel Gefahr, Trennung, Kummer) aktiviert wird. Ein zentrales Element der Bindungsdiagnostik bei Kindern und Erwachsenen ist allerdings, dass Bindung und Ressourcen nur dann gemessen werden können, wenn eine Aktivierung des Bindungssystems vorhanden ist, also eine stressreiche Situation hergestellt wird.

BEFUNDE AUS DER BINDUNGSFORSCHUNG

Die klassische Fremde-Situation nach Ainsworth et al. (1978) mit jeweils zwei Trennungen und zwei Wiedervereinigungen zwischen Kind und Bindungsperson wird seit Jahrzehnten als ein standardisiertes Verfahren eingesetzt, um durch Verhaltensbeobachtung von Kleinkindern deren Bindungsqualität im ersten Lebensjahr valide zu messen. Im Jugendalter und Erwachsenenalter werden zur Erforschung der Bindungsmuster Bindunginterviews wie das Adult Attachment Interview (AAI) (George et al. 1985) oder Adult Attachment Projective Picture System (AAP) (George & West 2012) eingesetzt. Das Bindungssystem wird in diesem Fall durch bestimmte Fragen zur Biografie, durch Bildergeschichten, die bindungsrelevante Themen enthalten, aktiviert. Die von den Probanden dazu berichteten Narrative werden dann ebenso im Hinblick auf die jeweiligen Bindungsrepräsentationen klassifiziert. Konzeptuell und empirisch sind die kindlichen und die Erwachsenen-Bindungsmuster recht hoch assoziiert, das heißt: Sichere Erwachsene, sichere Eltern haben in der Regel häufiger sichere Kinder, das sind bis zu 60 Prozent aller Bindungsmuster.

Es gibt zwei organisierte unsichere Bindungsmuster, die vermeidende und ambivalente Bindung, die Anpassungsstrategien darstellen, um die Nähe zur Bindungsperson auf Umwegen aufrechtzuerhalten. Das sogenannte desorganisierte Bindungsverhalten ist unter anderem assoziiert mit Familien mit Bindungspersonen, die eigene Traumata erlebt und diese nicht gut verarbeitet haben.

Eine Reihe von Befunden, die über die Lebensspanne der Betroffenen hinweg erstellt wurden, zeigen, dass sichere Bindung dazu beiträgt, Beziehungserfahrungen kohärent einschätzen und negative Erfahrungen durch eine breite Palette von Affekten integrieren zu können. Sichere Bindung ermöglicht einen gewissen Vorteil in Bezug auf weitere Entwicklungen, zum Beispiel im Umgang mit Peers im späteren Jugendalter, sie stellt einen Puffer gegen Störungsbilder dar, zum Beispiel gegen eine Borderline-Störung oder die Gefahr von Drogenmissbrauch. Eine Studie, die wir gerade publiziert haben, belegt, dass jugendliche Erwachsene, also Jugendliche, eben durch ihre Bindungssicherheit in einer Stress-Situation besser mit diesem Stress umgehen konnten, was sich hier in einer höheren Herzratenvariabilität gezeigt hat (Gander et al. 2022). Der Einfluss von Bindung auf den Umgang mit der Covid-Pandemie belegt außerdem, dass Bindungssicherheit einen Schutzfaktor insbesondere bei Jugendlichen darstellte (Coulombe et al. 2022).

Desorganisierte Bindung wird häufig mit Psychopathologie in Zusammenhang gebracht. Diese Bindungsform entsteht im ersten Lebensjahr, aus einem Aversions-Aversions-Konflikt heraus, das heißt, Kinder brauchen die Nähe ihrer Bindungspersonen, wenn sie in einer schwierigen Stress-Situation sind – und können sich aber nicht an sie wenden. Das ist dann jene Kollision, die in der Folge desorganisiertes Verhalten hervorbringt. Die Nähe zur Bindungsperson als Schutz-Faktor kann nicht genutzt beziehungsweise aufrechterhalten werden, es entstehen Momente der Desorganisation. Was Studien zeigen und im Längsschnitt bestätigt wird, ist, dass diese Kinder später mehr Verhaltensauffälligkeiten zeigen und höchste Anzeichen von Stress zum Beispiel am Wert von Cortisol aufweisen. Bei Erwachsenen wird deutlich, dass unverarbeitete Traumata beziehungsweise Muster desorganisierter Bindung, was wir anhand von Interviews bei Erwachsenen messen, mit verschiedenen Störungsbildern assoziiert sind (Buchheim & Senf-Beckenbach 2020).

Die am besten untersuchte Störung ist die Borderline-Persönlichkeitsstörung (BPS) (Buchheim & Diamond 2018). In fast 25 Jahren sind weltweit mehr als 200 Studien mit dem AAI veröffentlicht und mehr als 10.500 Interviews durchgeführt worden. Zusammenfassend kann, basierend auf den Daten einer Metaanalyse (Bakermans-Kranenburg & van IJzendoorn 2009), festgehalten werden: In den klinischen Stichproben (n = 1.956) weisen 73 Prozent der Borderline-Probanden unsichere Bindungsrepräsentationen auf, davon zeigten 43 Prozent unverarbeitete Traumata. Bei den gesunden Probanden (n = 748) wurden dagegen 58 Prozent als sicher klassifiziert. Unverarbeiteter Verlust beziehungsweise Trauma im AAI kommt gehäuft insbesondere bei der Borderline-Persönlichkeitsstörung vor.

Experimentelle Studien zur Bindungsdiagnostik anhand des schon erwähnten *Adult Attachment Projective Picture System*

(AAP), das Bindungsmuster durch Kommentierung einer Folge von Bildern ermittelt, zeigten zudem interessante Unterschiede zwischen Gesunden und Patienten mit Borderline-Persönlichkeitsstörungen. George & West (2010) entwickelten damit ein reliables konstruktvalides Interviewverfahren zur Erfassung der vier etablierten Bindungsmuster (sicher, unsicher-distanziert, unsicher-verstrickt, unverarbeitetes Trauma).

Das AAP ist ein projektives Verfahren, das aus sieben bindungsrelevanten Bildern besteht, die den Probanden zur Interpretation vorgelegt werden. Die Autoren legten besonderen Wert darauf, eine valide Erhebung der Reaktionen auf vorgegebene, standardisierte Stimuli zu gewährleisten, indem sie Themen wie Krankheit, Trennung, Alleinsein und Bedrohung oder Verlust in die Bilderreihe aufnahmen. Einige AAP-Szenen bilden Dyaden zweier Erwachsener (Abschied) oder eines Erwachsenen und eines Kindes (Bett, Krankenwagen) ab und suggerieren dabei eine potenzielle Bindungsbeziehung (Ehepaar, Mutter und Kind, Großmutter und Enkel). Andere sind monadisch, das heißt sie stellen nur einen Erwachsenen (Bank, Friedhof) oder ein Kind (Kind am Fenster, Kind in der Ecke) dar. Diese Szenen fordern den Betrachter dazu heraus, innerlich beim Anblick der Bilder eine Beziehung zu konstruieren.

Die Versuchsperson wird instruiert, zu den AAP-Bildern jeweils eine Geschichte mit folgenden Elementen zu erzählen: *Wie kam es zu dieser Szene, was denken oder fühlen die Personen und wie könnte es in der Geschichte weitergehen?*

Mit dem Bildverfahren (AAP) besteht die Möglichkeit, neue theoretisch relevante Bindungsmerkmale zu erfassen, die mit dem Bindungsinterview (AAI) nicht untersucht werden. Im Fokus steht, inwieweit die beschriebenen Personen in den erzählten Geschichten in der Lage sind, selbstwirksam zu sein, indem sie nachdenken, sich an eine Bindungsperson wenden oder handeln können. Weiterhin wird analysiert, ob ein Bedürnis nach Verbundenheit und die Fähigkeit zur Synchronizität, das heißt im AAP freudvolle Gegenseitigkeit und feinfühlige Fürsorge, vorliegt.

Wie bereits erwähnt, rückte der erhöhte Anteil der Bindungsklassifikation »unverarbeitetes Trauma« in klinischen Gruppen, gemessen mit dem Bindungsinterview, stärker in den Fokus. Diesen stabilen Befund konnten wir mit der Bilderfolge des AAP bei n = 218 Patienten und Probanden aus verschiedenen Stichproben replizieren (Juen et al. 2013). Unsere Arbeitsgruppe (Buchheim et al. 2006) entwickelte bei Gesunden ein Paradigma mit den AAP-Bildern, das sich für die Anwendung in einem fMRT-Experiment eignete. Die Probanden wurden aufgefordert, im fMRT-Scanner zu den AAP-Bildern Geschichten zu erzählen. In der Pilotstudie wurden erste Unterschiede der neuronalen Aktivität bei verschiedenen Bindungsgruppen herausgearbeitet. Probandinnen mit »unverarbeitetem Trauma« zeigten entsprechend der Hypothese mehr Aktivierungen in limbischen Regionen als Personen mit organisierter Klassifikation (Buchheim et al. 2006).

Eine weiterführende größere Studie mit diesem Paradigma untersuchte neuronale Korrelate von Bindungstraumata bei Patientinnen mit einer BPS im Vergleich zu Gesunden (Buchheim et al. 2008). Hier zeigte sich, dass die BPS-Patientinnen im Vergleich zu Gesunden zu monadischen Bildern, die Alleinsein repräsentierten, signifikant mehr traumatische Inhalte erzählten und eine Aktivierung in einer Region des anterioren Cingulums (ACC) zeigten. Wir interpretierten diesen Befund als ein mögliches neuronales Korrelat von Schmerz und Furcht, gestützt durch die in den Narrativen gehäuft auftretenden traumatischen Inhalte (Buchheim et al. 2008). Deutlich wird, dass die Angst vor dem Verlassenwerden insbesondere dann aktiviert wird, wenn die Patientinnen sich vorstellen sollen, eine Konfliktsituation allein zu lösen, in der keine Bezugsperson direkt zur Verfügung steht.

Dieser Befund wurde gerade von einer weiteren Arbeitsgruppe repliziert (Bernheim et al. 2022, Flechsig et al. 2023).

Derzeitige Forschungsansätze gehen – neben der gestörten Affektregulation – vor allem von einem signifikanten Zusammenspiel zwischen der für die Borderline-Störung typischen Symptomatik und den Veränderungen im Oxytocinsystem aus (Jobst et al. 2014, Herpertz & Bertsch 2015). Regulationsänderungen im Oxytocinsystem, die sich bereits in früher Kindheit durch entsprechende belastende negative Erfahrungen manifestieren, könnten mit Defiziten in der Emotionsregulation assoziiert sein und zu einer veränderten Wahrnehmung in bindungsrelevanten und sozialen Situationen führen. Dabei zeigte sich, dass insbesondere bei BPS-Patienten mit unverarbeiteten Bindungstraumata (Childhood Maltreatment, CM) eine niedrigere Oxytocinkonzentration vorherrschend war im Vergleich zu denjenigen, die diese traumatischen Erfahrungen verarbeitet hatten (Jobst et al. 2016). Dieses Modell des oxytonergen Systems spielt im Kontext der transgenerationalen Weitergabe von Bindungstraumata eine besondere Rolle und führt zu einem vertieften Verständnis der Entwicklung einer psychischen Störung.

DIE TRANSGENERATIONALE WEITERGABE VON BINDUNGSTRAUMATA: WAS SCHÜTZT?

Bisherige Längsschnittstudien zeigten eine siginifikante Übereinstimmung zwischen Bindungsrepräsentationen der Eltern und kindlichen Bindungsmustern auf, insbesondere bei Eltern-Kind-Dyaden mit unverarbeiteter mütterlicher Bindung und Kindern mit desorganisierter Bindung (zum Beispiel Fonagy et al. 1991, Benoit & Parker 1994, Behrens et al. 2016). Die Anzahl der desorganisierten im Vergleich zu organisierten Bindungen ist bei Childhood Maltreatment (CM) (wie zum Beispiel Kindesmisshandlung, Missbrauch, Vernachlässigung) in klinischen wie auch nicht-klinischen Gruppen signifikant höher (zum Beispiel Bakermans-Kranenburg wie van IJzendoorn 2009, Bauriedl-Schmidt et al. 2017, Buchheim et al. 2017, Buchheim & Diamond 2018, Gander et al. 2020).

Soziale Unterstützung ist einer der drei Resilienzfaktoren (neben Schlaf und Lebenszufriedenheit), die die negativen Auswirkungen negativer Kindheitserfahrungen auf die körperliche und psychische Gesundheit im Erwachsenenalter abpuffern kann (Logan-Greene et al. 2014). Soziale Unterstützung ist ein Vermittler zwischen Kindesmisshandlung und Psychopathologie im Erwachsenenalter (Vranceanu et al. 2007), da erlebte Kindesmisshandlung bei den Eltern die soziale Unterstützung unterminiert, was wiederum das Risiko für Psychopathologie bei den Müttern erhöhen kann (Vranceanu et al. 2007, Salazar et al. 2011). Die unterschiedliche Anfälligkeit oder Irritierbarkeit von Kindern für ihre Umwelt sollte im transgenerationalen Modell der Weitergabe von Bindung zusätzlich berücksichtigt werden. Die Theorie der differentiellen sogenannten Suszeptibilität besagt, dass nicht alle Kinder in gleichem Maße von Umwelteinflüssen, einschließlich der elterlichen Erziehung, betroffen sind (Belsky & van IJzendoorn 2017). Genetische, stressregulierende und temperamentbezogene Merkmale unterscheiden Individuen, die anfälliger sind, von denen, die widerstandsfähiger gegenüber den Folgen von negativem Erziehungsverhalten sind (Bakermans-Kranenburg & van IJzendoorn 2015). Genetische Anfälligkeitsfaktoren wirken wahrscheinlich über neurobiologische Prozesse (Ellis et al. 2011).

Frühere Forschungsarbeiten haben gezeigt, dass das Bindungssystem, das mütterliche soziale Unterstützungssystem und die biologische Anfälligkeit des Kindes (genetische Merkmale und Stressreaktivität) eine zentrale Rolle bei der Entwicklung von Fehlanpassung oder Resilienz spielen, wenn Mütter selbst CM erlebt haben. In einer eigenen Studie (Buchheim et al. 2022) untersuchten wir die Folgen von mütterlichem Child Maltreatment und die Auswirkungen psychosozialer und biologischer Resilienzfaktoren auf die Bindungs- und Stressregulierungsentwicklung des Kindes mithilfe eines prospektiven transdisziplinären Ansatzes. Bei den n = 158 Müttern untersuchten wir mütterliche Bindungsrepräsentation, mütterliches Verhalten, wahrgenommenen Stress, psychologische Symptome und soziale Unterstützung. Bei den n = 158 Kindern untersuchten wir die Bindungsentwicklung, die Reaktivität des autonomen Nervensystems und die Genetik in Form von rs2254298 und rs2740210 – zwei häufige Genvarianten, genauer gesagt: Polymorphismen, im Oxytocin-Rezeptor-(OXTR)- beziehungsweise Oxytocin-Peptid-(OXT)-Gen.

ERGEBNISSE DER STUDIE

Wie erwartet, fanden wir einen signifikanten Zusammenhang zwischen mütterlicher Kindesmisshandlung und unverarbeiteter Bindung beziehungsweise nicht gelöstem Bindungstrauma bei den Müttern. Dieses Ergebnis stimmt mit den Ergebnissen früherer Studien überein (Bakermans-Kranenburg & van IJzendoorn 2009, Buchheim & Diamond 2018). In unserer Studienkohorte mit n = 158 Teilnehmerinnen erlebten 44,9 Prozent Kindesmisshandlung. Die häufigste Form war emotionale Vernachlässigung (35,44 Prozent). Dieser Prozentsatz ist vergleichbar mit den Raten von emotionaler Vernachlässigung, die in anderen deutschen Gemeinschaftsstichproben berichtet wurden (Witt et al. 2017). Emotionale Vernachlässigung ist eine der häufigsten und wachsenden Formen frühkindlicher Misshandlung, von der angenommen wird, dass sie die Störungen des Sozialverhaltens im Erwachsenenalter prägt (Müller et al. 2019). Subic-Wrana et al. (2011) wiesen zum Beispiel nach, dass psychosomatische Patientinnen und Patienten mit Erfahrungen emotionaler Vernachlässigung eine verminderte Fähigkeit zeigten, Anzeichen von Traumata in ihren AAP-Narrativen zu integrieren. Dieser Befund wurde in unserer Stichprobe für Mütter, die selbst kindlicher Misshandlung ausgesetzt waren, bestätigt (Buchheim et al. 2022).

Wir fanden zudem heraus, dass die mütterliche Bindungsrepräsentation signifikant mit der kindlichen Bindung assoziiert war. Es ergab sich eine signifikante Übereinstimmung zwischen den organisierten und desorganisierten Bindungskategorien der Mütter und den entsprechenden Bindungsmustern der Kinder. Dabei ist zu erwähnen, dass dieses Ergebnis vorherige Studien zur intergenerationalen Weitergabe von Bindung repliziert (Fonagy et al. 1991, Benoit & Parker 1994, Behrens et al. 2016). Weiterhin zeigte sich auch in unserer Studie erneut, dass die Feinfühligkeit der Mutter nicht signifikant zur Bindungsentwicklung der Kinder beitrug. Unsere Ergebnisse deuten darauf hin, dass ein unverarbeitetes mütterliches Bindungstrauma einen potenziellen Risikofaktor für die Bindungsentwicklung eines Kindes darstellen kann. Man muss jedoch auch einschränkend hervorheben, dass der Anteil der desorganisierten Kinder in unserer Studie relativ gering war und somit eher mit nicht-klinischen Stichproben als mit klinischen Risikostichproben vergleichbar war (van IJzendoorn et al. 1999).

In Anlehnung an unsere Hypothese gaben Mütter, die selbst Vernachlässigung oder Misshandlung in ihrer Kindheit erfahren hatten, an, dass sie ein geringeres Maß an sozialer Unterstützung erhielten. Dieses Ergebnis deckt sich mit früheren Beobachtungen aus unserer eigenen Pilotstudie sowie mit anderen Studien (Colman & Widom, 2004).

Zudem konnten wir in unserer Studie (Buchheim et al. 2022) zum ersten Mal in der Literatur einen Effekt einer Gen-Umwelt-Interaktion zwischer erlebter mütterlicher Kindesmisshandlung, kindlichem rs2254298-Polymorphismus und physiologischer Reaktion (zum Beispiel Herzratenvariabilität) der Kinder während der Fremde-Situation nachweisen, wenn ihr Bindungssystem aktiviert war.

Zusammenfassend lässt sich sagen, dass unsere Studie (Buchheim et al. 2022) einen systemübergreifenden Ansatz zum Verständnis von Risiko- und Pufferfaktoren kombinierte. Die aktuellen Ergebnisse tragen zu einem besseren Verständnis der Risiko- und Anfälligkeitsfaktoren bei und ermöglichen es den Fachleuten, gefährdeten Eltern und Kindern gezielte und angemessene Interventionsansätze anzubieten. In diesem Zusammenhang sollte man auch die Rolle des Oxytocinrezeptors als wichtigem Vermittler der Stressübertragung von der Mutter auf das Kind hervorheben. Künftige Studien sollten die Reaktivität des oxytocinergen Systems in Mutter-Kind-Dyaden im Zusammenhang mit mütterlicher Bindung und Weitergabe von Traumata untersuchen.

Die Berücksichtigung genetischer Risiko- und Resilienzfaktoren in zukünftigen Arbeiten könnte das Tor zu personalisierten und damit besser zugeschnittenen Behandlungsansätzen öffnen. Die Identifizierung besonders gefährdeter Gruppen auf der Grundlage des Oxytocin-Rezeptor-Genotyps könnte dazu beitragen, besser zugeschnittene klinische Interventionen durchzuführen. So könnten beispielsweise pharmakologische Behandlungen, die auf das oxytocinerge System abzielen, die stressregulierende Funktion verbessern. Ein eher vernachlässigtes Merkmal ist nach wie vor die Rolle der väterlichen Bindung als potenzieller Risiko- oder Resilienzfaktor und sollte in künftigen Studien dringend untersucht werden.

AUSBLICK

Ein paar abschließende Gedanken könnten unseren Ansatz etwas erweitern. Die Frage lautet: Wenn es jetzt nicht die Feinfühligkeit der Eltern, sondern »nur« die Bindungs-Repräsentation der Eltern ist, die die Bindungs-Entwicklung der Kinder maßgeblich beeinflusst, stellt sich die Frage, ob es nicht noch andere Aspekte gibt, die eine vermittelnde Rolle spielen könnten? Damit kommen wir zum Thema der Synchronie (Koordination), ein derzeit sehr aktuelles Forschungsfeld (zum Beispiel Feldman 2017). Die Interaktionen zwischen Bindungsperson und Kind wurden im Hinblick auf das Konzept der Synchronie vielfach diskutiert, das eine Vielzahl von koordinierten Verhaltensweisen beschreibt, darunter Blicke, Affekte, Vokalisation, Aufmerksamkeit, Handlungen und auch physiologische Prozesse (zum Beispiel Feldman 2017). Synchronie baut auf wachsender Vertrautheit miteinander auf und beinhaltet die Anpassung an den Rhythmus des jeweils anderen.

Für die Untersuchung von Synchronie folgten wir Feldmans (2017) Definition von Synchronie als »zeitliche Beziehung zwischen dem sozialen Verhalten der Betreuungsperson und dem des Kindes«. Nach Feldman werden die Entwicklungsergebnisse der

Synchronieerfahrung in den Bereichen Selbstregulation, Symbolgebrauch und Empathiefähigkeit in der Kindheit und Jugend beobachtet. Es scheint also, dass die menschliche Synchronie, ähnlich wie bei Säugetieren, Säuglinge darauf vorbereitet, komplexe soziale Handlungen zu koordinieren, wie den symbolischen Ausdruck des Selbst und des Anderen, und dass diese Erfahrungen die Grundlage für die Fähigkeit des Individuums bilden, lebenslang intime Beziehungen einzugehen.

In unserer berichteten Studie (Buchheim et al. 2022) haben wir uns die Mütter mit unverarbeitetem Bindungstrauma und ihre Kinder unter dem Blickwinkel der Synchronie angeschaut (Pfänder et al. in Vorbereitung). Ein interessanter Befund war, dass es einerseits Mütter mit unverarbeitetem Bindungstrauma und desorganisierten Kindern gab und andererseits Mütter mit unverarbeiteten Bindungsrepräsentationen und organisierten Kindern. Die Frage war nun, was zeichnet die Gruppe der Mütter aus, die ihre Bindungstraumata nicht weitergaben und organisierte Kinder hatten? Unser erster visueller Eindruck von fragmentierten, unsegmentierten Körperbewegungen in der Fremde-Situation wurde durch die Messung der Vokaldynamik mit Bewegungsanalysen in Echtzeit bestätigt. Mütter mit organisierten Kindern (das heißt nicht-desorgansierten) bemühten sich trotz ihrer Belastung deutlich mehr um Blickkontakt, um emotionale Haltungen auszutauschen. Darüber hinaus versuchten diese Mütter trotz ihres Bindungshintergrunds, die Initiativen der Kinder aufzugreifen und entsprechend zeitnah und angemessen zu handeln. Für die Bindungsforschung scheint dieser Ansatz, der sich auf Synchronie konzentriert, vielversprechend, um subtile Resilienz- oder Risikofaktoren im Zusammenhang mit der Transmission von Bindung auf einer differenzierten und tieferen Ebene zu erfassen (van IJzendoorn & Bakermans-Kranenburg 2019). Dieser Ansatz könnte auch für bindungsbasierte Interventionen für Eltern auf einer individuellen Basis wertvoll sein, zum Beispiel als personalisiertes Feedback-Tool (Pfänder et al. in Vorbereitung). In helfenden Berufen hat sich die Bindungsdiagnostik (AAP) bereits als wertvolles Feedback-Instrument bewährt, damit Kolleginnen und Kollegen, die beispielsweise mit traumatisierten Eltern oder Jugendlichen arbeiten, sich der potentiellen eigenen unsicheren Bindungserfahrungen bewusster werden (zum Beispiel Suess et al. 2015).

Das Ziel in einer bindungsorientierten Therapie ist die Modulation oder Verbesserung von dysfunktionalen inneren Arbeitsmodellen in Richtung eines sicheren inneren Arbeitsmodells von Bindung (Buchheim 2016, 2018). Diverse aktuelle Psychotherapiestudien aus dem psychodynamischen Kontext belegen die Veränderbarkeit von unsicheren und desorganisierten zu sicheren beziehungsweise organisierten Bindungsrepräsentationen (Buchheim 2016 und Buchheim 2018). Die Verbesserung von Selbst- und Beziehungsregulation und der Fähigkeit, eigene innere Prozesse und die anderer Menschen zu erkennen, zu verstehen sowie darüber zu reflektieren, sind Fokus psychodynamischer Verfahren, die durch etablierte Interviewmethoden zur Erfassung von inneren Arbeitsmodellen von Bindung abgebildet werden können. Der Einsatz der Bindungsdiagnostik, insbesondere des Interviews, hat sich auch bei Interventionen für belastete Eltern sehr bewährt (Steele & Steele 2019) und könnte durch die Befunde der Synchronie-Forschung erweitert werden (Feldman 2020).

HEINER KEUPP

ÜBERLEBEN UND WEITERLEBEN

SEXUALISIERTE GEWALT AN KINDERN UND JUGENDLICHEN – UND IHRE BIOGRAFISCHEN FOLGEN

EINFÜHRUNG

KINDER UND JUGENDLICHE, die in Heimen, Internaten oder Schulen sexualisierte, physische und/oder psychische Gewalt erlebten, haben ein hohes Risiko, gesundheitliche Schädigungen zu erleiden, die mit guten Gründen als posttraumatische Belastungsstörungen diagnostiziert werden können. In unseren eigenen

Studien zu Internaten und Heimen konnten wir vielfältige Belege dafür finden, dass für Internatsschüler und Heimkinder die Folgen dort erlebter massiver Gewalterfahrungen bis ins Erwachsenenleben und bis ins Alter nachweisbar sind. Dieser Befund deckt sich mit Ergebnissen aus der Studie des Deutschen Jugendinstituts (DJI) zu sexueller Gewalt in Institutionen (Helming et al. 2011) sowie mit Erkenntnissen aus einschlägigen internationalen Forschungen (Lueger-Schuster et al. 2014, Carr et al. 2010, Wolfe et al. 2006; für einen Überblick siehe Mosser 2015). Vielfältige Indikatoren verweisen auf nachhaltige gesundheitsbezogene Gefährdungen. Spezifische institutionell geförderte oder tolerierte Belastungsmuster erweisen sich eindeutig als traumatogen.

Unstrittig ist allerdings auch, dass nicht alle Heranwachsenden in gleicher Weise betroffen waren beziehungsweise sind und einige – trotz erfahrener Gewalt – keine Symptome aufweisen, die auf eine posttraumatische Belastungsstörung verweisen würden. Wie lassen sich solche unterschiedlichen Reaktionsmuster und biografischen Verarbeitungsformen erklären?

Schon die klassische Epidemiologie konnte keinen mechanistischen Zusammenhang zwischen Belastungen und psychischen Störungen nachweisen. Entscheidend sind die individuellen oder auch gruppenspezifischen Bewältigungsressourcen und -kompetenzen, die Menschen im Umgang mit belastenden Erfahrungen aktivieren können. In der aktuellen Forschung haben vor allem die Befunde zu Resilienz und Salutogenese deutlich gemacht, dass erst der interaktive Zusammenhang zwischen Belastungen und Ressourcen erklären kann, zu welchen subjektiven Konsequenzen spezifische Erfahrungen führen.

Vor diesem Hintergrund sind auch Forschungsergebnisse und Diskurse zu verstehen, die klinische Störungen keineswegs nur kausal auf die Traumatisierung nach erfahrener sexualisierter Gewalt zurückführen. Es geht dabei um ein komplexes Verständnis dessen, was sexualisierte Gewalt mit Menschen macht. Folgende Ansätze sind dabei zu berücksichtigen: Belastungen sind nicht als reine Effekte sexualisierter Gewalt isolierbar, sondern sind im Gesamtzusammenhang unterschiedlicher biografischer Widerfahrnisse (vor allem Gewalterlebnisse) zu betrachten (Rytilä-Maninnen et al. 2014, Dong et al. 2004). Symptome bedingen einander wechselseitig und entwickeln dabei eine gewisse gegenseitige Dynamik (Widom et al. 2007). Belastungen und ihre sichtbaren psychischen Auswirkungen sind entwicklungsabhängig, und sie verändern sich auch im Laufe der Lebensgeschichte (Walsh et al. 2010, Noll et al. 2009, Hellmann et al. 2014).

Belastungen infolge sexualisierter Gewalt unterscheiden sich geschlechtsspezifisch (Schlingmann 2009a); Diagnosen sind aber nicht geschlechtssensibel (Knefel & Lueger-Schuster 2013). Insofern stellt sich die Frage, inwieweit das, worunter Frauen und Männer leiden, nachdem sie in ihrer Kindheit sexualisierte Gewalt erfahren haben, durch diagnostische Kategoriensysteme adäquat abgebildet werden kann (Johnson & Stewart 2010, Mosser & Schlingmann 2013). Wir gehen von der Annahme aus, dass die Auswirkungen sexualisierter Gewalt viel umfassender betrachtet werden müssen, das heißt, dass wir vor allem auch soziale und bildungsbezogene Dynamiken im Blick haben sollten.

FOLGEN VON (SEXUALISIERTER) GEWALT

Unsere bisherigen Forschungen zu sexuellem Missbrauch und Misshandlungen im institutionellen Kontext haben unseren Blick auf Bewältigungsstrategien und Belastungsdynamiken gelenkt, die unserer Einschätzung nach in hohem Maß dabei helfen, die

Auswirkungen sexualisierter Gewalt im Verlauf eines Lebens zu verstehen. Sie decken allerdings nicht das gesamte Spektrum der Verarbeitungsmodi von Missbrauch und Misshandlungen ab.

DIE NORMALISIERUNG

In unseren eigenen abgeschlossenen Studien (Keupp et al. 2017a, 2017b, 2019) sind wir wiederholt auf Aussagen getroffen, die vor allem die erlebte physische Gewalt als »normal« bezeichnet haben. Sie gehörte zum Alltag in Internaten, sodass allenfalls ein Übermaß an Gewalt erwähnenswert war, zum Beispiel sadistische Strafmaßnahmen einzelner Patres oder unübersehbare körperliche Schädigungen als deren Folge (etwa zerstörtes Trommelfell). »Schwarze Pädagogik« galt lange Zeit als die vorherrschende Methode der Erziehung. Darunter ist eine Tradition zu verstehen, die mit körperlicher und psychischer Gewalt arbeitet und zur Erniedrigung der Kinder führt. Es war eine Methode nicht nur von sadistisch veranlagten Außenseitern, sondern des erzieherischen Mainstreams, die auch pädagogisch gerechtfertigt wurde. Vom 19. Jahrhundert bis nach dem Zweiten Weltkrieg galt ein gewaltgeprägtes Erziehungsverständnis als notwendig und normal. Die Legitimation von Demütigungen und Erniedrigungen von Heranwachsenden basierte vor allem auf dem Ziel, Menschen zu formen, die die Unterordnung in eine Gesellschaft ungleicher Rechte und Chancen als selbstverständlich akzeptierten. Für Kinder und Jugendliche ging dies mit einer Verletzung ihrer persönlichen Integrität einher. Der Prozess der Normalisierung kann als ein Bewältigungsmuster dieser Erfahrung eingeordnet werden, das auch im biografischen Rückblick Entlastung verschafft: Wenn etwas normal war, dann konnte es nicht schädlich gewesen sein. Innerhalb normaler Verhältnisse aufzuwachsen stellte keine Bedrohung für die Bewertung der eigenen Biografie dar.

In der Studie zu Kremsmünster haben wir diese Bewältigungsform so eingeordnet: »Das Normale wird nicht nur behauptet, es geht vielmehr in die psychologische Organisation des Schülers über und stellt auf diese Weise einen hilfreichen Modus der psychologischen Bewältigung dar. Die Gewöhnung interagiert mit den Modi der Anpassung und Unterwerfung. Normalisierung, Gewöhnung, Anpassung und Unterwerfung verbinden sich zu einem Geflecht der Bewältigung, das sich schützend über den verängstigten, abgeschobenen und ausgelieferten Schüler legt. Auf diese Weise wird die Empfindungsschwelle in Bezug auf die Wahrnehmung von Grenzverletzungen und Gewalt erhöht. Das Kind fühlt sich nicht mehr so ausgesetzt, weil das, was sein Empfinden verletzen könnte, im Strom des Alltäglichen an Konturen verliert. Flankierend stehen die Praxis der Bagatellisierung und die Erfüllung von Männlichkeitsidealen zur Seite, um die Schmerzgrenze zu erhöhen und das Erleben von Übergriffen als gewöhnliche Alltagserfahrung vordergründig zu integrieren« (Keupp et al. 2017b, S. 208).

Dieser Bewältigungsmodus hat sicherlich vielen ehemaligen Schülern die Möglichkeit gegeben, ihre Internats- beziehungsweise Schulzeit im Rückblick als »normal« zu bewerten und sich eben nicht als Opfer zu verstehen. Doch sexualisierte Gewalt stellt auch innerhalb eines solchen Erziehungsklimas zunächst keine Normalität dar. Dennoch bedeuten erzieherische Milieus, in denen körperliche Gewalt und Demütigung im Alltag verankert sind, eine erhebliche Risikokonstellation auch für sexualisierte Gewalt. Heranwachsende machen die Erfahrung, dass der eigene Körper nicht schützenswert ist, dass sie sich festgelegten Hierarchien zu unterwerfen haben und dass sie sich in einem Klima fehlender Einflussnahme bewegen. Sie fühlen sich ausgeliefert. Es stehen ihnen keine Instanzen zur Verfügung, die sie vor sexualisierter Gewalt schützen können. Dazu kommen Täterstrategien, die auf die Normalisierung von Grenzüberschreitungen sowie auf die Sexualisierung von Alltagssituationen abzielen, sodass die Wahrnehmungsschwelle für sexuellen Missbrauch erhöht wird. So haben die Betroffenen Schwierigkeiten, überhaupt schlüssig einzuordnen und zu verstehen, was ihnen angetan wurde. Mangelnde Bewusstheit wiederum hat problematische Auswirkungen auf spätere Versuche, das Erlebte zu bewältigen und zu verarbeiten.

IDENTIFIKATION MIT DEM AGGRESSOR

Neben den allgemeinen Rahmenbedingungen, die von den Mitgliedern einer Gesellschaft Unterordnung und Anpassung forderten, war in eher hermetisch und hierarchisch organisierten Erziehungsinstitutionen ein solches Verhalten in besonderem Maße zu beobachten. Das »Überleben« in solchen Institutionen war am ehesten gesichert, wenn sich Schüler mit der herrschenden Vorstellung von Ordnung arrangierten oder sich mit dieser identifizierten. Die Bereitschaft zur Unterordnung war bei vielen Schülern schon durch traditionelle Erziehungsvorstellungen in ihren Herkunftsfamilien angebahnt, sodass ihnen die Anpassung an die Internatswelt zunächst leichter fiel als anderen Schülern. Viele haben dieses »autoritäre Erbe«, zumindest in den 1940er bis 1970er Jahren, ganz selbstverständlich fortgeführt.

Gerade in Eliteinstitutionen mit hohem Leistungsanspruch wurde die erlebte Gewalt als Vorbereitung auf die Härte des Lebens gedeutet:

»Es ging immer darum, verwöhnte Bürgerskinder (…) abzurichten für das harte Leben draußen. (…) Wir sind wie abgerichtet für unseren Lebenslauf geworden da drin, und wir möchten es nicht missen, auch die schlimmen Dinge nicht. So kommt's dann am Ende raus, nicht wahr« (Keupp 2017b, S. 45), so ein ehemaliger Schüler.

Die Unterwerfungslogik funktioniert dann am besten, wenn die Aussicht besteht, dass man nicht nur selbst Erniedrigungen ertragen muss, sondern auch die Chance bekommt, Schwächeren seine Macht und Überlegenheit zu zeigen. Diese Chance hatten vor allem die älteren gegenüber den jüngeren Schülern. Dadurch entstand ein fatales Ergänzungsverhältnis von erlebter Gewalt und Unterwerfung einerseits und andererseits der Möglichkeit, selbst Macht über Schwächere auszuüben (zur Bedeutung des eigenen Erlebens oder Beobachtens von Gewalt beziehungsweise Bullying siehe zum Beispiel Nishina & Juvonen 2005, Nunno 1997).

Eine »erfolgreiche« Überlebensstrategie besteht darin, sich mit jenen Strukturen und Personen zu identifizieren, die Unterwerfung einfordern und – notfalls mit Gewalt – erzwingen.

Von einem besonders gewalttätigen Pater wird ein Schüler im Internat zum Hilfspräfekten ernannt und erweist sich als sein identifizierter Anhänger. Er erzählt: »Da hab' ich natürlich dann da auch Strafen durchgezogen. Da hab' ich genauso wie der Pater F. gesagt: Ich geb' euch genauso Watschen, ja, und ihr müsst zu mir antreten; oder ich hab' mir dann so was Besonderes überlegt: Ich hab' dann das Lineal genommen und hab' – das hab' ich an mir selber ausgetüftelt, wo's am wehesten tut –, und hab' dann, wenn irgendeiner dann geschwätzt hat, hab' ich gesagt: Komm her. Der ist auch brav zu mir gekommen, hat seine Tatzen gekriegt und ist wieder hingegangen« (2017a, S. 47).

Um in dieser Atmosphäre zu bestehen, musste eine an Leistungsorientierung gekoppelte Disziplinierung verinnerlicht werden. Von vielen erfolgreichen Schülern wurde die dem Motto »survival of the fittest« folgende Ideologie auch angenommen. Im Sinne einer solchen Vorstellung ist derjenige, der einem solchen selektiven Leistungsdruck standhält, der in der Lage ist, hart zu sich selbst zu sein und auch unter schwierigen, belastenden und aggressiven Bedingungen noch Topleistungen zu erbringen, sicherlich dazu befähigt, sich auch den Härten des Lebens zu stellen und in einer konkurrenzorientierten Umgebung zu bestehen.

Wer diesen Härtetest bestanden hat, dem wird bestätigt, dass er zur Elite des Landes gehört, dass er Führungsaufgaben übernehmen kann, die wiederum fordern, diese Härte gegenüber Mitarbeitern, Abhängigen, Schülern etc. einzusetzen und so die Aufrechterhaltung und Fortführung der bestehenden Ordnung zu sichern. Diese Art von Reproduktion ist ja eine generelle Aufgabe von Erziehungseinrichtungen und einer bestimmten Pädagogik, auch wenn dies selten in den offiziellen Lehrplänen direkt so angesprochen wird.

Innerhalb einer solchen Logik stellt das Erleiden von sexualisierter Gewalt eine besondere Form der Demütigung beziehungsweise des Ausschlusses aus der Gemeinschaft dar. Es besteht das Risiko, dass betroffene Minderjährige Möglichkeiten vorfinden, eigene Ohnmachtserfahrungen durch das aktive Ausüben von Gewalt (die auch sexualisierte Gewalt einschließen kann) zu kompensieren. Es kann sich daraus ein Bewältigungsmuster entwickeln, das das Ausüben von Gewalt als subjektiven Gewinn und als Strategie zur Erlangung von Zugehörigkeitserfahrungen erscheinen lässt. In der Rückschau wird der Betroffene aber nicht umhinkönnen, dieses frühere Verhalten vor sich selbst und vor anderen zu rechtfertigen.

VERDRÄNGUNG/ABSPALTUNG

Viele Menschen, die in ihrer Kindheit und Jugend von sexualisierter Gewalt betroffen waren, konnten oft später über Jahre oder Jahrzehnte die erfahrene Gewalt und die erlebten Grenzüberschreitungen gut aus ihrem Leben »verbannen«. Um einen normalen Alltag leben zu können, war Verdrängung überlebenswichtig. Verdrängung heißt in diesem Fall, dass spezifische Erlebnisse und die mit ihnen verbundenen schwer erträglichen Gefühle aus dem Alltagsgedächtnis ferngehalten wurden.

Für viele Betroffene war das Weiterleben nach den Erfahrungen mit sexualisierter Gewalt nur durch psychische Schutzmechanismen wie Abspaltung, Amnesie, Ablagerung der unerträglichen Erfahrungen in einem dicht verschlossenen Container möglich. Für einen solchen Ort werden in den Interviews, die mit Betroffenen geführt wurden, immer wieder Bilder und Metaphern benannt: »geheimes Eck«, »schwarze Kammer«, »Bunker«, »Mülleimer meines Unterbewusstseins«, »… ich habe es versenkt«.

Unser Gedächtnis scheint hier so organisiert zu sein, dass es funktional Formen der Bewältigung bereitstellt, die vor Krisen, Überforderung oder emotionaler Übererregung schützen. Interessant könnte es in diesem Zusammenhang sein, die Amnesien der Opfer mit denen der Täter in Beziehung zu setzen. Auch wenn es unterschiedliche Motive für das Vergessen gibt – bei Tätern bestehen sie vor allem in der Leugnung (der eigenen Schuld) – und im Kontext der (sexuellen) Gewalt eine Koalition des Schweigens besteht, könnte es auch eine wohlbegründete Koalition des Vergessens geben. Dies erschwert die Entwicklung einer konsistenten »Narration« über das Geschehene und kann möglicherweise die unterschiedlichen Sichtweisen im Hinblick auf die Formen und das Ausmaß der Gewalt erklären. Da die Motive für Erinnerungsblockaden sowohl bei den Opfern als auch bei den Tätern durchaus gewichtig erscheinen, liegt es nahe, dass das Ausmaß der Gewalt in Berichten eher unter- als überschätzt wird.

Verdrängungsprozesse sichern über längere Phasen die Routinen des Alltags. Allerdings verschwinden verdrängte Inhalte nicht auf Dauer. Es gibt die »Wiederkehr des Verdrängten«, die mit starken Gefühlen verbunden sein kann, sowohl in Träumen als auch unmittelbar ausgelöst durch Medienberichte, die die verdrängte Geschichte berühren. Die Welle von Enthüllungsberichten 2010 hat bei vielen genau solche Anstöße geliefert. In diesem Zusammenhang ist es wichtig zu verstehen, dass der Prozess der Offenbarung sexualisierter Gewalterfahrungen in hohem Maße von dynamischen Erinnerungsprozessen und öffentlichen Diskursen moduliert wird (Kavemann et al. 2016).

Eine Reihe von Forschungsergebnissen deutet darauf hin, dass bei Betroffenen sexualisierter Gewalt die Viktimisierungserfahrungen in sehr unterschiedlicher Weise im Gedächtnis repräsentiert sind (Keupp et al. 2015, Keupp et al. 2013, Helming et al. 2011). Dabei ist zu berücksichtigen, dass die zugrunde liegenden Prozesse sehr verschieden sein können und nicht nur im Sinne einer traumatischen Amnesie zu verstehen sind (McNally 2005). Zum Verständnis der Auswirkungen sexualisierter Gewalt auf die Lebensverläufe Betroffener ist es daher wichtig, zum Beispiel auch motivationale und entwicklungsbezogene Aspekte bezüglich der Gedächtnisrepräsentation belastender (vor allem auch schambesetzter) Erfahrungen zu analysieren.

TRAUMATISIERUNG

Es erscheint sinnvoll, viele der Folgen der verschiedenen Gewaltformen, denen Schüler in institutionellen Kontexten ausgesetzt waren, unter dem Aspekt der Traumatisierung zu betrachten. Es lassen sich eine Reihe klinisch relevanter Folgeerscheinungen beobachten, die auch in unseren Studien nachgewiesen werden konnten. Traumatisierung verstehen wir nicht als Diagnose, sondern als Prozess, der häufig sequenziell verläuft. Wichtig erscheinen uns hier jene Ansätze, die Traumafolgephänomene nicht nur als klinische Kategorien betrachten, sondern die auch Wechselwirkungen zu sozialen Faktoren (insbesondere im Bereich zwischenmenschlicher Beziehungen und Sexualität) sowie schulische/berufliche Aspekte besonders in den Blick nehmen. Eine solche Betrachtungsweise öffnet den Blick auf resiliente Entwicklungsverläufe, zum Beispiel indem die stabilisierende Wirkung gelingender Paarbeziehungen oder sinnstiftender Berufsbiografien herausgearbeitet werden kann.

»POSTTRAUMATISCHES WACHSTUM«

Resiliente Entwicklungsverläufe könnten zu einem neuen Ansatz führen, der nicht unumstritten ist, der aber dennoch geprüft werden sollte, gerade wenn man die Unterschiedlichkeit von Entwicklungsverläufen nach sexualisierten Gewalterfahrungen besser verstehen möchte.

Hier bietet sich der Begriff des »posttraumatischen Wachstums« an, er wurde durch Forschungsarbeiten von Tedeschi und Calhoun (1995, 1996, 2004, 2006) geprägt. »Mit posttraumatischem Wachstum sind positive psychologische Veränderungen gemeint, die von Betroffenen als Ergebnis oder Folge des Bewältigungsprozesses von extrem belastenden Lebensereignissen berichtet werden. Der Begriff posttraumatisches Wachstum betont, dass Betroffene sich nicht nur vom Trauma erholen, sondern es als Gelegenheit für weitere persönliche Entwicklung nutzen« (Zöllner et al. 2006, S. 37).

Bei der Entwicklung des Fragebogens zur Erhebung des posttraumatischen Wachstums identifizierten Tedeschi und Calhoun fünf wesentliche Bereiche, die im Folgenden dargestellt werden (vgl. Zöllner et al. 2006):

- **Bewusstwerdung der eigenen Stärken.** Dieser erste Bereich des posttraumatischen Wachstums beschreibt ein zunehmendes Gefühl an innerer Stärke, das mit einem erhöhten Bewusstsein der eigenen Vulnerabilität einhergeht. Betroffene wissen, dass die eigene Sicherheit jederzeit angreifbar ist, jedoch haben sie auch die Gewissheit, die Folgen meistern zu können.

- **Entdeckung neuer Möglichkeiten im Leben.** Dieser Bereich des posttraumatischen Wachstums zeigt sich durch die Entwicklung neuer Interessen und das Ergreifen dieser Möglichkeiten, beispielsweise anhand neuer beruflicher Tätigkeiten oder vermehrtem sozialen Engagement.

- **Intensivierung/Distanzierung der persönlichen Beziehungen.** Das posttraumatische Wachstum kann auch zu Veränderungen in persönlichen Beziehungen führen. Einerseits ist es möglich, dass Betroffene sich anderen Menschen näher verbunden fühlen und es dadurch zu einer positiveren Bewertung der Beziehung kommt. Andererseits ist es auch möglich, dass Betroffene sich von früheren Beziehungen distanzieren und abwenden.

- **Intensivierung der Wertschätzung des Lebens.** Dieser Bereich geht mit einem veränderten Bewusstsein für das Wesentliche einher, und es werden Prioritäten neu gesetzt. Die Wichtigkeit der »kleinen Dinge im Leben« nimmt zu. Diese Art von Veränderungen sind ein sehr zentrales Element in der »Reifungserfahrung« der Betroffenen nach traumatischen Erfahrungen.

- **Intensivierung des spirituellen Bewusstseins.** Der fünfte und somit letzte Bereich des posttraumatischen Wachstums bezieht sich auf Veränderungen bei spirituellen oder

religiösen Erfahrungen. Für manche Betroffene ist auch
dies ein sehr zentraler Bereich, da er zur Klärung von exis-
tenziellen Fragen, zur Zunahme von Zufriedenheit sowie
zu einer tiefen Reflexion über den Lebenssinn führen kann.

Tabelle 1 Fünf Bereiche posttraumatischen Wachstums

Im letzten Buch von Calhoun und Tedeschi (2013) werden diese
fünf Bereiche, die für posttraumatisches Wachstum typisch seien,
folgenden Oberkategorien zugeordnet:

- ▶ »Changed sense of self,
- ▶ changed relationships,
- ▶ changed philosophy of life.«

Maercker und Zöllner (2004) beschreiben anhand von Berichten
Betroffener, dass posttraumatisches Wachstum als »Janus-Gesicht«
erlebt wird, das zwei widersprüchliche Komponenten haben kann.
Einerseits gibt es die selbsttranszendierende, konstruktive Seite,
wie sie im Modell von Tedeschi und Calhoun (2004, 2006) definiert wird, andererseits gibt es auch die selbsttäuschende, illu-
sorische Seite posttraumatischen Wachstums. Laut den Autoren
kann die erste Komponente, die selbsttranszendierende und konstruktive Seite, direkt mit positiver psychologischer Anpassung
beziehungsweise funktionaler kognitiver Restrukturierung einhergehen. Betroffene ordnen die Erfahrungen dann so ein, dass
sie daraus Energie und Ressourcen für eine aktive und oft auch
kämpferische Auseinandersetzung mit den Bedingungen aufnehmen, die die Grenzüberschreitungen ermöglicht haben, auch mit
dem eigenen Handeln. Die andere Komponente steht dagegen mit
Verleugnung, Wunschdenken oder Selbstberuhigung in Zusammenhang. Im ungünstigen Fall kann diese zweite Komponente

einen behindernden Effekt auf den psychischen und kognitiven Verarbeitungsprozess von Traumafolgen bewirken. Dies kann auftreten, wenn das »Sichversichern positiver Traumafolgen« in Verbindung mit einer Vermeidung der Auseinandersetzung mit negativen, belastenden Traumafolgen gebracht wird. Wenn die Folgen schwerwiegender Gewalterfahrungen nicht aufgearbeitet werden, behalten sie ihre destruktiven Potenz. Im günstigeren Fall kann die zweite Komponente aber auch als kurzfristig erfolgreiche Bewältigungsstrategie ohne Folgen auf psychische Langzeitanpassung angesehen werden. Diese Betrachtung des posttraumatischen Wachstums als »Janus-Gesicht« macht »…auf die Möglichkeit interindividueller Differenzen bezüglich der funktionalen Bedeutung von selbstberichtetem persönlichem Wachstum aufmerksam …« (Zöllner et al. 2006, S. 41). Diese Darstellung dient dem ganzheitlichen Verständnis und der Vorbeugung einer simplifizierten Betrachtungsweise des posttraumatischen Wachstums.

Die hier dargestellte Typologie von Umgangsweisen mit traumatischen Erfahrungen (die auch auf Traumata in Verbindung mit sexualisierter Gewalt anwendbar ist) lieferte wichtige Impulse für die weitere Forschung. Ihr Vorteil besteht darin, dass sie Hinweise zum Verständnis unterschiedlicher Entwicklungswege im Lebensverlauf bietet. Ihr Erklärungswert ist aber insofern beschränkt, als sie vorwiegend auf kognitive Verarbeitungsstile rekurriert, die auf subjektive Bewertungsprozesse abzielen. Die Bedeutung interpersonaler Interaktionen und gesellschaftlicher Zuschreibungen werden hingegen weitgehend außer Acht gelassen.

Ziel unserer Untersuchung ist Folgendes: Wie konnten Personen, die in Kindheit und Jugend in pädagogischen Institutionen Missbrauchserfahrungen machen mussten, damit weiterleben und wie hat sich diese Last biografisch ausgewirkt? Dabei spielt auch die Frage eine Rolle, inwiefern Menschen, die solche

Erfahrungen gemacht haben, auch zu aktiven Akteuren in der Auseinandersetzung mit den Institutionen werden können, Initiativen starten, Mitstreiter gewinnen und den Weg in die Öffentlichkeit finden.

GRUNDKONZEPTE DER FORSCHUNG

Für die Realisierung dieses Forschungsprojekts soll die Chance genutzt werden, die langjährige Forschungsarbeit in unserem Institut für Praxisforschung Projektberatung (IPP) mit der Frage zu verbinden, wie Menschen die grenzverletzenden Erfahrungen in Kindheit und Jugend in ihrem weiteren Leben verarbeitet oder auch integriert haben, aber auch, welche Brüche, welche Art von Scheitern und welche Alltagsprobleme sie erlebten. Es soll der Versuch unternommen werden, die im IPP vorhandenen Forschungsressourcen aus der Identitäts-, Belastungs-, Bewältigungs- und Handlungsbefähigungsforschung in die genannte Fragestellung einzubringen.

LEBENSBEWÄLTIGUNG/ALLTÄGLICHE
LEBENSFÜHRUNG/BELASTUNG-BEWÄLTIGUNG

In den Sozialwissenschaften wird seit einiger Zeit intensiv über die Frage geforscht, wie Menschen in einer komplexen, differenzierten und oft als widersprüchlich erlebten Gesellschaft ihren Lebensalltag organisieren. Das Konzept der »alltäglichen Lebensführung« hat in der subjektorientierten Soziologie (vgl. Jurczyk & Rerrich 1993, Kudera & Voß 2000, Voß & Weihrich 2001) und auch in der Spätphase der Kritischen Psychologie (vor allem Holzkamp 1996 und aktuell Bader & Weber 2016) eine systematische Begriffsklärung erfahren und empirische Studien generiert. Sehr nah an diesem Konzept ist auch die Erforschung der »Lebensbewältigung«, wie sie von Lothar Böhnisch (2016) seit Jahren vorangetrieben wird. Ihm geht es vor allem um das individuelle Bewältigungshandeln in kritischen Lebenskonstellationen. In der angloamerikanischen Forschungstradition wird seit Lazarus (1999) intensiv über die Bewältigungsressourcen von Menschen in unterschiedlichen Stress- und Belastungssituationen geforscht. Auch das Konzept der Salutogenese im Bereich der Gesundheitsforschung (Antonovsky 1997) trägt zu dieser Fragestellung substanzielles Wissen bei. Wir haben eine Reihe von Forschungsprojekten auf der Grundlage eines solchen Belastungs-Bewältigungsmodells durchgeführt (zusammenfassend: Keupp 2023). Es ging dabei um Personengruppen, die aufgrund ihrer besonderen Benachteiligung sich mit überdurchschnittlich hohen Belastungserfahrungen auseinanderzusetzen hatten. Es ist naheliegend, diese Forschungsperspektive auf die Gruppe von Personen anzuwenden, die in Institutionen schwere Missbrauchs- und Misshandlungserfahrungen gemacht haben (vgl. Caspari 2021).

IDENTITÄTSKONSTRUKTIONEN

Konzeptionell gut anschlussfähig sind die Forschung zur alltäglichen Lebensführung und die Identitätsforschung (vgl. Behringer 1998). In einer Gesellschaft, die sich zunehmend individualisiert und immer stärker von ihren Traditionen entfernt, werden Identitäten nicht mehr generations- und milieubestimmt weitergegeben und übernommen. Die »alltägliche Identitätsarbeit«, die Menschen heute lebenslang zu leisten haben, hat die Aufgabe, widersprüchliche und plurale Selbsterfahrungen zu einem Gesamtbild zu verknüpfen, das nicht von traditionellen Einheits- und

Kontinuitätsvorstellungen bestimmt ist, in dem aber Kohärenz und Authentizität gesucht wird. Diese Identitätsarbeit wird vor allem in narrativen Diskursen geleistet und immer wieder unter Einbeziehung neuer Erfahrungen oder der nachträglichen Bewusstmachung früherer Erlebnisse fortgeführt. In diesem Zusammenhang hat das Konzept der »narrativen Identität« einen wichtigen Stellenwert in der Identitätsforschung gewonnen (Meuter 1995, Gergen 1996, Kraus 1996, Lucius-Hoene & Deppermann 2004).

Mit diesem Thema hat sich das IPP in einer Längsschnittstudie über fast ein Jahrzehnt beschäftigt und eine innovative Theorie der Identitätsentwicklung in der Spätmoderne vorgelegt, die große Anerkennung gefunden hat (Keupp et al. 2013). Diese Theorie geht von einem handelnden Subjekt aus, das in einer Welt hoher Veränderungsdynamik durch aktive Identitätsarbeit individuell tragfähige Selbsteinordnungen vornimmt und konstruieren muss. Diese Theorie dient auch dem Verständnis der Auswirkungen einschneidender biografischer Lebensereignisse im Sinne »beschädigter Identitäten« (vgl. Langer 2009). Auch therapeutische Angebote nutzen zunehmend die Perspektiven, die aus der narrativen Psychologie und Identitätsforschung entstanden sind (vgl. Schneider 2009). Dramatische biografische Hypotheken, wie sie Missbrauchserfahrungen zur Folge haben, müssen zum Gegenstand der eigenen Identitätsarbeit gemacht werden, was für viele Menschen einen erheblichen psychologischen Aufwand und schmerzliche Integrationsversuche mit sich bringen kann. Die unabhängige Aufarbeitungskommission, die mit ihrer Botschaft »Ihre Geschichte zählt« Betroffene einlädt, sich an einer Anhörung zu beteiligen, setzt an dem Grundgedanken der narrativen Psychologie an und will diese Integrationsversuche unterstützen.

Vor allem im Rahmen der Jugendhilfeforschung sind Konzepte wie Agency oder Handlungsbefähigung (vgl. Raithelhuber 2011, Bethmann et al. 2012) von wachsender Bedeutung. Auch im 13. Kinder und Jugendbericht zur Prävention und Gesundheitsförderung (2009) haben sie einen zentralen Stellenwert. In einer Studie über die Chancen in SOS-Kinderdörfern (Höfer, Sievi, Straus & Teuber 2017), die darauf zielt, den Anspruch des Trägers zu evaluieren, Kinder und Jugendliche zu einem selbstbestimmten Leben zu befähigen, stand das Konzept der Handlungsbefähigung im Mittelpunkt. Für die Jugendlichen, die in stationärer Unterbringung bei SOS leben, geht es nicht nur um den unmittelbaren Schutz vor psychischer, physischer und sexueller Misshandlung beziehungsweise Vernachlässigung, die die meisten in unterschiedlicher Kombination in ihrem Herkunftskontext erfahren haben. Es geht vor allem auch darum, sie trotz ihres »biografischen Rucksacks« in die Lage zu versetzen, eigenverantwortlich und gemeinschaftsfähig ihr Leben später zu gestalten. Hier gibt es einen unmittelbaren Anschluss an die Belastungs-Bewältigungsforschung. Dabei werden die Bedingungen verhandelt, die jemand bei der Bewältigung neuer, schwieriger, zumindest aber ungewohnter Situationen benötigt. Im Zusammenhang mit sexualisierter Gewalt hat Schlingmann (2009b) eine Arbeit vorgelegt, die Handlungsfähigkeit als zentrales Konzept im Rahmen der Bewältigung betroffener Männer definiert.

Hilfreich ist auch der Blick auf die Forschungsergebnisse der drei prominenten Widerstandskonzepte, die sich im Bereich der Resilienz-, Salutogenese- und Selbstwirksamkeitsforschung seit über fünfzig Jahren entwickelt haben. Diese machen in einer Fülle von Studien deutlich, welche Faktoren zur Entwicklung von Widerstandskräften beitragen und welcher Art diese Fähigkeiten sind. Genau an dieser Stelle setzt die hier beschriebene Idee der

Handlungsbefähigung an, indem sie diese weitgehend nebeneinander arbeitenden Konzepte der Widerstandsressourcen miteinander verknüpft. Auch hier gibt es seit 2011 eine konzeptionell wie empirisch begründete Forschungstradition im IPP, in der ein Modell der Handlungsbefähigung mit sechs Faktoren entwickelt wurde, das derzeit bereits in mehreren Längsschnittstudien genutzt wird. Diese Faktoren sind: Sinn, Verstehen, Selbstwirksamkeit, Perspektivität, Optimismus und Zugehörigkeit (Straus 2011, 2015, Höfer 2015).

Die Handlungsbefähigung wie auch die genannten Widerstandskonzepte gehen davon aus, dass der Glaube an die Wirksamkeit des eigenen Handelns ein zentraler Faktor für einen erfolgreichen Belastungs-Bewältigungsprozess ist. Während das Konzept der Selbstwirksamkeit den Glauben an die eigene Handlungsmächtigkeit in den Vordergrund stellt, bezieht sich das Kohärenzgefühl auf den Beitrag des Verstehens und der Prüfung der Sinnhaftigkeit der zu bewältigenden Belastungserfahrungen. Die Resilienz schließlich fokussiert auf einen generellen Optimismus und den Aspekt der Perspektivität. Letztere bezieht sich auf das Interesse an Neuem sowie auf die Fähigkeit, sich in andere Menschen hineinzudenken und hineinzufühlen. Gerade auch das Wissen um die Widerstandsressourcen sowie um das Thema posttraumatisches Wachstum bei Menschen mit Missbrauchserfahrungen lassen es sinnvoll erscheinen, die Agency-Perspektive auch bei der Rekonstruktion von Viktimisierungsprozessen einzusetzen (vgl. Helfferich 2012).

OPFER WERDEN – OPFER SEIN

Unstrittig werden Betroffene von sexualisierter Gewalt zu Opfern, aber wie verhält es sich mit tatsächlichen Selbstzuschreibungen von Betroffenen als »Opfer«? In Anhörungen und Interviews lehnen viele Betroffene den Opferbegriff ab. Folgende Aussagen ließen sich dazu festhalten:

»Weil ich kein schweigendes Opfer bin!«

»Ich mag diese Opferposition nicht!« Die Unterstützung durch eine akzeptierende Oma hat geholfen, »dass ich hier weitermache, also dass ich jetzt nicht einknicke und sage: So, das war's jetzt, ich werde jetzt mein Leben lang Opfer bleiben.«

»Ich hab in der Opferrolle noch gelebt gehabt – weil ja auch keiner zugehört hat. Die Opferrolle hat sich letztes Jahr komplett erledigt, nachdem ein Professor auf mich zugekommen ist und er hat gesagt gehabt: Hören Sie auf, in der Opferrolle zu leben. Wir wissen, dass Sie es eigentlich gar nicht tun, aber Sie erzählen das so. Dann lassen Sie es, versuchen Sie es anders. Und da ist mir auch klar geworden, ja, dass es an mir liegt, wie die Leut' mich annehmen oder aufnehmen, ja?«

»… es ist ja schon erniedrigend zu sagen: ›Ich war ein Opfer.‹ Und *das* ist ja schon erniedrigend, sich das *einzugestehen*, zu sagen: ›Ich war ein Opfer von Gewalt.‹ Und wenn das schon schwierig einzugestehen ist, wie viel schwieriger ist es dann noch, zu sagen: ›Okay, und ich wurde auch sexuell missbraucht.‹ (…) Überlebender ist das Beste. Weil Worte haben Macht. … Wenn ich immer sage: ›Ich bin Opfer‹, dann bin ich Opfer, dann kriege ich … komme ich … gehe ich auch in die Haltung.«

»Betroffene von Missbrauch wollen nicht als Leidende gesehen und auf die Opferrolle reduziert werden, sondern sollen auch als kompetent wahrgenommen werden.«

2010 haben sich die gesellschaftlichen Bedingungen, unter denen Betroffene das Erlebte öffentlich kommunizieren konnten, erkennbar verändert. In den Jahrzehnten zuvor mussten Betroffene zumeist die Erfahrung machen, dass ihre Initiativen (zum Beispiel in Form von Selbsthilfegruppen, Selbsthilfekongressen, Beratungsstellen, Literatur) in gesellschaftliche Nischen gedrängt

wurden, womit das Risiko eines habitualisierten »Exklusionsemp-
findens« (Bude & Lantermann 2006) einherging. Dennoch (oder
gerade deshalb?) haben auch in dieser Zeit Betroffene erhebliche
»Widerstandsressourcen« mobilisiert oder wirksame Ansätze
von »fighting back« (im Sinne einer öffentlichen Skandalisierung
sexualisierter Gewalt) gezeigt.

Insgesamt haben sich aber die Bedingungen für die Aufdeckung geschehenen Unrechts auf »öffentlicher« und »privater«
Ebene in den letzten Jahren deutlich verändert. Die Medien waren bereit, über sexualisierte Gewalt in ihrem gesamtgesellschaft-
lichen Zusammenhang zu berichten, Betroffene haben diese
Chance nutzen können, und die Politik hat dem Thema Bedeutung zugemessen. In diesem Zusammenhang ist auch die Frage
von Interesse, ob die Veränderung in der öffentlichen Wahrnehmung etwas mit dem Geschlecht der Betroffenen zu tun hat. 2010
rückten mehrheitlich Männer als Betroffene in den Fokus der
öffentlichen Aufmerksamkeit, während in den Jahrzehnten zuvor vor allem betroffene Frauen versucht haben, das Thema zu
vermitteln. Einige Betroffene beteiligten sich mit ihren Lebensgeschichten an Aufarbeitungsstudien. Der politisch durchgesetzte
Hilfefonds hat – trotz erheblicher Umsetzungsschwierigkeiten –
Betroffenen die Möglichkeit gegeben, Leistungen zum Beispiel
für Psychotherapien in Anspruch zu nehmen. In diesem Prozess
der Thematisierung sexualisierter Gewalt haben sich neue Iden-
titätsmuster herausbilden können: Menschen, die endlich über
ihr Schicksal reden konnten und dabei auf Gehör stießen, solche,
die sich in ihrer Opferrolle anerkannt sahen, und solche, die in
der Arena der neuen Öffentlichkeit die Rolle als Kämpfer für die
Anerkennung des Leids und für eine konsequente Aufarbeitung
einnahmen. Hier sind also unterschiedliche »Karrieren« entstanden, die sich erkennbar von jenen Prozessen unterscheiden, die
Betroffene vor 2010 durchzustehen hatten, als es noch kein rele-

vantes öffentliches Interesse an ihren Lebensgeschichten gab. Es entwickelten sich also unterschiedliche Interaktionsdynamiken zwischen den Betroffenen und ihren Missbrauchserfahrungen einerseits und den jeweiligen gesellschaftlichen Reaktionsmustern andererseits. Die »Labeling-Perspektive« hat solche Prozessverläufe und identitären Positionierungen in unterschiedlichen Bereichen rekonstruiert (Keupp 2010). Ein wichtiger Kritikpunkt an der klassischen Labeling-Perspektive zielte darauf, dass vor allem der Weg in die Passivität und Opferidentität thematisiert wurde. In Studien aus unterschiedlichen disziplinären Perspektiven wird die Dynamik des Opferstatus untersucht (Holtermann 2017, Giglioli 2017, Grave et al. 2017, Kast 2019). Verschiedene Befreiungsbewegungen (zum Beispiel die der Schwulen und Lesben) würden doch beweisen, dass diskriminierte und exkludierte Minderheiten sich von Opferrollen befreien können. Zum Verständnis von Lebensverläufen Betroffener sexualisierter Gewalt erscheint es jedenfalls wichtig, (gesellschaftliche) Zuschreibungsprozesse in ihrem Zusammenspiel mit Identitätsentwicklungen zu analysieren (Paul 2016).

RESONANZ/ANERKENNUNG

Für viele Betroffene von sexualisierter Gewalt war es kaum möglich, die eigenen Erlebnisse anderen Personen oder einer sich abschottenden Öffentlichkeit zu vermitteln. Von »Ringen des Schweigens« haben wir in unseren Internatsstudien gesprochen, um dieses Phänomen zu bezeichnen. Wenn wir jemandem vermitteln wollen, wer wir sind, erzählen wir unsere Geschichte. Die Geschichte unserer Herkunft, unserer Familie, unserer Beziehungen und unseres beruflichen Werdegangs. Je vertrauter die Person ist, mit der wir sprechen, desto eher können wir sehr persönliche – durchaus auch problematische – Erfahrungen erzählen.

Es gibt Geschichten von Erfolg und Glück, in denen wir uns als lebendig und handlungsfähig erwiesen haben und auf die wir stolz sind. Es tut uns gut, solche Geschichten über uns selbst zu erzählen. Es gibt aber auch Geschichten, die uns belasten, die wir nicht loswerden können und die uns in Träumen, aber auch im Alltag überwältigen. Sie bekommen Macht über uns, und wir trauen uns oft lange nicht, sie anderen Menschen zu erzählen.

Menschen, die als Kinder und Jugendliche sexueller Gewalt ausgesetzt waren, werden von solchen Erfahrungen immer wieder verfolgt. Sie schämen sich häufig ihrer Erlebnisse und vermeiden die bewusste Konfrontation mit den damit verbundenen Gedanken, um nicht die Kontrolle über die eigenen Gefühle zu verlieren. Vor diesem Hintergrund wird es als riskant erlebt, sich mit diesen Erfahrungen anderen Menschen anzuvertrauen. Die emotionalen Folgen erscheinen unkalkulierbar – besteht die Reaktion der Umwelt in Zweifel und Ablehnung oder aber in der Anerkennung von Leid und Unrecht? In der aktuellen Soziologie wurde der Begriff der »Resonanz« (Rosa 2016, Rosa & Endres 2016) eingeführt, der genau an dieser Stelle Bedeutung hat. Die erlebte Resonanz für das persönliche Leid kann einen Weg bahnen, sich aus dem eigenen inneren quälenden Sperrbezirk zu befreien.

GESCHLECHTERDIMENSION

Unsere bisherigen Forschungen in Klosterinternaten behandelten ausschließlich die Geschichten von männlichen Betroffenen (sexualisierter) Gewalt. Zum Verständnis der Auswirkungen solcher Erfahrungen ist es unerlässlich, die Geschlechterdimension zu berücksichtigen. Wir haben festgestellt, dass Gefährdungskonstellationen, Umgangsweisen, Bewältigungsstrategien und Auswirkungen in hohem Ausmaß von dem strikt geschlechtshomogenen

Milieu in den Klosterinternaten sowie vor allem auch von traditionellen Männlichkeitsvorstellungen beeinflusst werden. Diese Beobachtungen sind in die allgemeine Frage einzubetten, inwieweit die oben beschriebenen Konzepte von Belastung-Bewältigung, Handlungsbefähigung, Identität, Labeling und Resonanz je nach Geschlecht von Betroffenen sexualisierter Gewalt unterschiedlich zum Tragen kommen. Durch unsere Studie erwarten wir uns daher wichtige Erkenntnisse zu der Frage, welche Unterschiede es je nach Geschlecht in den Auswirkungen sexualisierter Gewalt gibt. Gerade zu diesem Thema tragen qualitative Untersuchungen entscheidend zu einem verbesserten Verständnis des Genderaspekts bei (Gahleitner 2000, 2008, Gahleitner & Lenz 2007, Schlingmann 2009a, 2009b, Helming et al. 2011, Mosser & Schlingmann 2013, Mosser 2015, 2016). Zusätzlich erwarten wir uns Aufschluss auf die Frage, wie Aufdeckungsprozesse vom Geschlecht der Betroffenen beeinflusst werden (Mosser 2009, Kavemann et al 2016, aktuell auch das Projekt von Dissens e. V. et al. zum Thema »Aufdeckung bei männlichen Betroffenen«). Hier gerät insbesondere die oben beschriebene Interaktion zwischen subjektiven Komponenten (Selbstwahrnehmung in Bezug auf Geschlechtsrollen, Identitätskonstruktionen …) und gesellschaftlichen Reaktionen (auch im Sinne vorherrschender Geschlechtsrollenbilder) in den Fokus unseres Interesses.

LEBEN HEISST BERÜHRUNG –
FÜR EINE »BERÜHRUNGSMEDIZIN«

KAISER FRIEDRICH II., im 13. Jahrhundert seines Zeichens römischer Kaiser und deutscher König, wird ein Experiment zugeschrieben. Er versuchte damit zu ergründen, welche Sprache Kinder natürlicherweise – also ohne jegliche äußere Einflussnahme – sprechen. Er ließ, so die Überlieferung, einige Neugeborene an Ammen übergeben. Ihnen wurde aufgetragen, die Kinder zwar mit dem Notwendigsten zu versorgen, doch ohne sie zu liebkosen oder mit ihnen zu sprechen. Das Experiment misslang, alle Kinder starben.

Dieses als Waisenkindexperiment berühmt gewordene Ereignis wird gerne als Beleg dafür angeführt, dass Kinder ohne zärtliche Zuwendung nicht überleben können. Historiker gehen davon aus, dass dieses Experiment in der uns überlieferten Form niemals stattgefunden hat. Die Erkenntnis vom lebenswichtigen Wert zärtlicher Zuwendung und Berührung wurde dennoch bestätigt. Jedoch erst viele Jahrhunderte später.

Denn Leben heißt Berührung: Wir liebkosen unsere Kinder, um ihnen Nähe, Sicherheit und Wohlbehagen zu schenken. Wir legen einander wohlwollend die Hand auf die Schulter und umarmen uns zum Trost, aus Zuneigung, aus Liebe. Auf nonverbaler Kommunikationsebene begleiten Berührungen unseren sprachlichen Ausdruck viel häufiger, als es uns bewusst ist. Dabei sind Berührungen mehr als nur eine Geste. Sie ermöglichen und fördern das Leben selbst.

DIE HAUT ALS BERÜHRUNGSORGAN

Der Ort, an dem dieses existenzielle Bedürfnis seinen Ausgang nimmt, ist die menschliche Haut. Sie enthält eine sehr hohe Anzahl tastsensibler Rezeptoren. Doch nicht genug damit. Tastsensible Rezeptoren finden sich auch im Inneren des Körpers. Denn die Impulse dieses so besonderen sensorischen Systems ermöglichen nicht nur den Empfang von Stimuli der Außenwelt. Auch »Berührungen« und Bewegungen der körperlichen Innenwelt werden mittels tief liegender Rezeptoren detektiert. Die Frage, welche Rezeptortypen zum Tastsinnessystem im weiteren Sinn gezählt werden, wird nicht eindeutig beziehungsweise unterschiedlich beantwortet. Neben der sich nach außen wendenden Exterozeption, die durch das Tastsinnessystem der Haut repräsentiert wird, finden sich auch Lage-, Bewegungs- und Spannungsrezeptoren in Muskeln, Gelenken und Sehnen.

Diese – als Propriozeption bezeichnete – Empfindungsqualität kann als der nach innen gewendete Teil des Tastsinnessystems angesehen werden. Sowohl außen- wie auch innengewendet zeigt sich die dritte Rezeptorfamilie: Wir sprechen von der Interozeption. Bei ihr handelt es sich um feinste Nervenäste, die – sowohl in der Haut, wie auch in der Innenwelt aller Organe und Gewebe sich verteilend – Kunde bringen über die Verfasstheit der gesamten Peripherie. Sie registrieren die Temperatur und Stoffwechsellage, sie erfassen mechanische und allgemein gewebeschädigende Prozesse, die sich im Gehirn zum Schmerzerleben aufschaukeln können, und nicht zuletzt empfangen sie auch Berührungsreize, da zahlreiche Ausläufer dieses interozeptiven Systems auch die Haut bevölkern. Somit können schließlich auch Teile der Interozeption zum Tastsinnessystem gezählt werden (Grunwald 2001).

Schätzungen über die Zahl tastsensibler Rezeptoren im ganzen Körper gehen von bis zu 900 Millionen aus (Grunwald 2017). Wobei bei dieser Zahl die in der Tiefe liegenden Pacini-, Ruffini- und Golgi-Rezeptoren gar nicht berücksichtigt wurden. Ein großer Teil dieser immensen Rezeptorbestückung findet sich in der Haut. Auf sie möchte dieses Kapitel das Hauptaugenmerk richten.

Besonders zahlreich sind die Hauttastrezeptoren, anzutreffen an den Haarfollikeln, an den Fingerbeeren, an den Genitalien, an der Zunge und den Lippen. Viele der Rezeptoren zeigen, auch ohne ein sie erregendes Ereignis, eine Ruheaktivität (Grunwald 2017). Dies kann man sich als eine Art Stand-by-Modus vorstellen. Eine solche Ruheaktivität ermöglicht dem Nervensystem, Veränderungen außergewöhnlich schnell zu verarbeiten, und gleichzeitig stellt es in Gestalt einer Art Hintergrundrauschens, also eines dezenten, jedoch konstanten Impulseinstroms, die biologische Basis für unser Körper- und Selbsterleben dar (Hepper 2008).

DER TASTSINN IST UNVERZICHTBAR

Im Gegensatz zu anderen Sinnen ist der Tastsinn für eine gesunde menschliche Entwicklung nicht optional. Mit anderen Worten: Er ist unverzichtbar. Menschen können blind oder taub geboren werden und dennoch ein sich im physiologischen Normbereich bewegendes und zufriedenstellendes Leben führen. Eine vorgeburtliche Störung des Tastsinns oder ein Mangel an Berührung in den ersten Lebensjahren wirkt sich dagegen negativ auf Wachstum und Entwicklung aus (Bystrova 2008). Ein völliges Fehlen des Tastsinns wäre wohl mit dem Leben nicht vereinbar. Der Psychologe Martin Grunwald (2001, 2017), ein Pionier der Haptikforschung in Deutschland, spricht von »Kontaktgesetz«. So benennt er den Umstand, dass jedes Lebewesen vom Einzeller bis zum Menschen über eine Kontaktsensibilität und Kontaktreaktibilität verfügt. In seinem Buch *Homo hapticus* führt er weiter aus: »Die direkte Kopplung biologischer Wachstumsprozesse an die physische Reizung des Körpers folgt dem Naturgesetz, dass die Entwicklung von Leben nur dann biologisch sinnvoll ist, wenn artgleiche Organismen in direkter Nähe vorhanden sind, denn keinem Säugetier würde es unter natürlichen Bedingungen gelingen, ohne direkten Kontakt zu Artgenossen – insbesondere der Mutter – lebensfähig zu bleiben und sich zu entwickeln. Somit signalisiert der körperliche Kontakt zu einem anderen Menschen, der ja unzweifelhaft dessen reale Existenz vermittelt, dem

Säugling auf biologischer Ebene die Sinnhaftigkeit weiterer Entwicklungs- und Wachstumsprozesse« (Grunwald 2017, S. 66).

Besser kann man diese evolutionsbiologischen Zusammenhänge nicht auf den Punkt bringen.

WIE DER TASTSINN DIE ENTWICKLUNG FÖRDERT

So überrascht es nicht, dass immer mehr Untersuchungen belegen, dass ein intakter Tast- und Berührungssinn, stimuliert durch frühen Körperkontakt, die Entwicklung wie auch die physische und psychische Gesundheit fördert (Bystrova 2008, Croy et al. 2021) Diese Erkenntnisse macht man sich zunehmend auch im klinischen Kontext zunutze. Bei frühgeborenen Kindern, die – zwar prinzipiell im Inkubator versorgt – auch mit viel Haut-zu-Haut-Kontakt im sogenannten »Känguru-Stil« heranreifen, konnten sowohl eine verbesserte physiologische Stabilität als auch eine beschleunigte beziehungsweise verbesserte Hirnreifung beobachtet werden (Püschel et al. 2022). Eine verbesserte Entwicklung, die durch die frühe Berührungserfahrung angeregt wird. Doch das gilt nicht nur für Frühgeborene. Auch regulär Geborene profitieren von verstärktem mütterlichen Haut-zu-Haut-Kontakt (Croy et al. 2021).

Doch wenn ein Effekt wie die zärtliche Berührung wirksam werden soll, so bedarf es dafür einer neuronalen Grundlage, Reize müssen erfasst und bearbeitet werden. Blicken wir also in die Embryologie und Neuroanatomie: Ab der siebten Schwangerschaftswoche reagiert der menschliche Embryo auf Berührungsreize in der Mundregion (Lecanuet & Schaal 1996). Die

Registrierung von Berührung – in dem Fall in der Mundregion – erfolgt nicht nur durch das sensible System. Die Information wird auch verarbeitet und löst in der Folge eine motorische Reaktion aus. Das heißt, es interagieren hier bereits zwei Systeme: das Tastsinnessystem und das Bewegungssystem. Über die Kontaktsensibilität an den Lippen werden erste Umweltreize registriert und entsprechende Reaktionen ausgelöst. So erfährt der in Entwicklung befindliche Mensch schon sehr früh seine Umgebung, aber auch sich selbst. Die Kontaktsensibilität der Lippen weitet sich dann auf weitere Körperzonen aus, bis schließlich ab der 14. Schwangerschaftswoche alle Körperregionen in der Lage sind, Tastsinnesreize aufzunehmen (Lecanuet & Schaal 1996).

Die Tatsache, dass sich das Tastsinnessystem beim Embryo als erste Modalität ausformt, und zwar lange bevor sich die Anlagen für die anderen Sinnesmodalitäten zu entwickeln beginnen, ist ein erster Hinweis auf die besondere Stellung des Tastsinnessystems. Lange bevor ein Mensch seine Umwelt schmeckt, riecht, hört oder sieht, ertastet er sie und berührt dabei auch sich selbst. Der Fötus berührt sich vor allem im Gesicht. Das tut er unter anderem, um sich zu beruhigen (Reissland 2015). Wir wissen, dass die Selbstberührungsrate im Gesicht mit dem Stresslevel der Mutter zunimmt. Es handelt sich um eine erste Regulationsstrategie, die unbewusst abläuft und auf die wir Menschen ein Leben lang zurückgreifen (Grunwald 2017).

Eine Komponente der fetalen Entwicklung des Tastsinnessystems verdient besondere Erwähnung. Es ist das feine Lanugohaar, dass zwischen der 13. und 16. Woche zu sprießen beginnt und das als feiner Haarflaum – mit Ausnahme von Handflächen und Fußsohlen – den gesamten kleinen Körper bedeckt (Bystrova 2009). Das Besondere dieser feinen Härchen liegt in der Tiefe verborgen. Es sind die den Haarfollikel umspinnenden Haarfollikelrezeptoren, die auf jede Bewegung beziehungsweise

Biegung des feinen Haarschafts reagieren. Das den Fetus tragende und auf die Lanugohärchen stetig einwirkende Fruchtwasser gibt den Sensoren ausgiebig Anlass, Impulssalven an das Gehirn zu senden. Mit etwa der 16. Woche kommt es somit zu einer explosionsartigen Steigerung des Informationsflusses aus der Körperperipherie, die im Gehirn nicht nur das Wachstum und die Bewegungstätigkeit anregt, sondern auch parasympathische Aktivität und Oxytocinfreisetzung in Gang setzt (Bystrova 2009).

DIE NEUROANATOMISCHEN GRUNDLAGEN DES TASTSINNS

Um das Gesagte noch besser zu verstehen, wollen wir nun einen Blick auf die neuroanatomischen Grundlagen des Tastsinns werfen: Die Fortsätze sensibler Nerven, deren Zellkörper in der Nähe des Rückenmarks in den sogenannten Spinalganglien liegen, wachsen in Richtung Haut, und ihre Enden verzweigen sich dort. Nun gibt es zwei Möglichkeiten: Entweder enden die Verzweigungen einfach »blind« als freie Nervenendigungen. Diese werden nur von den sogenannten Aδ- und C-Fasern gebildet. Die andere Möglichkeit ist, dass die Endausläufer mit anderen nicht-neuronalen Zellen besondere Mechanosensoren beziehungsweise Sinneskörperchen bilden. Alle diese Sinneskörperchen werden von etwas dickeren Aβ-Fasern geformt. Ihr Hauptmerkmal sind die Myelinscheiden oder auch Myelinschichten, die sich um die Fasern wickeln. Diese ermöglichen eine schnellere Erregungsausbreitung. Wesentlich langsamer läuft die Erregungsausbreitung in den schwach myelinisierten Aδ- und in den überhaupt nicht myelinisierten C-Fasern. Während die freien Nervenendigungen, das heißt die Aδ- und C-Fasern, in erster Linie Schmerz-, Juck-, und Temperaturreize übermitteln, führt die Reizung der Sinneskörperchen der Aβ-Fasern ausschließlich zu Berührungsbeziehungsweise zu Tastempfindungen (Fritsch & Schwarz 2018). Die myelinisierten Aβ-Fasern gelten somit als die »Berührungs-Melder«. Die Verarbeitungsqualität, die durch die Aβ-Fasern ermöglicht wird, wird diskriminative Verarbeitung genannt. Diese Zuschreibung wird im Sinne von »genau erfassend« oder »exakt unterscheidend« verwendet. Das meint, dass der diskriminative Pfad die periphere Stimulation zu spezifischen Gehirnarealen transportiert, wo eine exakte Analyse und Erfassung dieser Reize erfolgt (Wo exakt befindet sich der Reizort? Welche Reizqualität und welche Reizstärke liegen vor?). Die Areale, die dies zu tun vermögen, liegen im im somato-sensiblen Primärfeld (der Area 1,2 und 3 nach Brodmann) im Neokortex.

Bei den Sinneskörperchen, die – wie beschrieben – den Beginn der diskriminativen Reizverarbeitung markieren, werden unterschiedliche Formen unterschieden: Die Merkel-Zellen gehören zu den empfindlichsten Berührungsrezeptoren der Haut. Sie liegen einzeln oder als Zellaggregate in der obersten Hautschicht, der Epidermis, oder in der Nähe von Haarfollikeln. Merkel-Zellen finden sich über die gesamte Haut und die hautnahen Schleimhäute verteilt. Ihre Gesamtzahl wird auf etwa 100 Millionen geschätzt (Fritsch & Schwarz 2018, Grunwald 2017). Meissner-Körperchen liegen in der Dermis (Lederhaut) der unbehaarten Haut, wie wir sie an den Handinnenflächen und Fußsohlen vorfinden. Sie reagieren auf schnell wechselnde Druckreize, das heißt sie nehmen insbesondere die Bewegung eines Objektes auf der Haut wahr. Diese Rezeptoren nehmen mit dem Alter ab. In der Fingerhaut eines 20-jährigen Menschen finden sich dreißig Meissner-Körperchen/mm². Für die gesamte Haut ergibt das sechzig Millionen dieser Rezeptoren (Grunwald 2017). Haarfollikelrezeptoren sitzen auf der Oberfläche des Haarfollikels. Man spricht hier auch von lanzettenförmigen Nervenendigungen. Sie erfüllen in der behaarten Haut die Aufgabe der dort fehlenden Meissner-Körperchen, das heißt sie reagieren auf die Bewegung, oder besser: auf die Biegung des Haarschafts. Jeder Haarfollikel wird von mindestens zehn bis zwanzig sensiblen Nervenfasern versorgt, nach einigen Autoren gar von bis zu fünfzig. Bei fünf Millionen Haaren, die der Mensch am ganzen Körper besitzt, ergibt das so oder so eine unvorstellbar große Zahl an Rezeptoren, nur in Verbindung mit unserem Haarkleid. Ruffini-Körperchen sind Dehnungsrezeptoren in der Dermis. Sie registrieren lang anhaltende Verformungen. Die Vater-Pacini-Körperchen sind Vibrationsrezeptoren. Sie liegen in den tieferen Schichten der Dermis und insbesondere der Subkutis. Sie registrieren Vibrationen und werden von Schwingungen von 10 bis 1000 Hertz erregt (Grunwald 2017).

Dieser diskriminative Aspekt der Berührung wird nun überraschenderweise durch einen affektiven Aspekt ergänzt. Dieser Mechanismus wird nicht über die Tastspezialisten, sprich die Aβ-Fasern und ihren Sinneskörperchen, vermittelt. Nein, es geht über eine besondere Subvariante der C-Fasern. Diese wurden beim Menschen erst in den 1990er Jahren von schwedischen Forschern entdeckt (Vallbo et al. 1993) und in den letzten beiden Jahrzehnten zunächst zurückhaltend, mittlerweile jedoch sehr intensiv beforscht. Als sogenannte C-taktile Fasern oder einfach CT-Fasern bilden sie den affektiven Pfad der Berührungsverarbeitung, das »Affective-Touch-System«. Es konnte nachgewiesen werden, dass diese CT-Fasern optimal bei einer Berührungsgeschwindigkeit von 1 bis 10 cm/s, unter Anwendung von sanftem bis mittlerem Druck und einem Temperaturoptimum von 32 Grad Celsius, welches der äußeren Hauttemperatur entspricht, die stärkste Feuerungsrate zeigen. Der Gipfel der Impulsübertragung wird bei 3 bis 5 cm/s erreicht. Mit anderen Worten: Dieses neuronale System reagiert am stärksten auf Streichelbewegungen, so wie sie von Menschen ganz intuitiv ausgeführt werden (Schirmer et al. 2023).

Wenn die CT-Fasern feuern, so erzeugt das angenehme Empfindungen. Es scheint, dass keine andere Art von Sinnesorgan eine so ausgeprägte affektive Reaktion hervorzurufen vermag.

Während die Aβ-Fasern und damit der diskriminative Pfad im somato-sensiblen Primärfeld im Neokortex enden, schlagen die C-taktilen Fasern einen ganz anderen Weg ein und enden direkt in der Insula, einem limbisch-kortikalen Teil des Gehirns, der unter der sichtbaren Oberfläche liegt. Dieser insuläre Kortex stößt im Hypothalamus die Bildung von Oxytocin an. Auf diesem Wege wird auch der Parasympathikus stimuliert. Weiter wird angenommen, dass der affektive Berührungspfad auch die Stimulation des serotonergen und des Opiat-Systems unterstützt. All dies stellt in seiner Kombination die physiologische Basis für Wohlbehagen, Beruhigung und Stressregulation dar. Mittlerweile konnten schmerzmodulierende und sogar stimulierende Effekte bis in das Immunsystem hinein nachgewiesen werden (Meier et al. 2022).

DAS BINDUNGSHORMON OXYTOCIN

Doch blicken wir noch einmal auf das Oxytocin, dessen Freisetzung als chemischer Höhepunkt einer durch sanfte Berührungen ausgelösten Aktivierungskaskade angesehen werden kann. Das Oxytocin ist es, das die Bindung zwischen sich berührenden Personen zu fördern vermag. Das gilt am Beginn eines neuen Lebens für die stillende Mutter und das an ihrer Brust saugende Baby, wo Oxytocin den Milchfluss anregt und dafür sorgt, dass Mutter und Kind eine sprichwörtlich innige Beziehung eingehen. Diese durch Oxytocin induzierte Bindung erfahren wir auch als Erwachsene etwa beim Sex. Auch bei diesem körperlich höchst innigen Kontakt kommt es zur Ausschüttung des Hormons Oxytocin, und das macht nicht nur glücklich und entspannt, es fördert auch die Beziehung der Sexualpartner. Nicht umsonst wird so mancher Zwist durch Sex, aber auch durch andere Formen körperlicher Nähe beigelegt. Deshalb ist das Geben und Nehmen von Streicheleinheiten nicht nur gesundheitsförderlich, es stärkt auch die Partnerschaft und kittet so manchen Bruch.

DIE HEILSAME BERÜHRUNG

Doch es droht Ungemach: In einer zunehmend hygienisch gedachten und digitalisierten Welt nimmt die Berührungsfrequenz offensichtlich ab. Die Gefahr ist: Der Kitt, der Menschen sozial zusammenhält, könnte verlorengehen. Wir unterschätzen die Macht der Berührung. Unser affektives Berührungssystem ist darauf ausgerichtet, von etwas Lebendigem umgeben und berührt zu werden.

So setzen sich der Psychiater Müller-Oerlinghausen (2021), die Oxytocinforscherin Uvnäs-Moberg und ein Autorenteam in einer aktuellen Publikation für eine neue Fachdisziplin ein: der »Berührungsmedizin«. Kontrollierte Studien und systematische Übersichten belegen die antidepressive, angstlösende sowie analgetische Wirksamkeit spezieller Massagetechniken bei Depression. Auch für die Neonatologie, Pädiatrie, Schmerzmedizin, Onkologie und Geriatrie konnte die Wirksamkeit heilsamer Berührung gezeigt werden. Unterschiedliche Wirkmechanismen werden diskutiert. Im Vordergrund des Forschungsinteresses stehen derzeit die über Oxytocin vermittelten Effekte und das homöostatische Interozeptionskonzept. Eine Besonderheit der CT-Fasern ist es nämlich, dass sie – obwohl an der Außengrenze des Organismus gelegen – neurophysiologisch zum »interozeptiven System« gezählt werden (Craig 2015). Als Interozeption wird die Gesamtheit der Aδ- und C-Fasern angesehen, deren vornehmste Aufgabe darin besteht, dem Gehirn Mitteilung über den Zustand der Körperperipherie zu erstatten. Dieser sensiblen Bestandsaufnahme bedarf es, um eine adäquate homöostatische Regulation des ZNS zu gewährleisten. All das verdeutlicht, dass die CT-Fasern nicht zuletzt auch einen wertvollen Beitrag im Rahmen der homöostatischen Regulation zu leisten vermögen.

Die Entdeckung des affektiven Berührungssystems, wie auch die vielfach nachgewiesenen Effekte der Berührungstherapie, geben Hoffnung, dass diese Erkenntnisse einerseits weiter Eingang finden in die Diskurse zur Gestaltung unserer Lebenswelt und den Umgang mit Technik, insbesondere im Kindesalter (Teuchert-Noodt 2015, Strüber 2016). Andererseits existiert genug Evidenz, die Anlass gibt, diesen neuen Erkenntnissen die Pforten in das therapeutische Arbeits- und Forschungsfeld weit zu öffnen.

CHRISTIAN HERDER

DEPRESSION, ENTZÜNDUNG UND TYP-2-DIABETES

ZWEI CHRONISCHE ERKRANKUNGEN UND DEREN WECHSELWIRKUNGEN

IN DIESEM BEITRAG sollen Forschungsergebnisse zu Depressionen im Kontext einer Typ-2-Diabetes-Erkrankung vorgestellt werden. Das Hauptaugenmerk liegt hierbei auf chronisch entzündlichen Prozessen, welche eine Rolle bei der Entstehung beider Krankheiten zu spielen scheinen. Neben dem aktuellen Forschungsstand – und dessen Grenzen – zum komplexen Zusammenhang von Depressionen, Diabetes und repräsentativen immunologischen Biomarkern von Entzündungsprozessen sollen auch Behandlungsmethoden und deren therapeutische Wirkungen diskutiert werden.

ZUM GEMEINSAMEN AUFTRETEN VON DIABETES UND DEPRESSIONEN

Zwischen Depressionen und Typ-2-Diabetes besteht oft eine Wechselwirkung. Wie Forschungsergebnisse zeigen, handelt es sich um gemeinsam vorkommende Erkrankungen, deren Auftretenswahrscheinlichkeit durch die jeweils andere Krankheit signifikant erhöht wird. Eine Übersichtarbeit (2021) zu psychiatrischen Erkrankungen als Risikofaktoren für Typ-2-Diabetes zeigt, dass statistisch gesehen das Risiko, an Typ-2-Diabetes zu erkranken, bei Menschen mit Depressionen – je nach Studie – zwischen 18 und 60 Prozent höher ist als bei Nicht-Depressiven.[1] Auch umgekehrt zeigt eine Metaanalyse von Nouwen und Kollegen, dass Menschen mit einem Typ-2-Diabetes ein um durchschnittlich 24 Prozent höheres Risiko aufweisen, eine Depression zu entwickeln, als Menschen ohne Typ-2-Diabetes.[2]

Im Hinblick auf den Faktor zwischenmenschliche Beziehungen, dessen fundamentale Rolle als »Gesundheitselixier« vielfach diskutiert wird, deuten sich zwei interessante Tendenzen an. Zum einen scheint sich auch bei einer Diabeteserkrankung des (Ehe-)Partners oder der (Ehe-)Partnerin das Risiko für die Entwicklung einer eigenen Depression oder Angststörung zu erhöhen. Dies gilt insbesondere, wenn die Diabeteserkrankung bereits mit Komplikationen verbunden ist,[3] welche als psychosoziale Belastung in der Familie verstanden werden könnte. Zum anderen unterstreichen Daten aus der Maastricht-Studie – einer innovativen großen Studie mit rund 10.000 Probandinnen und Probanden zur Entstehung und Behandlung von Typ-2-Diabetes –, dass fehlende soziale Unterstützung (wenn Personen mit Typ-2-Diabetes im Vergleich zu Menschen mit normaler Glucosetoleranz ein weniger ausgeprägtes soziales Netzwerk aufweisen) ein möglicher Erklärungsfaktor für das gemeinsame Auftreten von Diabetes und Depressionen sein können.[4]

RISIKOFAKTOREN UND DIE ROLLE SUBKLINISCHER ENTZÜNDUNGEN

Von zahlreichen (Lebensstil-)Faktoren wissen wir, dass sie das Risiko für klassischerweise altersassoziierte, umgangssprachlich als »Zivilisationskrankheiten« bezeichnete Erkrankungen erhöhen. Kardiovaskuläre, onkologische und neurodegenerative Leiden, ebenso wie Stoffwechselerkrankungen (zu welchen auch Typ-2-Diabetes zählt) oder Depressionen, werden unter anderem durch chronischen Stress, soziale Isolation, hochkalorische Ernährung, Bewegungsmangel, Übergewicht und Schlafstörungen begünstigt. All diesen Risikofaktoren ist gemein, dass sie zu einer »subklinischen« oder »stillen« Entzündung (in der Fachliteratur unter dem Begriff »subclinical inflammation« geläufig) im Körper beitragen – einer anhaltenden geringgradigen Erhöhung der Konzentrationen bestimmter Botenstoffe des Immunsystems im Blut ohne unmittelbar spürbare Symptome. Im Gegensatz zur akuten »klinischen« Entzündungsreaktion dient diese Immunreaktion nicht dem Schutz des Organismus als Reaktion auf Krankheitserreger, sondern kann diesen sukzessive auf verschiedenen Ebenen schädigen. In einer Vielzahl epidemiologischer Studien (nicht-experimentelle Beobachtungsstudien zum Vorkommen von Erkrankungen in der Bevölkerung) werden Zusammenhänge mit oben genannten Erkrankungen aufgezeigt.[5]

Auf zellulärer Ebene lässt sich eine »stille« Entzündung durch eine häufig über Jahre hinweg andauernde, geringfügig erhöhte Anzahl von Immunzellen sowie durch Signalmoleküle nachweisen, die an der Immunreaktion beteiligt sind. In der klinischen Praxis werden dazu üblicherweise die allgemeine Leukozytenzahl (die Anzahl der weißen Blutkörperchen, unserer Immunzellen) sowie die Konzentration des C-reaktiven Proteins (CRP, ein Eiweißkörper, welcher im Rahmen der sogenannten »Akute-Phase-Reaktion« wichtig für eine schnelle, effektive Mobilisierung einer zunächst schützenden Entzündungsreaktion ist, der jedoch nicht dauerhaft erhöht sein sollte) im Blutplasma herangezogen.[5] Auch andere Signalmoleküle, die als Zytokine bezeichnet werden und sich unter anderem in entzündungsfördernde sowie entzündungshemmende Subgruppen einteilen lassen, können Aufschluss über unseren Entzündungsstatus geben. Einige solcher Immunparameter gelten als gut untersuchte Indikatoren für ein erhöhtes Risiko kardiometabolischer (unter anderem Typ-2-Diabetes, Herzinfarkt, Schlaganfall) sowie neurologisch/neurodegenerativer Erkrankungen (unter anderem Demenz).[5,6,7] Als gängige Biomarker subklinischer Entzündung werden einem in der Literatur zum Beispiel die pro-inflammatorischen Zytokine Interleukin-6 (IL-6), Interleukin-1β (IL-1B) sowie der Tumornekrosefaktor Alpha (TNFα) begegnen. Umgekehrt können die Plasmaspiegel antientzündlicher Biomarker (beispielsweise des Fettzellhormons Adiponektin, welches bedeutsam für Fettstoffwechsel und Insulinsensitivität ist) erniedrigt sein. Jedoch stehen pro- und antiinflammatorische Mechanismen innerhalb eines Organismus in einer komplexen, regulatorischen Wechselwirkung, wie am Beispiel des Interleukin-1-Rezeptorantagonisten (IL1-RA) deutlich wird: Dieses Protein erfüllt im Körper eigentlich die Funktion, die Bindung des Zytokins IL-1ß an dessen Rezeptoren – und somit seine stark pro-inflammatorische Wirkung – zu hemmen. Jedoch zeigen sich bei verschiedenen Erkrankungen (so auch im Kontext von Typ-2-Diabetes) erhöhte IL1-RA Werte, was möglicherweise für ineffektive Gegenregulationsmechanismen spricht und somit IL1-RA – trotz primär entzündungshemmender Funktion – zu einem Biomarker macht, der ein höheres Erkrankungsrisiko anzeigt.[8] Auf diese Diskussion rund um die Grenzen und Weiterentwicklungen immunologischer Biomarkerforschung kann hier nur in beschränktem Maß eingegangen werden, weshalb exemplarisch auf den Beitrag von Furman und Kolleginnen verwiesen wird. Die Autorinnen und Autoren dieser Arbeit begründen darin die eingeschränkte Aussagekraft einzelner, selektiver Biomarker in Anbetracht der komplexen Interaktionsdynamiken unseres Immunsystems, sowie die Notwendigkeit umfassenderer, integrativerer Ansätze.[5]

ENTZÜNDUNGSPROZESSE ERHÖHEN DIE ANFÄLLIGKEIT FÜR DEPRESSIONEN

Bei Studien mit klinischen Kohorten sowie bei Tierversuchen zeigt sich, dass Entzündungsprozesse im zentralen Nervensystem unsere verschiedenen Neurotransmittersysteme im Gehirn beeinflussen und sowohl kurzfristige, depressive Symptome hervorrufen können – im Fall einer Infektion oder Verletzung ist dies der zunächst wichtige Mechanismus des sogenannten »Sickness

Behavior« zur Wahrung körpereigener Energiereserven – wie auch mit klinischen Depressionen in Verbindung stehen.[9] Epidemiologische Studien beziehen sich zwar hauptsächlich auf den Zusammenhang zwischen dem Depressionsrisiko und der Konzentration »stiller« Entzündungswerte im Blut, Letztere korrelieren jedoch in hohem Maße mit Entzündungswerten im Liquor, dem Hirn-oder Nervenwasser, und stellen somit methodisch aussagekräftige Biomarker zentralnervöser Entzündungsprozesse dar.[10] Eine aktuelle Metaanalyse konnte in 107 Querschnittstudien 15 Biomarker subklinischer Entzündungen identifizieren (darunter die Zytokine IL-1β, IL-6 und TNFα sowie CRP), deren Serum- oder Plasmakonzentration bei depressiv erkrankten Probandinnen und Probanden höher ausgeprägt war als in nicht-depressiven Kontrollgruppen.[11]

Diese Daten deuten auf eine breite Immunaktivierung bei Depression hin. Dabei darf jedoch die Auswirkung anderer Merkmale klinisch-depressiver Subgruppen nicht außer Acht gelassen werden: Personen mit beziehungsweise ohne Depressionen unterscheiden sich oft in vielen zusätzlichen Merkmalen, wie zum Beispiel im Alter, im Body-Mass-Index (BMI), in weiteren Lebensstilfaktoren und im gemeinsamen Auftreten verschiedener Krankheiten – welche ebenso mit subklinischen Entzündungen assoziiert sind, für die in statistischen Analysen jedoch häufig nicht hinreichend kontrolliert wurde. Die komplexen Wirkmechanismen zwischen all diesen Einflussfaktoren zu verstehen stellt eine große Herausforderung dar.

ENTZÜNDUNG, DEPRESSIONEN UND TYP-2-DIABETES: AKTUELLER FORSCHUNGSSTAND UND DESSEN GRENZEN

Der Zusammenhang von Entzündung und Depressionen bei Personen mit Typ-2-Diabetes ist von grundlegendem Interesse, da diese Personen eine besondere Risikogruppe für die Entwicklung einer Depression darstellen.[12] Eine Metaanalyse konnte bereits eine signifikant höhere Konzentration von CRP sowie IL-6 bei Personen mit Typ-2-Diabetes mit komorbider Depression (im Vergleich zu Personen mit Typ-2-Diabetes ohne Depression) nachweisen.[13] Die Autorinnen und Autoren betonen jedoch die Notwendigkeit, zukünftig auch andere, mit Depressionen assoziierte Entzündungsmarker im Zusammenhang mit Diabetes zu untersuchen. Auch wurden etwaige Unterschiede zwischen verschiedenen Diabetes-Subtypen bislang unzureichend untersucht und sollten dementsprechend Gegenstand weiterer Forschungsbemühungen sein.[12]

Eine Querschnittstudie aus Deutschland verglich Biomarker der »stillen« Entzündung bei Personen mit erhöhter depressiver Symptomatik und Typ-1- oder Typ-2-Diabetes. Sie konnte bei beiden Diabetestypen nachweisen, dass höhere CRP- und IL-1RA-Konzentrationen mit verstärkter Depression einherging. Im Gegensatz dazu fanden sich nur bei Personen mit Typ-2-Diabetes erhöhte IL-18-Werte sowie niedrigere Spiegel des antientzündlichen Hormons Adiponektin.[14] Diese Daten legen nahe (insbesondere, da eine Vielzahl demografisch-medizinischer Kovariaten statistisch berücksichtigt wurde), dass sich der Zusammenhang zwischen subklinischen Entzündungen (beziehungsweise deren Biomarkern) und depressiven Symptomen je nach Diabetestyp unterscheidet und in spezifischen Immunprofilen manifestiert. An dieser Stelle muss jedoch betont werden, dass diese Art von Studiendesign keine kausalen Aussagen über die Wirkrichtung (also Entzündung führt zu Depression oder umgekehrt) zulässt und man von einer bidirektionalen Verbindung beider Faktoren ausgehen sollte.[12]

Um den zeitlichen Zusammenhang dieser wechselseitigen Dynamik besser zu verstehen und somit einschätzen zu können, inwieweit Entzündungsprozesse (bei Menschen mit Diabetes) einen Risikofaktor für die Entwicklung einer Depression darstellen, ist eine prospektive Vorgehensweise entscheidend. Es muss also untersucht werden, ob Probanden und Probandinnen, welche zu Beginn einer Untersuchung noch nicht an einer Depression erkrankt waren, in Zukunft (also im Verlauf des Studienzeitraums) mit höherer Wahrscheinlichkeit eine solche entwickeln würden, wenn bei ihnen anfangs eine höhere Konzentration einschlägiger Entzündungsmarker nachgewiesen würde. Oben genannte Studie zu beiden Diabetestypen[14] wurde auch um eine längsschnittliche Analyse erweitert, welche die Daten zu Studienbeginn mit einer zusätzlichen Erhebung nach zwölf Monaten kombinierte.[15] Während dieser Zeit wurde eine Intervention (in Form einer kognitiven Verhaltenstherapie) zur Reduktion depressiver- und Stresssymptomatik durchgeführt und evaluiert. Interessanterweise zeigte sich bei Personen mit Typ-2-Diabetes, dass eine Reduktion der Depressivität mit ebenfalls reduzierter CRP-, IL-18- und IL-1RA-Konzentration assoziiert war, wohingegen bei Menschen mit Typ-1-Diabetes kein Zusammenhang zwischen Symptomreduktion und niedrigeren Entzündungsmarkern festgestellt werden konnte.

Dieses Ergebnis bekräftigt erneut, dass es weiterer Studien bedarf, um den scheinbar divergierenden Stellenwert einer subklinischen Entzündung bei beiden Diabetes-Typen untersuchen und somit verstehen zu können.

Die hier skizzierten Forschungsergebnisse zur Wechselwirkung von Entzündungsprozessen und Depressionen ziehen Diskussionen zur Frage nach sich, ob entzündungshemmende Therapien und Therapeutika eine positive Wirkung auf depressive Zustände haben könnten. Untersucht wurde dies unter anderem in einer Metaanalyse über 36 randomisiert-klinische Studien zu den Effekten anti-inflammatorischer Medikamente (wie nicht-steroidaler Antipholgistika, zum Beispiel Ibuprofen, oder Zytokininhibitoren) auf eine schwere Depression beziehungsweise auf subsyndromale (also noch unterhalb der diagnostischen Kriterien liegende) depressive Symptome.[16] Zusammenfassend konnten die Autorinnen und Autoren aufzeigen, dass die Wirkung einer medikamentösen Behandlung einer Placebobehandlung deutlich überlegen war, die Schwere einer Depression also signifikant stärker reduzieren konnte. Bei einer klinisch manifesten Depression war dieser Effekt stärker ausgeprägt als bei Personen mit depressiver Begleitsymptomatik – dies lässt vermuten, dass sich die Effizienz antientzündlicher Therapeutika je nach Schweregrad einer Depression unterscheiden könnte. Solche Ergebnisse klingen zunächst vielversprechend, müssen jedoch – so betonen auch die Autorinnen und Autoren der Überblicksstudie – kritisch reflektiert und mit Vorsicht interpretiert werden, nicht zuletzt aufgrund einer hohen Heterogenität einzelner Studien, sowohl methodisch als auch in Bezug auf die Ergebnisse. Auch lag bei den meisten Studienteilnehmern eine entzündliche somatische Grunderkrankung vor, deren Verbesserung zu einer verringerten Depressivität geführt und diese somit nur sekundär bedingt haben könnte. Zum aktuellen Forschungsstand neuro-immunologischer Behandlungen von Depressionen sei Interessierten an dieser Stelle eine Übersichtsarbeit von Drevets und Kollegen aus dem Jahr 2022 empfohlen.[1,7] Anhand von Daten aus vier Metaanalysen werden hier unter anderem verschiedene anti-entzündliche, medikamentöse Behandlungsformen gegenübergestellt. Allerdings beruhen auch diese Daten fast ausschließlich auf Personen mit komorbider Depression im Rahmen verschiedener somatischer Primärerkrankungen. Daten für therapeutische Effekte bei einer genuinen Depression fehlen bislang weitestgehend.

Vielversprechende Ansätze zur Immunmodulation finden sich nicht nur auf pharmakologischer Ebene, auch den Lebensstil betreffende Faktoren spielen eine entscheidende Rolle. So sind unter anderem Ernährung und körperliche Aktivität von hoher Relevanz, wenn es um die Reduktion subklinischer Entzündungen geht.[5] Das Konzept des sogenannten Dietary Inflammatory Index (DII) klassifiziert verschiedene Nahrungsmittel und Nährstoffe hinsichtlich ihres pro- und anti-entzündlichen Potenzials. Zum Beispiel gelten Kohlenhydrate, Cholesterin und gesättigte Fettsäuren als tendenziell entzündungsfördernd, während unter anderem Ballaststoffe, Omega-3-Fettsäuren, Koffein und diverse Inhaltsstoffe bestimmter Tee-Sorten entzündungshemmende Eigenschaften aufzuweisen scheinen. Shakya und Kolleginnen und Kollegen konnten eine bereits bestehende Metaanalyse zum Zusammenhang zwischen anti-entzündlicher Ernährung und depressiven Symptomen um die Daten einer biomedizinischen Längsschnittstudie zu Entstehungsmechanismen chronischer Erkrankungen (der North West Adelaide Health Study) ergänzen.[18] Knapp 2.600 Probanden und Probandinnen wurden letztlich anhand ihres DII-Scores, welcher für die Gesamtkalorienmenge adjustiert wurde, um für über- oder unterkalorische Ernährung zu kontrollieren, fünf gleich großen Gruppen (Quintilen) zugeordnet. Im Vergleich zu jenem Quintil mit den niedrigsten DII-Werten lagen bei Probandinnen und Probanden des obersten Quintils mit einer fast 50 Prozent höheren Wahrscheinlichkeit depressive Symptome vor. Es findet sich also durchaus Evidenz für die Vorteile einer anti-inflammatorischen Ernährung im Rahmen einer depressiven Erkrankung, was das Potenzial einer »heilsamen Ernährung« für Menschen mit Diabetes, ebenso wie Forschungsbedarf für diese Kohorte, umso mehr verdeutlicht.

Auch an dieser Stelle lohnt sich ein kritischer Blick auf den aktuellen Forschungsstand. Ein Umbrella Review (eine Synthese bisheriger Übersichtsarbeiten und Metaanalysen) zu verschiedenen Ernährungsmustern im Kontext chronischer Erkrankungen mit insgesamt knapp 4,8 Millionen Personen kann oben genannte Zusammenhänge zwischen (un-)gesunder Ernährung und Depressionen zwar bestätigen, stuft deren Evidenzgrad aufgrund methodischer Schwächen allerdings als niedrig ein – im Gegensatz dazu gelten Befunde zum (präventiven) Potenzial gesunder Ernährung bei chronisch-somatischen Erkrankungen, so auch Typ-2-Diabetes, als relativ gesichert.[19,20]

Abschließend soll auch auf Sport und körperliche Bewegung als Form der nicht-pharmakologischen Immuntherapie hingewiesen werden. Obwohl es bei körperlicher Bewegung kurzfristig zu einer verstärkten Freisetzung von pro-inflammatorischen Zytokinen kommt, reagiert unser Organismus mit einer anti-entzündlichen Gegenregulation, was langfristig zu niedrigeren Plasmaspiegeln von beispielsweise CRP, IL-6 und TNFα führt.[21] Zwar lässt sich vermutlich ein Teil dieser immunmodulatorischen Effekte auf eine Gewichtsabnahme bei regelmäßiger Bewegung zurückführen. Zunehmend gibt es jedoch Beweise für gewichts-unabhängige positive Effekte, welche auch im Kontext einer Depression entscheidend sein könnten. Der hier zitierte Artikel von

Chow und Kolleginnen aus dem Jahre 2022 befasst sich mit dem Stellenwert bewegungsassoziierter, molekularer Veränderungen (Freisetzung bestimmter Signalmoleküle, hier als »Exerkine« bezeichnet) im Kontext von Gesundheit, Resilienz und Krankheit und kann für ein weiterführendes Verständnis immunologischer Mechanismen bei körperlicher Aktivität empfohlen werden.[21]

AUSBLICK: IMMUNMODULATORISCHE THERAPIEN FÜR EINE PERSONALISIERTE MEDIZIN

Auch wenn es weiterer Studien und eines insgesamt noch stärker nachgewiesenen Zusammenhangs bedarf, zeichnet sich ab, dass immunmodulatorische Therapien im Rahmen einer personalisierten Behandlung (im Folgenden als Präzisionsmedizin bezeichnet) von Depressionen zum Einsatz kommen könnten, nicht zuletzt, da Menschen mit hoher subklinischer Entzündung häufig schlechter auf antidepressive Therapien ansprechen.[17]

Die hier vorgestellten Forschungsergebnisse legen nahe, dass es kausale Mechanismen im Zusammenhang von Entzündungen und Depressionen zu geben scheint. Zur Konzeptualisierung effizienter Therapiemöglichkeiten gilt es zukünftig, geeignete Ansatzpunkte von Entzündungsmechanismen zu identifizieren. Eine Frage wäre zum Beispiel, welches Zytokin als geeignetes »Zielobjekt« dienen und wie es moduliert werden könnte, um eine antidepressive Wirkung zu erzielen, ohne gleichzeitig eine allgemeine Immunsuppression auszulösen. Eine klinische Anwendbarkeit erfordert zudem verbesserte Strategien zur Identifikation von Personen, die von solch einer Behandlung tatsächlich profitieren könnten, sowie begleitende Untersuchungen zu deren Kosteneffizienz.[17]

In der Diabetologie hat es in den vergangenen Jahren wichtige Entwicklungen im Bereich der Präzisionsmedizin gegeben. Bereits zuvor wurden unterschiedliche, einer Diabeteserkrankung zugrunde liegende (biologische, genetische, klinische) Mechanismen identifiziert, anhand derer Personen mit Diabetes – nach einer Rekonzeptualiserung – zum jetzigen Stand fünf Subgruppen (sogenannten Endotypen) zugeordnet werden können. Diese unterscheiden sich hinsichtlich ihres klinischen Erscheinungsbildes sowie möglicher Komorbiditäten und Komplikationen.[22] Etwaige Unterschiede bezüglich des Risikos einer mit Diabetes einhergehenden Depression wurden bislang nicht untersucht. Es ist jedoch bemerkenswert, dass sich der Endotyp mit schwerer Insulinresistenz (*severe insulin-resistant diabetes*, SIRD) in der Deutschen Diabetes-Studie (einer umfangreichen Studie zum Langzeitverlauf von Diabeteserkrankungen) durch die stärkste Immunaktivierung auszeichnet[23,24] und somit auch jener Endotyp sein könnte, welcher von immunmodulatorischen Ansätzen am meisten profitieren könnte. Hier wird das Motiv einer solchen Endotypisierung deutlich: eine zielgerichtetere Prävention und Therapie von Diabetes. Es bleibt zu hoffen, dass dabei auch Mechanismen (komorbider) depressiver Erkrankungen berücksichtigt werden und das Risiko einer solchen Doppelbelastung für Personen mit Diabetes reduziert werden kann.

Diabetes und Depression stehen in einer bidirektionalen Beziehung zueinander. Eine subklinische Entzündung geht mit einem höheren Risiko für beide Erkrankungen einher. Studien zu subklinischer Entzündung und Depressionsrisiko stützen sich zumeist auf Messungen von Biomarkern im Blut, deren Konzentrationen jedoch mit denen im zentralen Nervensystem korrelieren, sodass sie eine periphere und zentrale Immunaktivierung abbilden. Querschnittstudien und longitudinale Studien zeigen Assoziationen zwischen Entzündungsmarkern (zum Beispiel CRP, IL-18, IL-1RA) und Depressivität bei Personen mit Diabetes. Diese Zusammenhänge scheinen bei Personen mit Typ-2-Diabetes stärker zu sein als beim Typ-1-Diabetes, für den es nur wenige Studien im Kontext von Entzündung und Depression gibt.[12]

Erste Metaanalysen verweisen auf therapeutische Effekte antiinflammatorischer Therapien bei komorbider Depression, aber der Evidenzgrad ist noch nicht ausreichend für eine klare Therapieempfehlung. Ob und für welche Personen mit Depressionen der Einsatz immunmodulatorischer Ansätze (pharmakologischer oder nicht-pharmakologischer Art) als Zusatz zu Verhaltenstherapien oder Antidepressiva sinnvoll ist, muss in weiteren klinischen Studien geprüft werden. Diese Forschungsarbeiten können einen bedeutenden Beitrag zu einer Präzisionsmedizin (also individualisierter Behandlungsansätze) sowohl für Diabetes als auch für Depressionen leisten.

Welche Biomarker und Entzündungsmechanismen die wichtigste Rolle für die Entstehung und somit Vorhersage und Prävention einer depressiven Erkrankung spielen und sich letztlich als therapeutische Ansatzpunkte eignen, ist jedoch noch nicht abschließend geklärt. Angesichts der Tatsache, dass Entzündungsprozesse zu einem gewissen Grad lebensnotwendig sind, zum

Beispiel bei Verletzungen, Infektionen und in der Wundheilung, stellt die Minimierung von Nebenwirkungen (in Bezug auf unser Immunsystem) eine entscheidende Herausforderung dar. Hinsichtlich einer Diabeteserkrankung ist zu erwarten, dass anti-inflammatorische Therapien auch das Risiko für damit assoziierte Komplikationen und Komorbiditäten verringern, was nicht zuletzt auch für die Kosteneffizienz einer solchen Präzisionsmedizin spricht.

ZIRKULÄR STATT HIERARCHISCH!

EINE KRITIK DER METHODISCHEN DOGMATIK

PSYCHOLOGIE UND PSYCHOTHERAPIE scheinen unter einem Minderwertigkeitskomplex gegenüber der Medizin zu leiden (Walach 2017). Deshalb scheint es Psychologen und Psychotherapeuten häufig, als würden Mediziner das meiste besonders gut und richtig machen, vor allem, was die Methodik angeht. So werden gewissermaßen vorauseilend aber genau die gleichen Fehler produziert, die die Medizin macht – nur etwas verspätet und mit großen Nebenwirkungen. Darüber werde ich im Folgenden berichten.

Alles beginnt bei der Frage der Forschungsmethoden. Denkmodelle der Medizin haben in den letzten Jahren auch Einzug in die Bereiche Psychologie, vor allem aber auch in die Psychotherapie gehalten (zum Beispiel Rief & Gaab 2016). Damit verbunden ist auch die Übernahme des medizinisch-pharmakologischen Evaluationsmodells. Dieses wurde durch die »Conferences on Therapy« in den 50er Jahren des letzten Jahrhunderts eingeführt, im Lauf der Zeit festgezimmert und durch die sogenannte »Evidence Based Medicine« (EbM) allgemein verbindlich gemacht (Conferences on Therapy 1946, 1954, Kirk-Smith & Stretch 2001, Sackett 1997). Dieses Evaluationsmodell geht, vereinfacht, davon aus, dass es eine Hierarchie von Methoden gibt. Das bedeutet: Manche Methoden sind besser, manche sind schlechter, und natürlich ist es das Ziel guter Forschung, immer die »besten« Methoden anzuwenden.

Die Ursache für diese Entwicklung liegt in der Annahme, dass nur interne Validität zähle, also die Frage, ob eine Studie in der Lage sei, aufgrund von methodischer Güte sichere und verlässliche Aussagen zu treffen. Das klingt zunächst sehr vernünftig. Doch was bei dieser Denkhaltung übersehen wird, ist die Tatsache, dass es unterschiedliche Typen von Validität gibt – und dass die sogenannte externe Validität, also die Generalisierbarkeit von Ergebnissen auf die Praxis hin, ihre Praxistauglichkeit also, mindestens genauso wichtig ist. Was bei diesem Ansatz vor allem ausgespart wird, ist die Tatsache, dass die beiden erwähnten Typen von Validität bis zu einem gewissen Grad inkompatibel sind (Walach & Loef 2015). Das bedeutet: Man kann in aller Regel in einer Studie nicht beide Arten von Validität maximieren (Cook & Matt 1990, W. Wittmann 1985, W. W. Wittmann 1988). Wenn man vor allem die interne Validität maximiert, dann verliert man an externer Validität, und umgekehrt. Wenn man also die interne Validität überbewertet, dann erhält man im schlimmsten Fall Ergebnisse, die zwar wissenschaftlich zuverlässig, aber praktisch unbrauchbar sind.

Dass dies ein Problem darstellt, haben die akademischen Methodiker der medizinischen Forschungs- und Evaluationsdesigns langsam verstanden. Daher gibt es dort eine rege Diskussion über die Begrenztheit dieses medizinischen Denkmodells und Überlegungen, wie andere Typen von Daten in die Erkenntnisbildung aufgenommen werden können. Ich werde darauf zurückkommen.

Ich will im Folgenden vorführen, warum das Denkmodell der Methodenhierarchie falsch ist. Ich will auch ein paar Hinweise für Verbesserungs- und Erweiterungsmöglichkeiten geben und zeigen, wie eine methodische Ergänzung durch ein umfassenderes, auch sachlich stimmigeres Modell, nämlich ein zirkuläres Modell, erfolgen kann.

DIE METHODENHIERARCHIE

Es gibt, wie erwähnt, eine sogenannte Hierarchie an Forschungsmethoden, die gern symbolisch als die Pyramide der Evidenzbasierten Medizin (EbM) dargestellt wird. Sie geht davon aus, dass Methoden durch unterschiedliche Arten von Kontrollen intern immer validere Ergebnisse erzielen können, sodass, wenn »bessere« Daten vorliegen, alte Daten vernachlässigt werden können. An der Basis dieser Pyramide sind Einzelfallbeobachten, Fallserien und einfache Dokumentationsstudien angesiedelt. Sie sind besser als nichts und bilden meistens die Datenbasis für besser kontrollierte Studien. Auf der nächsten Stufe stehen Studien, wie zum Beispiel Kohortenstudien. Sie vergleichen zwei oder mehrere natürliche Gruppen miteinander. Weil bei natürlich hergestellten

Vergleichsgruppen immer irgendwelche Störvariablen (konfundierende Variablen) im Spiel sein können, die die Ergebnisse verzerren, gelten sie vielen als unzuverlässig. Denn nur durch Randomisation, also Zufallszuweisung von Patienten zu Gruppen, so lautet ein mächtiger Mythos, können diese Störvariablen in ihrer Wirkung neutralisiert werden. Durch die per Zufall erfolgte gleiche Verteilung auf jede Gruppe haben sie keinen störenden Einfluss mehr. Aus diesem Grund sind randomisierte Studien, besser als nicht-randomisierte Studien und deshalb sind sie auf der dritten Ebene der EbM-Pyramide zu finden.

An dieser Stelle ist es wichtig zu betonen: Dass randomisierte Studien aber tatsächlich jene konfundierenden Variablen gleich verteilen, ist eine rein theoretische Annahme (Black 1996). Diese ist zwar vernünftig, bei empirischer Prüfung zeigt sich jedoch, dass erst sehr große Studien mit mehr als 300 Teilnehmern und ohne Einschränkung des Zufalls diese Gleichverteilung von Variablen erreichen (Aickin 1983). In der Realität der Forschungen aber gibt es sehr viele Studien, die kleiner sind, und meistens wird der Zufall durch Blockbildung eingeschränkt. Das bedeutet: Man bildet zunächst kleine Blöcke von zwei, vier oder acht Menschen, die dann per Zufall auf zwei Gruppen verteilt werden (oder drei, sechs und neun Menschen, wenn es eine Studie mit drei Armen ist). Dadurch kann man sicherstellen, dass die Gruppengröße einigermaßen gleich ist. Denn die statistische Teststärke, also die Wahrscheinlichkeit, mit einer Untersuchung einen Effekt zu finden, wenn er vorhanden ist, wird von der kleinsten Gruppe bestimmt. Und wenn man den Zufall ungehindert walten lassen würde, könnte man nicht garantieren, dass Gruppen gleich groß sind. Daher wird der Zufall in aller Regel eingeschränkt. Und dies macht die Vorzüge der Zufallszuteilung wieder teilweise zunichte.

Nun taucht aber vor allem in der Bewertung pharmakologischer Substanzen ein Zusatzproblem auf: die Psychologie. Wenn

Menschen wissen, was sie erhalten, dann haben sie eine gewisse Erwartung. Wenn sie wissen, dass sie in der Behandlungsgruppe sind, ist dies eher die Erwartung einer Verbesserung, im Fall der Zugehörigkeit zur Kontrollgruppe tendenziell die Erwartung einer Verschlechterung. Damit stört die Psychologie, also das Bewusstsein, das Wissen, die Lerngeschichte, die Erwartung der Teilnehmer, die Objektivität der Ergebnisse.

Das haben die Methodiker der medizinischen Evaluation bereits in den 50er Jahren erkannt. In Deutschland hat der Pharmakologe Paul Martini schon in den 30er Jahren für Placebo-Kontrollen geworben, um genau diesen psychologischen Effekt der Erwartung bei der Evaluation pharmakologischer Substanzen auszuschalten (Martini 1932). Daher wurde um diese Zeit die placebo-kontrollierte Studie eingeführt. Nur diese lässt auch eine komplette Verblindung aller Beteiligten zu (Kaptchuk 1998). Wenn alle Probanden eine gleich aussehende und idealerweise auch in nichts zu unterscheidende Substanz erhalten, dann wissen weder Ärzte noch Patienten, in welcher Gruppe sie sind. Nur dann können die Ergebnisse einen zweifelsfreien Schluss auf die Wirksamkeit einer spezifischen pharmakologischen Substanz ermöglichen. Denn der Faktor Psychologie ist komplett ausgeschaltet.

Das ist der Grund, weswegen in der Evaluation pharmakologischer Substanzen, und auch in den Zulassungsverfahren der Behörden, placebo-kontrollierte Studien hoch rangieren und sehr häufig auch verlangt werden, vor allem bei der Zulassung neuer Substanzen oder bei Substanzen in Bereichen, bei denen es noch keine zuverlässige Standardbehandlung gibt. Deswegen rangieren auch placebo-kontrollierte Studien in der Hierarchie der Evidenzbasierten Medizin und im Denken von Methodikern höher als andere randomisierte Studien ohne Placebo und ohne Verblindung.

Man muss fairerweise dazusagen: Diese Haltung ist in der letzten Zeit etwas weniger rigide. In den USA hat eine große Bewegung, die pragmatische randomisierte Vergleiche favorisiert, dazu geführt, dass bei der Evaluation von therapeutischen Verfahren sogenannte pragmatische Studien eingesetzt werden (Resch 1998, Ware & Hamel 2011). Bei diesen werden ganze Therapie- oder Versorgungssysteme randomisiert miteinander verglichen. Solche pragmatischen randomisierten Studien werden für gewöhnlich relativ gut bewertet, weil sie in aller Regel auch sehr groß, meistens multizentrisch und daher auch besser generalisierbar sind.

In der Methodenhierarchie am höchsten stehen schließlich Metaanalysen von randomisierten Studien. Diese fassen Einzelstudien zusammen und errechnen idealerweise die »wahre« Effektstärke einer Intervention gegen unterschiedlichen Typen von Kontrollen, zum Beispiel den Effekt einer Behandlung gegenüber Placebo oder gegenüber Standardbehandlung oder gegenüber einer Wartegruppe, je nachdem, welche Designs eben vorliegen. Mit einer Metaanalyse werden die Powerprobleme kleiner Studien abgefangen. Damit ist Folgendes gemeint: Häufig sind erste Studien entweder zu klein, oder sie sind zu optimistisch und erwarten größere Effekte, wo in der Praxis nur kleinere vorhanden sind. Dann sind diese Studien oft »negativ«, weil sie nicht einzeln signifikant sind. Die Effektgröße des Effektes, der in der Studie entdeckt wird, kann aber dennoch klinisch relativ groß und relevant sein. Dann wird eine Metaanalyse, die mehrerer solcher kleiner Studien zusammenfasst, einen deutlichen signifikanten Effekt finden. Außerdem kann man mit einer Metaanalyse die Schwankungsbreite aufgrund systematischer und unsystematischer Fehler ausgleichen, und man erhält eine robustere Schätzung eines therapeutischen Effekts.

In der Praxis führt diese methodische Denkweise meistens dazu, dass dann, wenn randomisierte Studien vorliegen, andere

Daten übersehen oder vernachlässigt werden. Wenn schließlich Metaanalysen vorliegen, gilt die Sache als abgeschlossen und man meint, die »Wahrheit« gefunden zu haben. Man übersieht dabei, dass Metaanalysen aufgrund ihrer Einschlusskriterien oft nur einen Teil der Daten berücksichtigen und vor allem in Fällen, wo Studien die externe Validität grob vernachlässigen, zu falschen Einschätzungen kommen können.

VORAUSSETZUNGEN DER METHODENHIERARCHIE

Dieses methodische Denken geht von Voraussetzungen aus, die selten hinterfragt werden und zu Paradoxien führen. Einige will ich hier kurz skizzieren.

Die erste Voraussetzung hatte ich schon kurz genannt: Es ist die Annahme, dass interne Validität irgendwie wichtiger ist als externe Validität. Als ob man externe Validität später prüfen oder herstellen könnte, wenn erst einmal die interne Validität eines Datensatzes gesichert ist. Technisch gesprochen: Interne und externe Validität werden als kompatibel oder additiv gesehen.

Das bedeutet Folgendes: Wenn zwei Konzepte kompatibel oder additiv sind, dann kann ich ein Konzept zum Beispiel durch die Verneinung des anderen ausdrücken, etwa wenn ich sage: »Dunkel ist nicht-hell.« Oder: »Regen bedeutet keine Sonne.« In diesem Fall sieht man leicht, dass man es mit Gegensätzen zu tun hat, bei denen der eine durch die Verneinung des anderen ausgedrückt werden kann. In logischer Sprache a = nicht(b); b = nicht(a).

Genau das ist aber aus meiner Sicht falsch. Interne und externe Validität sind inkompatible Größen. Das bedeutet: Man kann nicht beides gleichzeitig maximieren. Nochmals anders ausgedrückt: Sie liegen auf unterschiedlichen Ebenen. Eine Verneinung des einen ist nicht automatisch eine Bejahung des anderen, so ähnlich wie rot nicht identisch ist mit nicht(grün). Denn rot und grün sind komplementäre Farben. Oder in logischer Sprache: Sie sind inkompatibel. Im gleichen Sinne sind interne und externe Validität inkompatibel. Sie beziehen sich auf komplett andere Bereiche. Genauso wenig, wie man durch eine Maximierung von Rot irgendetwas über Grün aussagen kann oder umgekehrt, kann man durch eine Maximierung von interner Validität etwas über die externe Validität aussagen. Genauer gesagt: Wenn ich eine Wand rot anstreiche, dann kann ich sie nicht gleichzeitig grün anstreichen und umgekehrt. Wenn ich in einer Studie die interne Validität betone, dann leidet die externe und umgekehrt.

Es gibt keine einzige Studie auf dieser Welt – darauf würde ich eine Kiste Champagner verwetten –, die gleichzeitig beides kann, nämlich interne und externe Validität maximal zu halten. Das geht schon aus einfachen Gründen nicht. Denn wenn man die externe Validität maximal halten will, dann muss man Menschen oder Patienten wählen lassen, in welche Behandlung sie gehen wollen. Genau diese Wahlfreiheit, die aus Sicht vieler Praktiker eine entscheidende Voraussetzung für therapeutischen Erfolg ist, wird aber durch die Zufallszuweisung konterkariert. Es ist schlecht untersucht, welchen Effekt dies auf therapeutische Erfolge hat. Was wir wissen, ist, dass Patienten, die einer Randomisierung zustimmen, sich in wichtigen Variablen von denen unterscheiden, die das nicht tun (Black 1998, Concato & Horwitz 2004, Lloyd-Williams et al. 2003, Preference Collaborative Review Group 2008). Sie sind oft schlechter informiert über Krankheit und Behandlungsmöglichkeiten, in manchen Studien sind sie schlechter ausgebildet oder gehören eher niedrigen Sozialschichten an. Aus diesem Grund sind die Ergebnisse von randomisierten Studien immer nur Minimalschätzungen eines Effektes und daher extern nicht valide genug. Wenn eine randomisierte Studie einen kleinen Effekt einer Intervention belegt, dann wissen wir, dass sie wahrscheinlich in den meisten Fällen funktioniert. Aber wir wissen zum einen nicht, ob sie nicht in der Hand eines sehr guten Arztes sehr viel bessere Effekte erzeugen könnte. Und wir wissen nicht, wie die Effekte bei Patienten aussehen würden, die ganz andere Merkmale haben. Wenn es dumm kommt, dann könnten die Effekte bei anderen Patienten auch nicht vorhanden sein.

Für Zulassungszwecke mag das genügen. Aber für praktische Zwecke ist das nicht ausreichend. Außerdem wissen die meisten noch aus den methodischen Einführungsvorlesungen: Um eine gute experimentelle, also randomisierte Studie zu organisieren, ist es wichtig, dass man möglichst homogene Gruppen untersucht. Denn nur so lässt sich die Störvarianz geringhalten und man kommt mit einem Minimum an Patienten in jeder Gruppe aus. Genau das verlangt auch jede Ethik-Kommission. Aber: Dadurch verringert sich die Generalisierbarkeit.

Als klassisches Beispiel lassen sich dazu Studien zu Antidepressiva anführen. Sie werden in aller Regel an Patienten mit einfacher Depression, ohne Zusatzdiagnosen von Angst, Substanzabhängigkeit oder Persönlichkeitsstörungen durchgeführt (Gøtzsche 2015). Aus diesen Studien wird auf die Wirksamkeit von Antidepressiva geschlossen, die dann allen möglichen Patienten verabreicht werden können, so die Annahme. Die meisten der Patienten haben jedoch gleichzeitig eben auch Angststörungen, Abhängigkeitsprobleme (die von diesen Substanzen verstärkt werden) oder Persönlichkeitsstörungen. Daher ist es kein Wunder, wenn diese Substanzen bei vielen Patienten sehr viel schlechter wirken, als man das aus Studien kennt.

Es ließen sich viele weitere Beispiele anführen, die belegen: Interne und externe Validität sind inkompatibel. Praktisch heißt das: Man kann nicht erst die interne Validität maximieren, einen Effekt errechnen und hinterher überlegen, ob die Daten anwendbar sind. Man muss diese Überlegungen immer gleichzeitig beziehungsweise parallel machen. Das ist der Grund, weswegen man die Kraft von Studien, die methodisch gut angelegt sind und die die interne Validität maximieren, gegen die Aussagekraft großer, intern weniger valider, aber extern maximal valider Beobachtungsstudien abwägen muss, welche die Anwendbarkeit, die Akzeptanz und Sicherheit von Interventionen zum Gegenstand haben. Dies ist Gegenstand des zirkulären Forschungsmodells.

Spezielle placebo-kontrollierte Studien gehen noch von weitergehenden Voraussetzungen aus: Sie nehmen an, dass Placeboeffekte Störvarianzen sind, die sich über die Studien hinweg ausmitteln, und dass die Effekte additiv sind, dass man also den »wahren« Effekt einer spezifischen Intervention erhält, indem man den Effekt der Therapiegruppe von dem der Placebogruppe subtrahiert.

Nehmen wir als Beispiel an, in einer Behandlungsgruppe einer Studie A hätten sich 60 Prozent der Patienten gebessert und einen bestimmten Zielwert, etwa Schmerzfreiheit, erreicht und in einer Placebogruppe seien es 40 Prozent. Dann wird die normale Logik rechnen: 60 minus 40 = 20. Und man würde den spezifischen Effekt dieser Intervention A mit 20 Prozent beziffern. Wären in einer anderen Studie B 40 Prozent aller Patienten gebessert und in der Placebogruppe nur 10 Prozent, würde man den Effekt der Studie B auf 30 Prozent Besserung beziffern und damit Studie B als wirksamer. Ein solches Denken setzt voraus, dass die Effekte von Placebogruppen unabhängig sind und nicht mit der Behandlung oder mit anderen Faktoren korreliertes Rauschen, das man vernachlässigen kann. Diese Prämisse ist schon für pharmakologische Studien falsch. Sie ist noch problematischer für Studien, die komplexe Interventionen wie Psychotherapie zum Gegenstand haben. Ich habe an verschiedenen Stellen diese Probleme analysiert, daher fasse ich mich kurz (Walach 2011, 2013, 2015a, 2015b).

Wenn die Voraussetzung stimmen würde, dass Placeboeffekte eine Störvarianz darstellen, die sich über Studien hinweg ausmittelt, dann müssten Placeboeffekte und Therapieeffekte über viele Studien hinweg, die unterschiedliche Krankheiten und Behandlungstypen zum Gegenstand haben, unkorreliert sein (McQuay, Carroll & Moore 1996). Genau das ist nicht der Fall. Wir haben in einer Metaanalyse an 144 pharmakologischen Langzeitstudien gezeigt, dass Placeboeffekte und Therapieeffekte von pharmakologischen Substanzen mit r = .78 korrelieren (Walach, Sadaghiani, Dehm & Bierman 2005). Diese Korrelation lässt sich weder durch methodische Qualität der Studien noch durch Studiendauer und auch nicht durch Krankheitskategorien erklären. Wir haben diese Daten soeben in einer neuen Metaanalyse repliziert, in der wir 150 Studien analysierten, mit je 30 sehr ähnlichen Studien aus dem Bereich der Depression, der Schlaftherapie, der Migräne, der Arthrose und des Reizdarms. Die Korrelation über alle Studien beträgt r = .73. Placeboeffekte sind also keine reine Störvarianz, die unkorreliert mit der Behandlung ist. Vielmehr sind diese Placeboeffekte höchstwahrscheinlich sogar der Treiber der spezifischen therapeutischen Effekte.

Anders ausgedrückt: Je effektiver eine Behandlung ist, umso größer ist der Placeboeffekt und umgekehrt. Und je höher in einem Behandlungsmodell der Placeboeffekt ist, umso größer ist auch der Effekt der pharmakologischen Intervention. Die beiden Effekte sind eben genau nicht voneinander unabhängig.

Auch die Additivität der Effekte ist nicht gegeben, weswegen die Logik der Subtraktion zur Isolation des »wahren« therapeutischen Effektes falsch ist. Dies wird anhand des von mir eingeführten und mehrfach diskutierten Wirksamkeitsparadoxes deutlich (Walach 2001a, 2001b, 2016).

DAS WIRKSAMKEITSPARADOX

Das Wirksamkeitsparadox besagt Folgendes: Es kann Therapieformen geben, die keine Überlegenheit über Placebo nachweisen können und trotzdem in der Praxis effektiver sind als andere Therapien, die sich gegenüber Placebo als wirksam haben ausweisen können.

Daher kann beispielsweise eine Therapieform wie die Homöopathie, die es schwer hat, eine spezifische Überlegenheit über Placeboeffekte zu belegen, im Praxisfall deutlich besser sein als eine konventionelle Best-Practice-Therapie. Das liegt daran, dass Placeboeffekte eben keine konstanten Größen, sondern modifizierbar sind. Sie hängen ab von der Erwartung des Patienten, von dessen Lerngeschichte, davon, wie überzeugend das therapeutische Ritual und damit auch die Bindung an den Therapeuten ist (Evers et al. 2018). So kann es sein, dass ein therapeutisches Modell, das sehr komplex ist und das keine irgendwie isolierbaren »spezifischen« Therapieelemente beinhaltet oder eben sogar sehr viele, aktiv miteinander interagierende enthält, wesentlich wirksamer ist als eine Therapieform, die eine klar isolierbare und bekannte spezifische Ingredienz beinhaltet, die in placebo-kontrollierten Studien deutlich belegt wurde.

Lange war das Wirksamkeitsparadox ein Gedankenexperiment, das ich angeführt habe, um diese Punkte deutlich zu machen. Mittlerweile hat es gute empirische Stützung erfahren: Die großen deutschen Akupunkturstudien, die GERAC-Studien, haben das Paradox empirisch belegt. Dies waren die größten bislang durchgeführten Akupunkturstudien. Sie waren alle dreiarmig angelegt (Diener et al. 2006, Haake et al. 2007, Molsberger et al. 2002, Scharf et al. 2006). In jedem Arm der Studie wurden etwa 400 Patienten untersucht. Sie wurden an drei Diagnosen durchgeführt: Migräneprävention, Rückenschmerztherapie, Arthrosetherapie. Jedes Mal wurde echte Akupunktur, so wie sie in Deutschland von gut ausgebildeten Ärzten angewandt wird, mit einer Scheinakupunktur verglichen sowie mit einer leitliniengetreuen konventionellen Therapie. Diese war sozusagen das Beste, was die konventionelle Medizin anzubieten hatte. Die Scheinakupunktur war eine Akupunktur mit sehr flacher Nadelung am Rücken an Punkten, die von Experten zuvor als garantiert unwirksam eingeschätzt worden waren. In keiner Studie war Akupunktur der Scheinakupunktur überlegen. Aber beide, Scheinakupunktur und echte Akupunktur, hatten in zwei der drei Studien deutliche und signifikant bessere Wirksamkeit als das Beste, was die deutsche Medizin anzubieten hatte. In der dritten Studie, der Migränestudie, schnitten alle gleich gut ab. Eine Metaanalyse zeigte: Die Größe des Placeboeffektes variiert stark, je nachdem, was womit verglichen wurde (Meissner et al. 2013).

Das Wirksamkeitsparadox ist also Realität. Es zeigt: Eine Scheintherapie kann wirksamer sein als eine vermeintlich wissenschaftlich gut geprüfte. Placeboeffekte und echte Effekte sind nicht additiv, vielmehr sind sie synergistisch. Das heißt, sie stärken einander gegenseitig. Mein Beispiel für ein synergistisches System ist ein kleines Kind, das gut reiten kann. Es kann auf einem großen Pferd schneller sein und höher springen, als es das aus eigener Kraft selbst tun könnte. Und das Pferd tut diese Dinge – lange schnell rennen und hoch springen – nur, wenn es einen guten Reiter auf sich spürt (oder in Gefahr ist). Aus diesem Grund sind Studiendesigns, die eine additive Logik zugrunde legen, unbrauchbar, weil konzeptuell falsch. Damit ist das gemeint, was ich oben ausgeführt habe: Studiendesigns, die so angelegt sind, dass man aus der Subtraktion der Effekte einer Behandlungsgruppe von denen einer Kontrollgruppe den wahren Effekt herausfiltrieren will, sind nicht geeignet, einen vermeintlich wahren Effekt zu isolieren.

Wie unbrauchbar diese Logik der Evidenzbasierten Medizin ist, zeigt praktisch ein Metareview, den wir soeben publiziert haben (Howick et al. 2022). Wir haben in diesem Metareview ein Drittel aller verfügbaren Cochrane-Reviews eingeschlossen, zufällig ausgewählt, die seit 2008 publiziert wurden. Cochrane-Reviews sind systematische Überblicksarbeiten und Metaanalysen, die die Cochrane-Collaboration erstellt und in einer großen Sammlung, der sogenannten Cochrane-Library verfügbar macht. Die Cochrane-Collaboration ist ein Netzwerk von Wissenschaftlern, das es sich zur Aufgabe gemacht hat, das Erkenntnismaterial in Form von klinischen Studien zu bestimmten Fragestellungen zusammenzutragen und nach einem bewährten und wissenschaftlich sauberen Protokoll zusammenzufassen. Sie gelten allgemein als die robustesten, weil sorgfältigsten Reviews mit sehr klaren Kriterien. Dadurch, dass wir ein Drittel dieser Reviews per Zufall ausgewählt haben, können wir eine repräsentative Aussage über die gesamte Cochrane-Datenbank machen und mit dieser eine relativ gute Einschätzung des ganzen Gebiets der Medizin geben. Denn die Autoren der Cochrane-Collaboration suchen sich meist Themen von praktischer Bedeutung und verfassen Metaanalysen über die vorliegenden Studien. Diese Metaanalysen folgen einem hohen Standard. Wir haben die Studien seit 2008 eingeschlossen, weil das das Jahr war, in dem die sogenannten »GRADE«-Kriterien allgemein eingesetzt wurden (Guyatt et al. 2008). Diese Kriterien geben vor, dass Autoren von Cochrane-

Reviews die Daten danach bewerten sollen, inwiefern sie auch praktisch-klinisch eine klare Aussage zulassen. Wir wählten zufällig ein Drittel, also 2.428 Reviews aus, von denen wir 1.567, die unseren Einschlusskriterien entsprachen, genauer untersuchten. Wir prüften, für welche Interventionen es ein Outcome gab, das als »primary outcome«, also als Hauptzielparameter, ein als »sehr verlässlich« bewertetes positives Ergebnis aufwies. Es waren gerade einmal 5,6 Prozent aller untersuchten Interventionen, die eine nach den Kriterien der Evidenzbasierten Medizin bewertete positive Wirksamkeit aufwiesen. Bei 8,1 Prozent der Interventionen lagen klare, statistisch signifikante Hinweise auf schädliche Nebenwirkungen vor. Weil die Ziehung der Studien zufällig war und alle Typen von Interventionen, von Operationen, über Pharmakologie bis zu Psychotherapie umfasste, kann dieses Ergebnis verallgemeinert werden. Und weil die Cochrane-Collaboration vor allem die Interventionen untersucht, die häufig angewandt werden und wichtig sind, lässt sich das Ergebnis auf die ganze Medizin verallgemeinern.

Selbstkritisch ist anzumerken: Selbstverständlich wirksame Methoden, von denen es eine Reihe gibt, werden natürlich gar nicht in solchen Untersuchungen erfasst, die Substitution von Insulin bei Diabetes, die Schocktherapie bei Unfallopfern, die Bluttransfusion bei hohen Blutverlusten, das Stilllegen von gebrochenen Beinen etc. Daher ist unsere Zahl eine Unterschätzung. Aber sie gibt eine gute Schätzung ab für alle Interventionen, bei denen der Effekt und der Erfolg nicht unmittelbar sichtbar sind.

Nochmals für alle zum Mitschreiben: Gerade einmal 6 Prozent aller medizinischen Interventionen, die in der Medizin eingesetzt werden, haben einen klaren Wirksamkeitsbeleg im Sinne der Evidence Based Medicine.

Hat es nun einen Aufschrei gegeben? Haben die Krankenhäuser und Gesundheitsdienste ihr Angebot radikal überdacht?

Haben die Zulassungsbehörden 94 Prozent aller auf dem Markt befindlichen Präparate eingezogen? Nein, natürlich nicht. Warum nicht? Nun, ein Teil der Antwort ist sicherlich: weil wir Menschen keine sonderlich rationalen Wesen sind und weil Systeme keine rationalen Entscheidungen treffen. Ein anderer, in diesem Zusammenhang wichtigerer Teil der Antwort ist: weil das Vorgehen der Evidenzbasierten Medizin, das sich nur und vor allem auf randomisierte Studien und Metaanalysen stützt, nur begrenzte Reichweite hat und jeder das irgendwie intuitiv erfasst hat. Denn wir nehmen noch andere Daten zur Kenntnis. Praktiker schätzen die Effekte ihrer Interventionen oft richtig ein (auch wenn sie vielleicht in ihrer Theorie, warum etwas wirkt, oft danebenliegen). Anwendungsbeobachtungen zeigen uns, was in der Praxis wirkt. Ein großer Teil der Daten wird vom Raster der Evidenzbasierten Medizin gar nicht erfasst, eben weil diese Daten als vermeintlich minderwertig gelten, aber doch eigentlich eine wichtige Rolle spielen.

DAS ZIRKULÄRE MODELL

Aus diesem Grund habe ich schon vor vielen Jahren postuliert, dass wir ein zirkuläres Modell bei der Bewertung von Interventionen verwenden sollten (Walach 2004a, 2004b, Walach, Falkenberg, Fonnebo, Lewith & Jonas 2006). Es geht davon aus, dass es nicht »die« beste Forschungsmethode gibt, nämlich die randomisierte, placebo-kontrollierte Studie, sondern dass es nur Methoden gibt, die einer Fragestellung optimal angemessen sind, und dass es die Fragestellung ist, die definiert, ob eine Methode gut ist oder nicht. Denn die Methode muss die Frage beantworten. Und da es verschiedene Fragen gibt, gibt es auch unterschiedliche Antworten und Methoden. Ganz nebenbei bekommen wir so auch das Inkompatibilitätsproblem zwischen interner und externer Validität in den Griff. Denn randomisierte Studien erzeugen Daten mit hoher interner Validität und Kohortenstudie und Beobachtungsstudie solche mit hoher externer Validität. Indem wir diese Daten nicht gegeneinander ausspielen, sondern sie gemeinsam betrachten, erweitert sich unsere Erkenntnis und unser Horizont.

Hier noch einmal ein kurzer Überblick über die unterschiedlichen Studien:

▶ **Placebo-kontrollierte Studien** beantworten die Frage nach einer spezifischen Wirksamkeit. Dies ist eine Frage, die in einem Zulassungskontext neuer pharmakologischer Substanzen durchaus relevant ist, aber eigentlich nur dort.

▶ **Randomisierte, pragmatische Vergleiche** beantworten die Frage nach der Überlegenheit oder Gleichwertigkeit von Therapiesystemen oder -modellen bei Patienten, denen es egal ist, wie sie behandelt werden.

▶ **Wartegruppenkontrollierte, randomisierte Studien** gehen der Frage nach, ob eine Intervention einen größeren Effekt hat als das reine Zuwarten oder temporäre Schwankungen oder eine Regression zur Mitte. Regression zur Mitte ist ein statistisches Konzept. Es besagt, dass eine zweite Messung einer Person, die bei der ersten Messung stärker vom Mittelwert abweicht, näher am Mittelwert liegen wird. Diese Regression zur Mitte täuscht bei Mehrfachmessungen in einarmigen Studien eine Verbesserung vor, wo wir es nur mit einem statistischen Artefakt zu tun haben.

► Große oder kleine **Kohortenstudien**, die natürliche Gruppen vergleichen, beantworten die Frage, wie groß die Effekte einer Therapie in einer Praxis sind, bei der Menschen sich aktiv für eine Therapie entscheiden.

► Große, einarmige **Beobachtungsstudien** in der Praxis können zeigen, wie gut eine Intervention angenommen wird, ob sie breit wirksam und sicher ist.

► **Einzelfallstudien** können zeigen, ob eine individuell zugeschnittene Intervention bei komplexen Problemfällen Effekte hat.

► **Experimentelle Grundlagenstudien** können Auskunft über die Richtigkeit von Modellannahmen oder Theorien geben.

► **Qualitative Studien** können Auskunft darüber geben, wie Patienten eine Intervention erleben, welche Vor- und Nachteile sie benennen.

Tabelle 1 Unterschiedliche Forschungsmethoden und ihre Ziele

Es ist sinnlos, diese Studientypen gegeneinander auszuspielen. Vielmehr wäre es gut, sich zu überlegen, wie sich die Stärken und Schwächen dieser Studien gegenseitig ergänzen und optimieren lassen können. Denn keine Studie kann alle Fragen beantworten, und die Antwort auf eine Frage schließt nicht automatisch die Antwort auf eine andere Frage mit ein.

Eine Intervention kann zum Beispiel hoch wirksam, aber unbrauchbar sein, nämlich weil sie von Patienten nicht angenommen wird. Der Klassiker für diesen Fall ist Antabuse, eine Substanz, die früher zur Alkoholismus-Therapie verwendet wurde (Howard, Cox & Saunders 1990). Sie kam aus der Mode, weil die Übelkeit, die sie bei Konsum von Alkohol erzeugt und die auch das therapeutisch wirksame Prinzip ist, von den Betroffenen als so aversiv erlebt wurde, dass kaum einer diese Therapie mitmachen wollte. Wir haben hier das Beispiel einer »wissenschaftlich wirksamen«, aber praktisch unbrauchbaren Therapie. In diese Kategorie fallen vermutlich sehr viele medizinische und vielleicht auch psychologische Therapien, nämlich dann, wenn sie an einer Auswahl von Patienten in randomisierten Studien als wirksam belegt wurden, wenn es in der Praxis aber wenig Patienten dafür gibt oder das Verfahren sehr unpopulär ist.

ALLE DATEN MÜSSEN HERANGEZOGEN WERDEN

Daher müssen zur Bewertung der Effektivität und Wirksamkeit einer Therapie *alle* verfügbaren Daten herangezogen werden, Daten aus randomisierten Studien genauso wie die aus Beobachtungsstudien, Daten aus spezieller experimenteller Forschung ebenso wie die aus Praxisanwendungen.

Was tun wir aber, wenn sich die Daten widersprechen? Dann hilft eben kein Computeralgorithmus, kein statistisches Kumulationsverfahren, sondern nur die Intelligenz eines erfahrenen Praktikers beziehungsweise einer Praktikerin oder am besten einer Gruppe solcher Personen. Dann gilt es, die Studien auf Stärken und Schwächen hin zu befragen. Im Zweifelsfall kann daher eine große Praxisbeobachtung wichtiger werden als zehn kleine randomisierte Studien an sehr speziellen Patienten. Oder es kann eine Serie von sehr genauen Einzelfallbeobachtungen mit sehr unterschiedlichen und relevanten Ergebnisparametern eine größere Aussagekraft haben als noch so viele schlampige, randomisierte Studien, bei denen nur einfache Fragenbogeninstrumente gemessen wurden.

DIE OPERATIONALISIERUNG

Wir haben den Vorschlag gemacht, alle Daten in einem matrixähnlichen Verfahren zusammenzufassen (Walach & Loef 2015) und auch gezeigt, wie das geht (R. Klement, P. S. Bandyopadhyay, C. E. Champ & H. Walach 2018, R. J. Klement, P. S. Bandyopadhyay, C. E. Champ & H. Walach 2018). Die Daten werden je nach Studientyp zu einer Fragestellung zusammengefasst. Dies kann qualitativ oder quantitativ geschehen. Man erhält dann eine Matrix, deren eine Achse die Studientypen enthält, die andere Achse die möglichen Ergebnisse, und die Zellen stellen dann die Ergebnisse der unterschiedlichen Studien je Fragestellung dar. Damit erhält man einen Überblick über alle Daten zu einer bestimmten Fragestellung, nicht nur der randomisierten Studien. Diese kann man bei Bedarf durchaus auch als metaanalytische Effektstärkenschätzung in die Matrix eingeben. Man erkennt dann, ob es Widersprüche gibt. In einer solchen Matrix lassen sich auch qualitative Daten eintragen.

Wenn man alle Zellen mit Effektgrößen bestücken kann, dann kann man diese Daten auch mit einem Bayes'schen Ansatz in eine Metaanalyse überführen (Jaynes 1976, Lu & Ades 2004, Miller, Sinha, Slate, Garrow & Romagnuolo 2009, Salanti 2012). In einer Bayesschen Analyse wird immer eine Ausgangswahrscheinlichkeit für ein Ergebnis definiert, aufgrund dessen, was wir bereits wissen.

In diesem Falle kann man zum Beispiel, je nach Fragestellung, den einzelnen Studientypen eine Ausgangswahrscheinlichkeit zuweisen, die als Gewicht in einer solchen Metaanalyse fungiert. Damit lassen sich dann auch Aussagen gewinnen über Situationen, bei denen nur wenige Daten aus randomisierten Studien, aber viele aus anderen Studien vorliegen.

Wir haben gezeigt, wie das geht, am Beispiel der ketogenen Diät bei Glioblastomen. Diese Hirntumore sind schwer behandelbar und haben eine schlechte Prognose. Ketogene Diät geht von einer bestimmten Stoffwechselhypothese der Krebsentstehung aus, die auf den Nobelpreisträger Warburg zurückgeht (Vander Heiden, Cantley & Thompson 2009, Warburg, Posener & Negelein 1924, Weinhouse 1976). Warburg hatte richtig gesehen, dass Krebszellen lokal den Stoffwechsel umprogrammieren und sehr viel Zucker benötigen, um wachsen zu können. Denn sie können an Orten des distalen Wachstums keine Oxidation vornehmen, sondern müssen auf den evolutionär älteren Stoffwechselprozess der Vergärung zurückgreifen, um Energie zu erzeugen. Dieser ist aber weniger effizient und benötigt mehr Zuckermoleküle, um ein Molekül ATP zu erzeugen, als die Oxidation.

Die ketogene Diät setzt bei dieser Erkenntnis an und reduziert die Zuckerzufuhr, indem Krebspatienten eine Kost zu sich nehmen, bei der Kohlehydrate stark reduziert sind und die fehlende Energie durch Fett und Eiweiß aufgewogen wird. Weil die meisten Körperzellen, vor allem auch das Gehirn, sich sehr gut mit Ketonkörpern, also kurzkettigen Fetten, ernähren können, stellt das kein Problem dar. Die ketogene Diät ist sozusagen eine Imitation des Fastenstoffwechsels des Körpers, auf den wir jede Nacht zurückfallen oder den wir auch haben, wenn wir fasten, sei es auch über längere Zeit. Bei der ketogenen Diät wird dem Körper das zugeführt, was er sich beim Fasten selber aus den eigenen Reserven zuführen würde. Nötige Zuckermoleküle, die von manchen

Zellen, etwa in der Retina oder in den Fortpflanzungsorganen, benötigt werden, können durch Gluconeogenese ergänzt werden.

Dies war der Ausgangspunkt unserer Analyse. Wir wollten die Frage beantworten, wie gut die Datenlage für ketogene Diät zur Behandlung von Glioblastomen ist. Würde man nur humanmedizinische und nur randomisierte Studien heranziehen, wäre sie denkbar schlecht, weil hierzu kaum Studien vorliegen. So wird konventionellerweise aber genau vorgegangen. Daher wird die ketogene Diät auch meistens abgelehnt. Nimmt man aber Beobachtungsstudien hinzu, längerfristige Beobachtungen und tierexperimentelle Studien, von denen es ziemlich viele gibt, dann ändert sich die Lage.

Wir haben nun alle Studientypen mit einem Bayesschen Prior, also einer Ausgangswahrscheinlichkeit versehen, der die Wahrscheinlichkeit reflektiert, dass ein Studientyp eine solide Aussage zu unserer Fragestellung geben kann (Aickin 2004). Dann haben wir die Effektstärken für jede dieser Studientypen errechnet und sie über eine Bayessche Metaanalyse zusammengefasst. Das Ergebnis ist nicht nur, dass die ketogene Diät mit großer Wahrscheinlichkeit einen positiven therapeutischen Effekt hat, sondern auch eine Abschätzung, wie stark sich diese Aussage verändern würde, wenn man unterschiedliche Ausgangswahrscheinlichkeiten annehmen und damit die Studientypen unterschiedlich gewichten würde. Das wäre dann eine Art Sensitivitätsanalyse, die zeigt, wie stark die Aussage von einzelnen Setzungen abhängt. Was wir sehen, ist, dass sie das kaum tut. Egal, welche Ausgangswahrscheinlichkeiten wir annehmen, ob wir eher skeptisch oder enthusiastisch sind, das Ergebnis bleibt davon ziemlich unberührt. Das spricht für ein empirisch robustes Ergebnis zugunsten der ketogenen Diät.

Dieses Beispiel ist eine Konkretisierung des postulierten zirkulären, matrixtheoretischen Modells, in dem alle Studientypen gleichermaßen zu Wort kommen. Wer will, kann ja in einer Bayesschen Analyse den randomisierten Studien ein höheres A-priori-Gewicht geben und dann untersuchen, inwiefern diese Gewichtung einen Einfluss auf die Ergebnisse hat.

Ein solches Vorgehen ist natürlich deutlich komplexer als die herkömmliche Form der Metaanalyse innerhalb des hierarchischen Modells. Aber es ist auch deutlich lohnender, weil die Ergebnisse am Ende wirklich praktisch nützlich sind.

ZUSAMMENFASSUNG

Ich habe das hierarchische Modell der Evidenzbasierten Medizin kritisiert, das sich langsam, aber sicher auch in der Psychologie- und der Psychotherapieforschung durchsetzt. Ich habe gezeigt, dass hier die Vorannahmen falsch sind, dass interne Validität und externe Validität kompatible und unabhängig voneinander maximierbare Größen sind. Ich habe gezeigt, dass die Voraussetzungen der placebo-kontrollierten Studien falsch sind. Sie führen in ein Wirksamkeitsparadox und dazu, dass wir falsche Gewichtungen bei der Zulassung von Verfahren vornehmen. Ich habe gezeigt, dass dieses Problem behoben werden kann, wenn wir einen zirkulären Ansatz verwenden. Dabei werden die Stärken und Schwächen unterschiedlicher Studientypen als sich ergänzend gesehen. Die Konsequenz wäre, dass wir bei der Zusammenfassung von Studienergebnissen ein matrix-analytisches Verfahren verwenden, bei dem Studienergebnisse je nach Studientyp zusammengefasst werden, unter Umständen auch quantitativ in metaanalytischen Effektstärkeberechnungen. Solche multiplen Effektgrößen lassen sich je nach Studientyp mit einem Bayesschen metaanalytischen Ansatz zusammenfassen, der dann im Sinne von Sensitivitätsanalysen daraufhin befragt werden kann, welche Auswirkungen diese Setzungen und Entscheidungen über die Gewichtung von Studientypen auf das Gesamtergebnis haben. Damit kann man dann erkennen, wie empirisch robust ein Ergebnis ist oder ob es sehr stark von Annahmen oder Setzungen abhängt. Hierarchisches Denken, so scheint mir, hat ausgedient. Die Zukunft gehört zirkulären Ansätzen, nicht nur in der Methodik von Studien, auch im sonstigen Leben.

CHRISTIAN SCHUBERT

BIOPSYCHOSOZIALE KOMPLEXITÄT: WIE DAS IMMUNSYSTEM AUF EMOTIONAL BEDEUTSAME EREIGNISSE DES ALLTAGS REAGIERT

GESUNDHEITSELIXIER BEZIEHUNG

EINE REIHE VON REVIEWS und Metaanalysen belegen mittlerweile ganz klar den gesundheitsstiftenden und lebensverlängernden Effekt von sozialen Beziehungen im Allgemeinen wie auch von häufigen sozialen Kontakten und von familiären Bindungen im Speziellen. Hingegen sind Einsamkeit und soziale Isolation, Scheidung sowie das Dasein als Single und als verwitwete Person der Gesundheit abträglich und schränken die Lebenserwartung ein (Holt-Lunstad et al. 2018). Menschen benötigen also nicht nur stoffliche Faktoren wie Wasser, Nahrung und ein Dach über dem Kopf für ihr Überleben, sondern auch nicht-stoffliche Aspekte wie die Fürsorge und die Pflege durch andere – und das ihr ganzes Leben lang (Hawkley & Capitanio 2015).

Wenn ich von sozialer Beziehung spreche, dann meine ich damit Beziehungen zwischen zwei Personen oder innerhalb von Gruppen, deren Denken, Handeln oder Fühlen aufeinander bezogen sind. Steht man jemandem darüber hinaus persönlich nahe, liegt meist eine länger anhaltende soziale Beziehung vor, welche mit Emotionen und einer idiosynkratischen Repräsentation, also einer mentalen Vorstellung der Gesamtheit persönlicher Eigenheiten, Vorlieben und Abneigungen des Beziehungspartners, verbunden ist (Berscheid & Reis 1998).

Wie aber lassen sich die Auswirkungen sozialer Beziehungen auf die Gesundheit erklären? Auch hierzu wurden bereits viele Studien durchgeführt. Untersuchungen zeigen beispielsweise, dass, wenn man Bedrohungen gemeinsam begegnet, weniger Stoffwechselaktivität nötig ist, als wenn man diesen allein ausgesetzt ist (Coan & Sbarra 2015). Wir alle kennen den Aphorismus »geteiltes Leid ist halbes Leid«. Für das menschliche Gehirn scheinen also soziale und metabolische Ressourcen irgendwie zusammenzugehören. Auch konnte gezeigt werden, dass sozialer Schmerz, der beispielsweise durch soziale Zurückweisung entsteht, mit ähnlichen Gehirnarealen zusammenhängt wie körperlicher Schmerz (Eisenberger 2012). »Schmerz« ist also als biopsychosoziales Phänomen zu verstehen, ebenso wie das bei »Verletzung« und »Berührung« der Fall ist. Berührt man einen Menschen, ist dieser gleichzeitig auf mehreren Ebenen berührt: mechanisch-körperlich, psychologisch (man fühlt sich berührt) und sozial (man wird berührt) (Ott et al. 2019).

Die Psychoneuroimmunologie (PNI) hat wiederum nachweisen können, dass soziale Beziehungen mit dem Immunsystem in wechselseitiger Verbindung stehen. Zum einen haben zwischenmenschliche Beziehungen Einfluss auf die Immunaktivität. Beispielsweise zeigte sich, dass traumatische Erlebnisse im Kindesalter selbst Jahrzehnte später mit erhöhten Blutplasmaspiegeln pro-inflamatorischer Parameter (Tumor-Nekrose-Faktor-α [TNF-α], Interleukin-6 [IL-6], C-reaktives Protein [CRP]) assoziiert sind, die durchaus als krankheitsrelevant erachtet werden. Erwachsene mit Kindheitstrauma weisen beispielsweise einen durchschnittlichen CRP-Spiegel von 3,5 mg/l auf – die Schwelle für ein Herzinfarkt-, Schlaganfall- und Diabetes-Typ-2-Risiko liegt bei 3,0 mg/l (Baumeister et al. 2016).

Andererseits wird auch der umgekehrte Einfluss unserer Immunaktivität auf unser Erleben und Verhalten in sozialen Beziehungen deutlich. So konnten Studien nachweisen, dass selbst kleinste Veränderungen der peripheren Immunaktivität dem Gehirn zurückgemeldet werden, sodass Kognition und Verhalten an die soziale Umwelt angepasst werden können (Hennessy et al. 2014). Am eindrücklichsten zeigt sich dies am Phänomen des sogenannten »Sickness Behavior«. Ist die zelluläre Immunaktivität beispielsweise im Rahmen einer Infektion erhöht, so wirkt sich dies auf unser Erleben und Verhalten aus: Man fühlt sich krank und geht sozial auf Distanz, wohl um einerseits das Risiko zu minimieren, eine Infektion weiterzugeben, und andererseits, um Energie für Abwehr- und Heilungsprozesse einzusparen (Dantzer et al. 2008).

Diese ersten Ergebnisse aus Experimenten am Tier und am Menschen sowie aus quasi-experimentellen Studien unter Verwendung von randomisierten kontrollierten Studien (randomized controlled trial, RCT) und standardisierten Fragebögen deuten darauf hin, dass die Psychoneuroimmunologie sozialer Beziehungen ein komplexer Forschungsbereich ist (Muscatell 2021). Komplex bedeutet in diesem Zusammenhang, dass zwischen biologischen und psychologischen Faktoren dynamische Wechselwirkungen bestehen und sich wesentliche psychobiologische Funktionsanpassungen an die Umwelt dann ergeben, wenn eine Person emotional bedeutungsvolle soziale Ereignisse erlebt. Da biopsychosoziale Komplexität mit den herkömmlichen, mechanistisch-reduktionistischen Forschungsansätzen der Biomedizin (zum Beispiel Experimente, RCT) nur bedingt beziehungsweise fehlerhaft erfassbar ist, gilt es mit erweiterten Forschungsansätzen, die auf die Erfassung und Analyse von Komplexität ausgerichtet sind, die Funktionalität des PNI-Netzwerkes im sozialen Alltag näher zu untersuchen (Schubert 2015). Wir fragen uns also im Folgenden, wie Stresssystemaktivität im Allgemeinen und Immunologie im Speziellen funktional (oder dysfunktional) in soziale Kontexte eingebettet sind. Dabei erwarten wir uns tiefgehende Einblicke in die Lebensrealität von Menschen, die es uns letztlich ermöglichen, Gesundheit und Krankheit von einer neuen, ganzheitlichen Perspektive aus zu verstehen.

DIE INTEGRATIVE EINZELFALLSTUDIE

Zur Erforschung biopsychosozialer Komplexität haben wir ein spezielles Forschungsdesign, die integrative Einzelfallstudie (Schubert et al. 1999), entwickelt, die ich im Folgenden vorstellen möchte. Dabei bestimmt nicht die Methode den Inhalt der

Forschung, sondern der Inhalt die Methode. Der Inhalt ist dabei das Subjekt in seiner gelebten Alltagsrealität – Gordon Allport spricht von »life as it is lived« (Allport 1942). Wie also muss eine Forschungsmethode gestaltet werden, was muss sie berücksichtigen, um den Menschen in seinem gelebten Alltag, in seinem biopsychosozialen Alltagserleben, valide untersuchen zu können? Hierbei sind unserer Meinung nach zwei Aspekte wesentlich: »Zeit« und »Bedeutung« (Schubert 2015). Unser Alltag ist zum einen sehr dynamisch, ständig ändern sich die sozialen Begebenheiten, nicht unbedingt im Minutentakt, doch aber innerhalb von teils wenigen Stunden. In diesem wechselseitigen Prozess ist der Mensch biopsychosozial eingebunden. Dynamisch reagiert er mit ständigen psychologischen und physiologischen Veränderungen auf soziale Einflussfaktoren, nimmt aber andererseits auch seinerseits Einfluss auf die jeweilige soziale Umgebung. Nach dem biopsychosozialen Modell von George Libman Engel (1980) befindet sich der Mensch an der Schnittstelle einer dynamischen Person-Umgebung-Verbindung.

Eine Person reagiert darüber hinaus nicht einfach passiv auf alles, was sie umgibt, sondern in gewisser Weise selektiv. Denn finden bestimmte Ereignisse statt – Richard Lazarus (1991) nennt das *encounters* – wird eine Person in Abhängigkeit von der persönlichen Bedeutung, die sie diesen Umgebungsfaktoren beimisst, reagieren. Diese Bewertung – *appraisal* – hängt wiederum von der persönlichen Geschichte eines Menschen ab, von den zentralen Themen und Konflikten, die dieser im Lauf seines Lebens erfahren hat und die ihn geprägt haben. Lazarus spricht hier vom *core relational theme*, das im Moment eines persönlichen bedeutungsvollen Ereignisses in einem Menschen reaktiviert wird. Je bedeutsamer eine Person also ein Ereignis für sich selbst einschätzt, desto stärker wird ihre emotionale Reaktion darauf ausfallen. Eine emotionale Reaktion wiederum besteht nicht nur aus der affektiven

Komponente, sondern auch aus der begleitenden physiologischen Reaktion und der Handlungsbereitschaft (Lazarus 1991).

Tiefenpsychologisch gesehen, können Ereignisse auch unbewusste Themen ansprechen und damit bei bestimmten Menschen paradoxe Reaktionen hervorrufen. Beispielsweise können in Reaktion auf ein vergleichsweise harmlos anmutendes Ereignis durchaus auch heftige Emotionen und damit verbunden körperliche Reaktionen auftreten, ohne dass der Grund dafür für die betroffene Person beziehungsweise einen außenstehenden Betrachter bewusst nachvollziehbar wäre. Umgekehrt kann jemand auch auf ein vom Betrachter als emotional stark eingeschätztes Ereignis – zumindest von außen betrachtet – eher schwach reagieren, beispielsweise dann, wenn sich die betroffene Person vor einer psychischen Belastung unbewusst schützen muss und sie abwehrt. All das bedarf es methodisch zu berücksichtigen, wenn die PNI im Zusammenhang mit dem »Gesundheitselixier Beziehung« valide erforscht werden soll.

Aus diesen Überlegungen heraus sind die im Folgenden aufgeführten, auf Systemtheorie und Tiefenpsychologie basierenden biosemiotisch-systemischen Kriterien entstanden, die wir bei der Erforschung von biopsychosozialer Komplexität für unabdinglich halten.

▶ **Subjektorientierung** (zum Beispiel Einzelfallstudien)

▶ **Naturalistisches Design** (zum Beispiel Alltagsbedingungen)

▶ **Biopsychosoziales Datenspektrum** (zum Beispiel Alltagsereignisse, emotionale Reaktionen, biochemische Parameter)

▶ **Systemspezifische Datenerhebung und -auswertung** (zum Beispiel Tiefeninterviews und hermeneutische Ana-

lysen von psychosozialen Daten inkl. Supervision der
Forscher-Proband-Beziehung)

▶ **Prozessanalyse** (zum Beispiel Analyse der dynamischen
Stabilität und Variabilität von Prozessen mittels linearer und
non-linearer Zeitreihenanalyse)

▶ **Integration biopsychosozialer Datensätze** (zum Beispiel
Fraktalanalyse)

▶ **Idiografisch-induktive Vorgehensweise** als wesentlicher
Erkenntnisprozess zur Theoriebildung (zum Beispiel therapeutische Praktiken beruhen auf kollektiver Erfahrung)

▶ **Kontinuierliche selbstreflexive Auseinandersetzung** mit
konkreten Inhalten der aktuellen Forschung sowie metatheoretischen Forschungsaspekten (zum Beispiel Supervision des Forschenden)

Tabelle 1 Kriterien für eine biosemiotisch-systemische Forschung (angelehnt an Schubert 2015, 2018)

Ohne auf die einzelnen aufgelisteten Aspekte näher einzugehen, lässt sich sagen, dass wir bei integrativen Einzelfallstudien quasi mit einer Art »biosemiotisch-systemischem Mikroskop« auf das Alltagsleben einer untersuchten Person blicken. Dabei stellen wir das Individuum und sein subjektives Erleben von Alltagsrealität in den Fokus und verbinden diese sehr persönlichen Daten mit objektiven psychologischen und biologischen Parameterdynamiken. Diese am Prinzip »Life as it is lived« orientierte Forschung ist dabei sehr bemüht, die soziale Realität der untersuchten Person und ihrer wesentlichen Bezugspartner möglichst nicht zu beeinflussen, also die komplexe Lebensrealität nicht durch Kontrolle und Manipulation zu verändern. Die Essenz unserer Forschung liegt darin, über ein möglichst genaues Verstehen der untersuchten Person (Tiefenhermeneutik) deren subjektive Realität in Verbindung mit dem, was sich während einer Studie ständig ereignet, valide zu erfassen und daraufhin die biopsychosozialen Prozesse statistisch zu untersuchen (Schubert, im Druck).

Zu Beginn einer integrativen Einzelfallstudie wird eine Probandin (beziehungsweise ein Proband) körperlich untersucht und zu ihrer Konfliktbiografie (Operationalisierte Psychodynamische Diagnostik [OPD], Arbeitskreis OPD 1988) sowie den Lebensereignissen der vergangenen Jahre (Life Events and Difficulties Schedule [LEDS], Brown & Harris 1989) interviewt. Daraufhin werden die Datensätze für die biologischen, psychologischen und sozialen Zeitreihen generiert. Hierfür bitten wir die Probandin, ihren gesamten Urin über ein bis zwei Monate in 12-Stunden-Abständen zu sammeln, und zwar immer von etwa 8 Uhr in der Früh bis etwa 8 Uhr abends und von etwa 8 Uhr abends bis etwa 8 Uhr in der Früh, um der Tag-Nacht-Rhythmik von Lebensprozessen methodisch Rechnung zu tragen. Der Harn wird jeweils in einem Kanister gesammelt und am Ende einer 12-Stunden-Periode auf kleine Plastik-Tubes verteilt, die dann im Kühlfach eingefroren werden. Die Probandin macht dies alles selbst, in ihrem natürlichen Lebenssetting.

Außerdem soll die Probandin immer um etwa 8 Uhr in der Früh und um etwa 8 Uhr abends eine Fragenbatterie, das Daily Inventory of Activity, Routine and Illness (DIARI), ausfüllen, um alle zwölf Stunden Informationen zu ihren emotionalen Befindlichkeiten und zu Alltagsroutinen wie körperliche Aktivität, subjektive Beschwerden, Schlafverhalten usw. zu erhalten. Dabei notiert sie auch die für sie wichtigen Alltagsereignisse der vergangenen zwölf Stunden. Wir sehen die Probandin nur einmal pro Woche. Zu diesem Zeitpunkt bringt sie ihre bis dato gesammelten eisgekühlten Harnproben und ihre ausgefüllten Fragebögen in die Klinik mit, wird dort erneut medizinisch gecheckt und ausführlich zu den in der vergangenen Woche erlebten Ereignissen interviewt. Das wöchentliche Tiefeninterview basiert auf einem semistrukturierten Leitfaden, dem Incidents and Hassles Inventory (IHI), welches 39 typische Alltagsereignisse beinhaltet, sowie auf den 12-Stunden-Aufzeichnungen (DIARI) der Probandin (Schubert et al. 1999). Dabei wird auf eine möglichst genaue Schilderung der Ereignisse durch die Probandin Wert gelegt. Von zentralem Interesse ist dabei die Beantwortung von Fragen wie zum Beispiel, was die Probandin beim Auftreten eines Ereignisses dachte, tat und fühlte; ob das Ereignis für sie vorhersehbar war; ob es in Verbindung mit früher Erlebtem stand; welche Personen dabei involviert waren und welche Dauer ein Ereignis hatte.

Die wöchentlichen Interviews werden aufgezeichnet und im Anschluss an die Studie transkribiert. In einem weiteren Schritt werden die während der Studie aufgetretenen emotional positiven und negativen Ereignisse geratet. Dieses Rating findet im Rahmen eines zwei- bis dreitägigen Treffens statt, bei dem sich mindestens drei möglichst tiefenpsychologisch erfahrene Rater zum Ziel setzen, zur Intensität (stark, mäßig, etwas) und thematischen Homogenität (zum Beispiel Eheproblem, Thema Leistung) der im Studienzeitraum stattgefunden Ereignissen Übereinstimmung zu erzielen – stets auf der Grundlage der ausführlichen Eingangsinterviews und Kenntnisse über den lebensgeschichtlichen Hintergrund der Probandin. Ein solches Consensus-Rating resultiert in der Konstruktion mehrerer binärer (»1« = Ereignis hat stattgefunden, »0« = kein Ereignis) psychosozialer Zeitreihen. Das Rating findet ohne Kenntnis der Datenreihen der Harnparameter (gemessen mit zum Beispiel HPLC, ELISA, RIA) beziehungsweise psychologischen Variablen statt. Damit wird gewährleistet, dass die Vorabkenntnis von Informationen aus anderen Datenspektren das Rating der psychosozialen Daten nicht beeinflusst.

ZYKLISCHE STRESSSYSTEMREAKTIONEN
BEI EINER GESUNDEN PROBANDIN

Ich möchte Ihnen im Folgenden anhand mehrerer Beispiele zeigen, wie sich unter höchst naturalistischen Bedingungen, also unter Bedingungen größtmöglicher ökologischer Validität, Stress- beziehungsweise Immunaktivität in Reaktion auf emotional bedeutungsvolle Beziehungsereignisse verhalten beziehungsweise welche Hinweise für biopsychosoziale Komplexität sich mit dem vorgestellten Forschungsdesign erzielen lassen und bereits erzielt werden konnten.

Das erste Beispiel illustriert ein Phänomen, das sich in allen unseren integrativen Einzelfallstudien zeigt: Die zyklischen beziehungsweise zwei- oder mehrphasischen Verlaufsmuster des Stress- und Immunsystems in Reaktion auf emotional bedeutungsvolle Ereignisse des Alltags. Dabei konnten wir herausfinden, dass sich die zyklischen Reaktionsmuster in Abhängigkeit davon, ob gesunde oder kranke Personen untersucht wurden, ob diese Personen emotional positive oder negative Alltagsereignisse erlebten und ob Neopterin oder Interleukin-6 (IL-6) von uns als Parameter der Stresssystemaktivität verwendet wurden, spiegelverkehrt verhielten.

Beginnen möchte ich mit einer gesunden jungen Frau, die 63 Tage lang, also über 126 12-Stunden-Einheiten an einer integrativen Einzelfallstudie teilnahm (Schubert et al. 2012). In anderen Worten: Über 126 12-Stunden-Einheiten hinweg sammelte diese Probandin ihren gesamten Harn, beantwortete Fragebögen und kam einmal wöchentlich zu uns in die Klinik für die körperliche Untersuchung sowie das oben beschriebene Interview. Wir analysierten in den Harnproben der Probandin Neopterin als sensitiven Marker der zellulären Immunaktivität. Neopterin ist, chemisch gesehen, ein Pteridinderivat, das von Makrophagen

(»Fresszellen«), also Zellen des angeborenen beziehungsweise unspezifischen Immunsystems freigesetzt wird, nachdem diese im Rahmen einer zellulären Immunreaktion von natürlichen Killerzellen und T-Lymphozyten durch Interferon-γ (IFN-γ) aktiviert wurden (Fuchs et al. 1993). In der Literatur geht man davon aus, dass Neopterin bei gesunden Menschen Ausdruck des Immunschutzes ist, während es bei Patienten mit Entzündungserkrankungen (zum Beispiel Autoimmunerkrankungen, Brustkrebs) Indikator für eine pro-inflammatorische Entzündungsaktivität ist. Neopterin und Kreatinin (zur Kompensation der Harndichte) werden mit der Hochdruckflüssigkeitschromatografie (HPLC) bestimmt (Murr et al. 2002). Die Probandin ist zum Zeitpunkt der Untersuchung 25 Jahre alt und Biologie-Doktorandin. Sie hat derzeit keinen Partner. Biografisch relevant ist die Tatsache, dass sie ihren leiblichen Vater nicht kennt und drei Halbbrüder aus der Ehe der Mutter mit dem Stiefvater hat. Die Probandin ist Nichtraucherin und hat keine Psychotherapie-Erfahrung.

Die zeitliche Aneinanderreihung der Urin-Neopterinkonzentrationen über einen Zeitraum von 126 12-Stunden-Einheiten, also die Zeitreihe des Neopterins, zeigt einen sehr variablen Verlauf, das heißt die Neopterinlevels im Harn schwankten stark von 12-Stunden-Einheit zu 12-Stunden-Einheit. Wir stellten uns daher die Frage, ob diese Variabilitäten des Neopterins mit dem Auftreten von emotional bedeutungsvollen Alltagsereignissen während der Studie zusammenhingen. Genauer, ob die Veränderungen des im Urin gemessenen Neopterinspiegels der Probandin Ausdruck der Anpassung an emotional bedeutsame Alltagserlebnisse während der Studie waren. Das Rating aller acht Interviews, welche mit der Probandin durchgeführt wurden, ergab insgesamt 38 emotional bedeutsame negative Alltagsereignisse mit jeweils unterschiedlichen thematischen Inhalten (zum Beispiel in einem Einkaufszentrum vergeblich auf Freunde warten) und 16 emotional bedeutsame positive Alltagsereignisse, die sich inhaltlich alle um das Thema Leistung drehten (zum Beispiel englischsprachiger Vortrag auf einem wissenschaftlichen Meeting) (Tab. 2).

Tag 15 (12-Stunden-Einheit 31): Vergeblich auf Freunde warten (Beispiel für emotional negativ, Intensität etwas belastend)

Die Probandin wollte sich mit einer Freundin in einem Einkaufszentrum treffen. Sie und ihre Freundin warteten jedoch in verschiedenen Kaffeehäusern aufeinander. Nach 30 Minuten Wartezeit ging die Probandin etwas traurig und erschöpft vom Einkaufen nach Hause. Noch enttäuschter war sie, als sie später erfuhr, dass noch eine Freundin mitgekommen war, die sie ebenfalls nicht antraf.

Tag 61 (12-Stunden-Einheit 121): Englischsprachiger Vortrag auf einem wissenschaftlichen Meeting (Beispiel für emotional positiv, Thema Leistung)

Nach Meinung der Probandin ist ihr Vortrag recht gut gelaufen. Im Diskussionsteil ihres Vortrags wurden nur wenige Fragen gestellt, weil die Vortragende vor ihr mit Fragen »durchlöchert« wurde, die teilweise auch das Thema des Fachs betrafen und somit bereits beantwortet waren. Ihr Chef und Betreuer der Abschlussarbeit, der bei der Präsentation anwesend war, zwinkerte ihr zu und sagte ihr, dass sie es gut gemacht habe, was sie glücklich machte. Zum Feiern mit den Kollegen ins Hotel kam sie allerdings nicht, da sie sich abends »todmüde« fühlte.

Tabelle 2 Zwei Beispiele für emotional bedeutsame und immunologisch relevante Alltagsereignisse bei einer gesunden Probandin (übersetzt aus Schubert et al. 2012).

Für die statistische Analyse der Zeitreihen greifen wir üblicherweise auf Auto-Regressive Integrierte Moving-Average (ARIMA)-Modellierungen und Kreuzkorrelationsfunktionsanalysen bei einem Signifikanzlevel von $p < 0{,}05$ zurück (Box & Jenkins 1976). ARIMA-Modellierungen dienen dazu, möglicherweise in den Zeitreihen vorliegende serielle Abhängigkeiten (zum Beispiel Tag-Nacht-Rhythmus) zu filtern, um falsch positive oder negative Kreuzkorrelationen zwischen zwei Zeitreihen zu vermeiden. Die Kreuzkorrelationen zwischen emotional negativen Alltagsereignissen und den Urin-Neopterinkonzentrationen sowie zwischen emotional positiven Alltagsereignissen und den Urin-Neopterinkonzentrationen zeigten, wie bereits erwähnt, zyklische zwei-phasische Reaktionsmuster. In Reaktion auf Alltagsstressoren kam es dabei zunächst innerhalb von zwölf Stunden vor dem Ereignis im Sinne einer antizipatorischen Reaktion zu einem Anstieg des Neopterins über die Baseline-Werte (erste Reaktionsphase) und dann insgesamt 48 bis 60 Stunden nach dem Auftreten der Stressoren zu einem Abfall von Neopterin unter die Baseline-Werte (zweite Reaktionsphase). Wir werten diesen letztendlichen Abfall des Neopterins als stressbedingte Suppression des Immunschutzes der Probandin.

Umgekehrt verhielten sich die Neopterinverläufe, wenn man sie mit den emotional erfreulichen Alltagsereignissen kreuzkorrelierte. Hier fielen die Neopterinwerte 12 bis 24 Stunden vor dem Auftreten der Ereignisse, also in Antizipation der Ereignisse, zunächst unter die Baseline-Werte ab (erste Reaktionsphase), um dann 12 bis 24 Stunden nach dem Auftreten der für die Probandin positiven Ereignisse wieder über die Baseline-Werte anzusteigen (zweite Reaktionsphase). Erfreuliche Ereignisse, die mit dem Thema Leistung verbunden waren, hatten also nach etwa einem Tag eine Steigerung des Immunschutzes zur Folge (Schubert et al. 2012).

Ergebnisse aus der PNI-Literatur belegen deutlich, dass aktives Musizieren und passives Musikhören positive Effekte auf die Immunaktivität haben – beispielsweise steigen dadurch die Immunglobulin-A (IgA)-Konzentrationen im Speichel als Zeichen einer verbesserten Schutzbarriere gegen Keime an (Fancourt et al. 2014). Wir prüften daher als Nächstes, ob »Chorsingen«, welches eine Unterkategorie der eben analysierten emotional positiven, mit Leistung verbundenen Ereignisse darstellte, zu ähnlichen zyklischen Neopterin-Reaktionen mit letztendlichen Anstiegen des Immunschutzes der Probandin führte. Vier Mal, zu den 12-Stunden-Einheiten 5, 7, 19 und 21, sang die Probandin in der Weihnachtszeit im heimatlichen Kirchenchor. Und tatsächlich, es zeigte sich, dass jedes Mal, wenn die Probandin während der Studie im Chor sang, es 36 bis 24 Stunden vor dem Chorsingen zu einem antizipatorischen Abfall und 36 bis 48 Stunden danach zu einem Anstieg der Urin-Neopterinkonzentrationen kam. Damit zeigte sich Chorsingen für die Probandin ebenfalls immunstärkend (Schubert 2017).

Was aber haben die zyklischen, zwei-phasischen Reaktionsmuster im Urin-Neopterin zu bedeuten? Zum jetzigen Zeitpunkt wissen wir es noch nicht genau. Am ehesten dürften diese nichtlinearen Stresssystemreaktionen auf negativen Rückkopplungsmechanismen beruhen (Schubert et al. 2003, Schubert et al. 2012). Nach systemtheoretischen Überlegungen kann der Stressreaktionsprozess beim Menschen als ein komplexer psychobiologischer Rückkopplungskreislauf betrachtet werden, in dem mehrstufige Bewertungen des Stressors und seiner Bedeutung für das Individuum sowie physiologische und psychologische Reaktionen, die eine Bewältigung der Situation ermöglichen, kontinuierlich interagieren und sich über Rückkopplungsmechanismen gegenseitig regulieren (Huether et al. 1999). Dieses Rückwirken von Systemelementen über andere, zum Teil entfernt gelegene psychophysiologische Systeme zum Zweck ihrer Abschwächung oder Selbstbegrenzung würde auch die langen Verzögerungszeiten zwischen dem Auftreten von emotional bedeutsamen Alltagsereignissen und den Stresssystemreaktionen erklären. Die Existenz von Rückkopplungsschleifen ist vom Cortisolsystem her bekannt. Werden gesunde Menschen gestresst, kommt es hier zunächst über die Aktivierung der Hypothalamus-Hypophysen-Nebennierenrinden-Achse (HPA-Achse) zu einem stressbedingten Cortisolanstieg, dann aber, in weiterer Folge, führen die peripheren Anstiege des Cortisols rückwirkend zu einer Eindämmung der HPA-Achsenaktivität, um keine überschießenden Cortisolkonzentrationen zu bewirken (O'Connor et al. 2021). Ob dies auch in unseren Studien so verlief und ebenso für Neopterin anzunehmen ist, ist jedoch unklar und bedarf weiterer Studien. Nichtsdestotrotz konnten wir in unserer integrativen Einzelfallstudie erstmals klar zyklische, über Tage verlaufende Stresssystemreaktionen an einer gesunden Probandin nachweisen. Finden sich diese auch bei Menschen mit verschiedenen Grunderkrankungen?

DER FALL EINER BRUSTKREBSÜBERLEBENDEN

Wir zeigten dies in der Tat schon Jahre zuvor an Patientinnen mit systemischem Lupus Erythematodes (SLE) (Schubert et al. 2003, Schubert et al. 2006) und später auch an einer Patientin mit Brustkrebs in der Krankengeschichte, auf die ich nun näher eingehen möchte. Die 49-jährige Brustkrebsüberlebende nahm 28 Tage lang in 12-Stunden-Abständen (55 12-Stunden-Einheiten) an einer integrativen Einzelfallstudie teil. Sie erkrankte fünf Jahre vor der Studie an Brustkrebs mit dem Erkrankungsstadium IIB, welches zum Zeitpunkt der Diagnosestellung eine 5-Jahresüberlebensrate von 85 Prozent aufwies (Blamey et al. 2007).

Kurze Zeit nach der Diagnosestellung machte die Patientin eine Reihe von einschneidenden Therapien durch. Ihr wurde die rechte, vom Krebs befallene Brust abgenommen, sie erhielt Bestrahlungen und machte eine Chemotherapie. Von da an litt sie an starker, chronischer, krebsassoziierter Erschöpfung, und auch ihre Depressivität verschlimmerte sich. Die Patientin ist von Beruf Physiotherapeutin, sie ist verheiratet und hat drei Kinder. Ein halbes Jahr vor Beginn der integrativen Einzelfallstudie beendete sie eine drei Jahre andauernde Psychotherapie. Als medikamentöses Adjuvans zur Verhinderung eines Krebsrückfalls nimmt sie täglich Tamoxifen.

Vergleicht man den über den Studienzeitraum gemittelten Urin-Neopterinwert der untersuchten Brustkrebspatientin mit den Werten gesunder Frauen ähnlichen Alters, so erweist er sich als nur leicht erhöht (178 im Vergleich zu 147 µmol/mol Kreatinin), was man als ein prognostisch günstiges Zeichen werten kann (Murr et al. 2002). Wir analysierten in dieser Studie auch die Konzentrationen des IL-6 im Harn der Patientin. IL-6 ist ein sogenanntes pleiotropes Zytokin, das heißt IL-6 kann sowohl proinflammatorisch (T-Helfer Typ 1 [TH1]) als auch anti-inflammatorisch (T-Helfer Typ 2 [TH1]) wirksam sein (Scheller et al. 2011) und die Brustkrebsentwicklung sowohl fördern als auch hemmen (Knüpfer und Preiss 2007). IL-6 kann mit chronischer krebsassoziierter Erschöpfung und Depression zusammenhängen (Musselman et al. 2001, Schubert et al. 2007), und ein chronischer Anstieg des IL-6 ist mit einer ungünstigen Brustkrebsdiagnose verbunden (Dethlefsen et al. 2013). Die durchschnittliche Harn-Konzentration des IL-6 der Patientin während der Studie war jedoch gering (0,1 im Vergleich zu 0,9 mg/mol Kreatinin bei Gesunden), was prognostisch als günstig zu bewerten war (Schubert & Hagen 2018). Ebenso wie bei Neopterin zeigten auch die im Harn gemessenen IL-6-Konzentrationen der Patientin einen stark variablen Verlauf, wobei ein weiterer Befund besonders ins Auge stach: Wir fanden einen sogenannten circasemiseptanen Rhythmus, also eine etwa alle vier Tage wiederkehrende Auffälligkeit in den IL-6-Werten, die in unseren Studien immer wieder in der IL-6-Dynamik zu beobachten ist und die mit der geomagnetischen Anziehung des Menschen, also dem Erdmagnetismus zu tun haben dürfte (Blank et al. 1999).

Im Weiteren stellten wir uns die Frage, wie die von der Patientin während der Studie erlebten emotional bedeutsamen Ereignisse mit den Neopterin- und IL-6-Werten im Harn zusammenhingen. Das Rating der Interviews ergab 35 thematisch heterogene Ereignisse, die von der Patientin während des Studienzeitraums als emotional belastend erlebt wurden, darunter Ehestreitigkeiten, Auseinandersetzungen mit der pubertierenden Tochter, der Jahrestag der Krebsdiagnose und der Jahrestag der Mastektomie. Die Kreuzkorrelationsanalysen zwischen diesen Stressoren und den Immunparametern zeigten eine Reihe signifikanter Reaktionen, die – wie bereits am Beispiel der gesunden Probandin erläutert – mit zyklischen Mustern einhergingen. Die Urin-Neopterinkonzentrationen fielen zunächst 12 bis 24 Stunden nach einem emotional bedeutsamen Stressor ab und stiegen dann nach insgesamt 96 bis 108 Stunden an. Die IL-6-Konzentrationen im Harn verhielten sich demgegenüber spiegelverkehrt: IL-6 stieg zunächst innerhalb von zwölf Stunden im Harn tendenziell an und sank dann nach insgesamt 132 bis 144 Stunden ab.

Verwendeten wir für die statistische Analyse thematisch homogene Stressoren, die allesamt mit dem ungeklärten Wasserschaden in der von der Patientin neu erworbenen Wohnung zusammenhingen, wiederholte sich das Bild wie gerade beschrieben –

Neopterin fiel nach 12 bis 24 Stunden zunächst ab und stieg dann nach 96 bis 108 Stunden an, während IL-6 zunächst nach 24 bis 36 Stunden anstieg und dann nach 108 bis 120 Stunden abfiel. Und wie verhielten sich die Immunparameterreaktionen der Patientin bei positiven emotional bedeutungsvollen Ereignissen? Das Interview-Rating ergab 15 thematisch heterogene, emotional positive Alltagsereignisse, unter anderem Chorproben, Veranstaltungen der Kinder, Studieninterviews und Tage ohne die Kinder – Tage, die die Patientin aufgrund ihrer chronischen Erschöpfung und Depression als entlastend erlebte. Führte man zwischen diesen positiven Erlebnissen und den in der Studie gemessenen Immunparametern Kreuzkorrelationsfunktionsanalysen durch, so zeigte sich, dass sich die Immunparameterkonzentrationen im Harn in Reaktion auf positive Ereignisse spiegelverkehrt zu den Reaktionen auf negative Ereignisse verhielten. Neopterin stieg im Harn in Reaktion auf emotional positive Ereignisse zunächst innerhalb von 12 Stunden tendenziell an und fiel dann nach insgesamt 84 bis 96 Stunden tendenziell ab. Nach dem Auftreten positiver Ereignisse fiel IL-6 demgegenüber zunächst nach 12 bis 24 Stunden ab und stieg dann nach insgesamt 144 bis 156 Stunden an (nicht veröffentlichte Ergebnisse).

Wie bei der bereits beschriebenen gesunden Probandin führten wir auch bei der Brustkrebspatientin die zyklischen Veränderungen des Neopterins und des IL-6 auf negative Rückkopplungsschleifen zurück, wie sie typisch für komplexe Systeme sind. Aber welche Erklärung gab es für die bei der Brustkrebspatientin nachgewiesenen, im Vergleich zur gesunden Probandin spiegelbildlich verdrehten Reaktionskaskaden? Wir nahmen an, dass die diametral veränderte Reaktion des Neopterins Ausdruck für ein gestörtes Stresssystem ist, welches bei Brustkrebspatientinnen immer wieder auftreten kann (Borer et al. 2002). Dementsprechend interpretierten wir den stressbedingten ultimativen Anstieg des Neopterins als Zeichen eines Anstiegs der Entzündung (TH1) und den ultimativen Abfall des Neopterins nach dem Auftreten emotional positiver Ereignisse als Zeichen für einen Entzündungsabfall (Sucher et al. 2010). Die gegenteilige Reaktion des IL-6 wiederum verweist darauf, dass IL-6 bei der untersuchten Brustkrebspatientin eine anti-inflammatorische (TH2) Funktion hat und daher bei Stress abfällt und bei positiven Ereignissen im Sinne eines Schutzfaktors ansteigt.

Auf Grundlage der oben beschriebenen ersten Ergebnisse setzten wir die Analyse dieser integrativen Einzelfallstudie fort und erzielten eine Reihe weiterer interessanter Einsichten in die biopsychosoziale Lebensrealität der untersuchten Brustkrebsüberlebenden. Während der Studie füllte die Patientin beispielsweise alle zwölf Stunden die Kurzform der Eigenschaftswörterliste (EWL) (Becker 1988) aus, eine Liste aus 28 Eigenschaftswörtern ihre emotionale Befindlichkeit betreffend. Wörter wie »tatkräftig«, »froh«, »zappelig« usw. wurden auf einer 4-stufigen Skala von »überhaupt nicht« bis »sehr« beantwortet, je nachdem, wie sie sich augenblicklich fühlte. Im Anschluss an die Studie wurden aus diesen Daten drei Zeitreihen von emotionalen Befindlichkeitsclustern konstruiert: Stimmung, Gereiztheit und mentale Aktiviertheit. Kreuzkorrelierten wir die während der Studie erlebte positive Stimmung der Patientin mit ihren Urin-Neopterinkonzentrationen, machten wir eine überraschende Beobachtung: Der Effekt der Stimmung auf die Neopterinkonzentration verlief in zyklischer Form und erstreckte sich über einen Zeitraum von bis zu 144 Stunden (Haberkorn et al. 2013). Dies ist untypisch für die üblicherweise linearen und zeitlich viel kürzeren Effekte von emotionalen Befindlichkeiten auf immunologische Variablen (zum Beispiel Schubert et al. 2012, Schubert & Hagen 2018). Wir vermuten, dass es sich bei der gezeigten tagelangen zyklischen Verzögerung zwischen positiver Stimmung und Neopterin um eine Scheinkorrelation handelte, die dadurch zustande kam, dass die Stimmung der Patientin in starker Abhängigkeit von einer noch unbekannten, emotional positiven psychosozialen Ereignisreihe stand. So gesehen ahmt das stark verzögerte Kreuzkorrelationsmuster zwischen Stimmung und Neopterin den Einfluss der höher komplexen positiven Alltagsereignisse auf Neopterin lediglich nach und verleitet zu falschen Schlüssen über den wahren Zusammenhang zwischen Emotionen und Neopterin. Ein Ergebnis, das für zukünftige Studien, die den Zusammenhang zwischen Emotionen und damit assoziierten Stresssystem- beziehungsweise Immunreaktionen untersuchen und nicht auch die sozialen Ereignisse als zeitliche Taktgeber für top down liegende psycho-biologische Verbindungen mitberücksichtigen, von großer Bedeutung sein könnte.

Die Patientin bearbeitete im Rahmen der DIARIs auch mehrere sogenannte Visuelle-Analog-Skalen (VAS), bei denen sie alle zwölf Stunden die Ausprägung bestimmter Symptome beziehungsweise Fragen auf einer zehn Zentimeter langen Linie einschätzen sollte, beispielsweise das Ausmaß ihrer Furcht vor einem Krebsrückfall. Wir stellten die Frage aber so, dass sie nicht zu einer Reaktanz im Sinne eines inneren Widerstands führte, sich mit ihrer Angst auseinanderzusetzen. Eher vorsichtig fragten wir also: »Wie bedrohlich haben Sie Ihre Grunderkrankung in den letzten zwölf Stunden erlebt?« Die statistische Auswertung zeigte, dass die Furcht vor einem Krebsrückfall in einem signifikant positiven zeitlichen Zusammenhang mit den Neopterinkonzentrationen im Harn der Patientin stand: Anstiege der Krebsfurcht waren mit Anstiegen der krankheitsrelevanten entzündlichen Aktivität nach insgesamt 108 bis 120 Stunden verbunden (Schubert 2015). Wenn man bedenkt, dass Anstiege der Entzündung bei Krebskranken Hinweise für eine Krebsaktivität sein können (McGregor & Antoni 2009) und chronischer Stress die Rückfallgefahr bei Krebs erhöht (Gidron & Ronson 2008), könnte die Furcht vor einem Krebsrückfall selbst zur Prognoseverschlechterung einer Krebserkrankung beitragen.

Als Nächstes untersuchten wir, ob die Patientin während der Studie etwas tat, um ihre Entzündung und damit ihre Krebsaktivität in Schach zu halten. Dabei prüften wir zunächst, inwieweit sich ihr regelmäßiger Gesang im Chor auf die Entzündungsaktivität ausübte, da wir bereits aus der integrativen Einzelfallstudie mit der gesunden Probandin wussten, dass sich Singen im Chor auf den Verlauf der Neopterinspiegel positiv auswirken kann (Schubert 2017). Die Analyse ergab, dass sieben Mal während der Studie Ereignisse vorkamen, bei der die Brustkrebspatientin sang. Eines dieser Gesangsereignisse kommentierte sie in ihren täglichen Aufzeichnungen wie folgt: »Am frühen Abend wirklich zauberhafte Chorprobe bei uns zu Hause. Ganz außergewöhnlich schön, nette Menschen, herrliche Stimmmischung – ein großer Glücksfall! Danach war ich ganz gelöst, euphorisch und optimistisch. Ich freue mich darüber, dass meine Konzentration für diese teilweise sehr schweren Stücke ausreicht!« Wir dachten uns: Wenn solche Erlebnisse nicht gesundhalten, was dann? Die Kreuzkorrelationsanalyse zwischen den Zeitreihen des Singens und der Urin-Neopterinwerte zeigte das jedoch nicht wirklich. Zwar konnten wir eine leichte Tendenz zur Entzündungsreduktion nach dem Singen feststellen, mit teils deutlicher zeitlicher Verzögerung, die Kreuzkorrelationskoeffizienten waren jedoch weit davon entfernt, das Signifikanzniveau von $p < 0{,}05$ zu unterschreiten (Schubert 2017).

Wir suchten daraufhin in den wöchentlichen Interviews nach weiteren Hinweisen dafür, dass die Patientin während der Studie im medizinischen Sinne etwas Gutes für sich tat – und wurden fündig: Die Patientin sang nämlich nicht nur regelmäßig während des Studienzeitraums von 28 Tagen, sondern wendete auch eine Reihe von komplementär-alternativmedizinischen (KAM) Techniken an, von denen wir vor Beginn der Studie zwar nichts wussten, über die sie uns aber während der wöchentlichen Interviews berichtete. Die Patientin praktizierte neben ihrem Gesang Jin Shin Jyutsu, Physiotherapie, Tai Chi und energetisches Heilen, etwa jede dritte 12-Stunden-Einheit, also etwa alle 36 Stunden. Kreuzkorrelierten wir nun diese insgesamt 21 Gelegenheiten, bei denen sie KAM-Techniken anwendete, mit ihren Urin-Neopterinkonzentrationen, zeigte sich als erstes Resultat eine angedeutete zyklische Reaktion: KAM war zunächst tendenziell mit einem Anstieg des Neopterins und dann nach 36 bis 48 Stunden sowie nochmals nach 72 bis 84 Stunden mit Verringerungen der Neopterinspiegel verbunden. Entfernten wir dann Tai Chi aus der Zeitreihe der KAM-Interventionen, weil es die Patientin während der Studie als eher belastend erlebte, zeigte sich sogar ein noch klareres Ergebnis: Innerhalb von zwölf Stunden nach der KAM-Anwendung kam es zunächst zu einem signifikanten Anstieg von Neopterin, gefolgt von einem signifikanten Abfall nach insgesamt 36 bis 48 Stunden. In anderen Worten: Die Patientin konnte durch ihr regelmäßiges Anwenden von Jin Shin Jyutsu, Gesang, Physiotherapie und energetischem Heilen ihre Entzündungsaktivität im Körper, die im gefährlichen Zusammenhang mit ihrer Krebserkrankung stehen dürfte, senken (Schubert et al. 2020).

Nun zurück zum IL-6. Wie ich bereits darlegte, konnten wir anhand der von der Patientin als emotional bedeutsam erlebten Alltagsereignisse zeigen, dass sich IL-6 bei ihr gegenläufig zum Neopterin verhielt, was auf eine anti-inflammatorische (TH2) und gesundheitsförderliche Aktivität des IL-6 schließen lässt. Demnach müsste sich diese Eigenschaft des IL-6 auch im Zusammenhang mit anderen Variablen wie Furcht vor einem Krebsrückfall und krebsassoziierter Erschöpfung zeigen. Dies untersuchten wir im Folgenden. Erschöpfung ist eine schwere Begleitsymptomatik bei Krebs, die zwischen 70 und 100 Prozent der Krebspatienten betrifft, die sich einer Radio- oder Chemotherapie unterziehen, und die noch Monate oder Jahre nach der Behandlung fortbestehen kann (Mock et al. 2000). Die Ursache der krebsassoziierten Erschöpfung ist unklar, man vermutet eine Störung in einer Reihe von biologisch-stofflichen Faktoren, darunter Hämatokrit, Hämoglobin, Albumin und Schilddrüsenhormon, aber die Ergebnislage hierzu ist inkonsistent. Anders sieht es bei bestimmten Immunfaktoren aus, die mit dem Sickness Behavior in Verbindung stehen. Hier konnten wir in einer Metaanalyse von RCT-Studienergebnissen an Krebspatienten zeigen, dass IL-6, Interleukin-1-Rezeptorantagonist (IL-1ra) und Neopterin mit Erschöpfung positiv korrelieren (Schubert et al. 2007). Was jedoch zuerst kommt, die Immunstörung oder die Erschöpfung, und noch wichtiger, was ein möglicher übergeordneter Faktor für den Zusammenhang zwischen Immunstörung und Erschöpfung ist, ließ sich in der Literatur bis dato nicht schlüssig beantworten.

Die Kreuzkorrelationsanalysen mit den Daten der oben beschriebenen Einzelfallstudie zeigten, dass die von der Brustkrebsüberlebenden empfundene Furcht vor einem Krebsrückfall 132 bis 144 Stunden später einen Anstieg ihrer Erschöpfung nach sich zog (positive Korrelation). Dieser Effekt dürfte durch IL-6 vermittelt worden sein, da Krebsfurcht 84 bis 96 Stunden später von einer Abnahme der Urin-IL-6-Konzentrationen begleitet wurde (negative Korrelation) und die Abnahme der Urin-IL-6-Konzentrationen wiederum von einem Anstieg der Krebsfurcht 48 bis 60 Stunden später gefolgt wurde (negative Korrelation). Bringt man nun diese drei Kreuzkorrelationsergebnisse in eine widerspruchsfreie zeitliche Abfolge, dann liegt die Vermutung nahe, dass es sich bei der positiven Kreuzkorrelation zwischen Krebsfurcht und Erschöpfung (positive Korrelation, 132 bis 144 Stunden) um eine Scheinkorrelation handelt, die sich durch die Kreuzkorrelation zwischen Krebsfurcht und IL-6 sowie IL-6 und Erschöpfung widerspruchsfrei erklären lässt (negative Korrelation plus negative Korrelation ist positive Korrelation, 84 beziehungsweise 96 Stunden plus 48 beziehungsweise 60 Stunden sind 132 beziehungsweise 144 Stunden) (Schubert 2015). Obwohl diese Schlussfolgerungen mit multivariater Zeitreihenanalyse abgesichert werden müssen (zum Beispiel Vector-Autoregressive-Modelle, Impulse Response Function), liegt der Schluss nahe, dass wir in unserer Studie erstmals empirische Hinweise dahingehend erbracht haben, dass die Furcht vor einem Krebsrückfall über einen gestörten PNI-Regelkreis zu Erschöpfung führt.

Wie nun verhielten sich die IL-6-Werte im Harn bei den von der Patientin regelmäßig praktizierten KAM-Interventionen? Würden auch hier wieder zyklische Reaktionen auftreten, mit ultimativen Anstiegen des immunologischen Schutzparameters IL-6? In der Tat kam es 24 bis 12 Stunden, bevor die Patientin KAM ausübte, antizipatorisch zunächst zu einem signifikanten Abfall der IL-6-Konzentrationen im Harn und dann insgesamt 96 bis 120 Stunden nach dem Praktizieren von KAM zu einem Anstieg der IL-6-Werte (Singer et al. 2021).

Wir werten die gezeigten positiven entzündungshemmenden Effekte der KAM-Interventionen als Ausdruck einer sogenannten »meaning response«. Meaning Response umfasst nach Moerman & Jonas (2002) die physiologischen und psychologischen Effekte von Bedeutungserleben, zum Beispiel bei der Konfrontation mit Symbolen (zum Beispiel weißer Arztkittel) oder bestimmten sprachlichen Äußerungen, im Zusammenhang mit der Entstehung und der Behandlung von Krankheiten. Wir gehen also davon aus, dass die Patientin den von ihr in regelmäßigem Abstand durchgeführten KAM-Praktiken heilsame Bedeutung verlieh, sodass die damit verbundene geistig-affektive Aktivität über zentrale Prozesse top down zu Veränderungen der immunologischen Parameter führen konnte. Da die Patientin bis heute, also 18 Jahre nach Durchführung der Studie, KAM weiterhin regelmäßig anwendet und sich guter Gesundheit erfreut, sehen wir in den gezeigten Ergebnissen klare empirische Hinweise für einen erfolgreichen Selbstheilungsprozess.

Als Nächstes testeten wir, wie die in 12-Stunden-Abständen gemessenen emotionalen Befindlichkeitscluster Stimmung, Gereiztheit und mentale Aktiviertheit mit den IL-6-Konzentrationen im Urin der Patientin zusammenhingen und machten erneut eine überraschende Entdeckung: Es gab Verbindungen in beide Richtungen, psychoimmunologisch und immunopsychologisch. Beispielsweise kam es nach einer Verschlechterung der Stimmung und Zunahme der Gereiztheit der Patientin nach 12 bis 36 Stunden zu Erhöhungen der IL-6-Spiegel im Urin. In der umgekehrten Wirkungsrichtung folgten auf Erhöhungen der IL-6-Spiegel im Urin mit einer zeitlichen Verzögerung von 48 bis 72 Stunden Verbesserungen der Stimmung und mentalen Aktiviertheit sowie eine Abnahme der Gereiztheit. Wir vermuten, dass es sich bei den gezeigten wechselseitigen Verbindungen um psycho-immuno-psychologische Regelkreise handelt, bei denen emotionale Befindlichkeiten zunächst zu IL-6-Veränderungen führten und diese dann rückwirkend die emotionalen Befindlichkeiten regulierten. Dabei könnte es sich – im Gegensatz zum Sickness Behavior – um eine Art Health Behavior handeln, bei dem das anti-inflammatorische IL-6 die gemessenen emotionalen Befindlichkeiten der Patientin in einer positiven, sozial zuwendenden Weise veränderte (Schubert & Hagen 2018). In gewisser Weise schließt sich mit diesen Erkenntnissen aus unseren integrativen Einzelfallstudien der Kreis zum Thema »Gesundheitselixier Beziehung«.

KRITIK AN DER ÜBLICHEN BIOMEDIZINISCHEN METHODOLOGIE

Wie bereits verdeutlicht, interpretieren wir die im Rahmen unserer integrativen Einzelfallstudien wiederholt nachweisbaren, über Tage verzögerten zyklischen Reaktionen des Stress- beziehungsweise Immunsystems auf emotional bedeutsame Alltagsereignisse als negative Rückkopplungsschleifen, wie sie typisch für komplexe Systeme sind, die ihre Funktion über teils entfernt liegende psychophysiologische Verbindungen regulieren. Weiterhin gehen wir davon aus, dass in den bisherigen integrativen Einzelfallstudien an gesunden Probandinnen und Patientinnen mit systemischem Lupus Erythomatodes (SLE) und Brustkrebs empirische Hinweise für die normale Funktion beziehungsweise Funktionsstörung des Stresssystems gefunden wurden. Demnach sinken bei gesunden Personen die Spiegel der anti-inflammatorisch wirksamen Moleküle (zum Beispiel Cortisol, IL-6) in Reaktion auf emotional bedeutsame Alltagsstressoren zunächst ab und steigen dann wieder an. Dies deutet auf ein normal funktionierendes Stresssystem hin. Bei Patientinnen mit SLE beziehungsweise Brustkrebs hingegen steigen diese Parameter zunächst an und sinken dann ab, was auf einen Hypocortisolismus verweist (Heim et al. 2000). Das zelluläre Immunsystem verhält sich den anti-inflammatorischen Systemen gegenüber gesehen genau entgegengesetzt, das heißt seine Aktivität steigt in normaler Reaktion auf emotional bedeutsame Stressoren bei Gesunden zunächst an und sinkt dann ab (Immunsuppression), während sie bei SLE und Brustkrebs zunächst absinkt und dann ansteigt (Entzündungsreaktion). Emotional bedeutsame positive Alltagsereignisse führen in unseren Studien demgegenüber zu spiegelverkehrt verlaufenden Reaktionskaskaden.

Wenn nun unsere Beobachtungen zu den unterschiedlich zeitlich verzögerten, zyklischen Stresssystemreaktionen auch auf andere Individuen übertragbar wären, also in weiteren integrativen Einzelfallstudien repliziert werden könnten, müsste man den in der biomedizinischen, reduktiv-mechanistischen Forschung üblicherweise verwendeten Experimenten und quasi-experimentellen RCT-Studien deutlich kritischer begegnen.

In einem klassischen Prä-Post-Design, wie es typisch für Labor- und RCT-Studien ist, wird an Versuchspersonen zunächst eine Baseline-Messung unter Ruhebedingung durchgeführt, um den Messwert eines bestimmten Parameters, zum Beispiel Cortisol, möglichst unbeeinflusst von störenden Umgebungsbedingungen zu bestimmen. Daraufhin werden die Versuchspersonen einem künstlichen sozialen Stressor ausgesetzt, etwa durch eine Rede vor einem fingierten Publikum, und nach einer weiteren halben bis ganzen Stunde wird der Parameter, also in diesem Fall Cortisol, erneut gemessen, um zu untersuchen, ob der Stressor den Wert des Cortisols ansteigen ließ (Kirschbaum et al. 1993). Nehmen wir nun zweierlei an: Erstens, Cortisol reagiert zyklisch nichtlinear, das heißt es kommt im Anschluss an den Stressor zunächst zu einem Abfall des Cortisols und danach zu einem Anstieg; zweitens, die zyklische Cortisolstressreaktion ist von Individuum zu Individuum unterschiedlich zeitlich verzögert, das heißt die Reaktionsmuster sind zwar interindividuell vergleichbar, die Reaktion geht also zunächst hinunter und dann hinauf, jedoch sind die zeitlichen Abstände zwischen Stressor und Cortisolreaktion interindividuell nicht vergleichbar, da eine Person den Stressor schneller verarbeitet als die andere. Würde man nun über mehrere Individuen die Differenz zwischen dem Baselinewert und dem Reaktionswert varianzanalytisch untersuchen, dann bestünde die Gefahr inkonsistenter Ergebnisse, weil sich die von Individuum zu Individuum zeitlich unterschiedlich verzögerten zyklischen Stressreaktionen teilweise oder vollständig antizyklisch überschneiden. Somit würden die Effektstärken gering sein, obwohl der Zusammenhang zwischen dem Baselinewert und dem Reaktionswert des Cortisols aufgrund der vergleichbaren Muster in Wirklichkeit deutlich klarer ist (Schubert 2020). Ein Nachweis könnte aber nur erbracht werden, wenn man die intra-individuellen Funktionsdynamiken des Stresssystems von Person zu Person getrennt voneinander untersucht.

ZUSAMMENFASSUNG

Die PNI der sozialen Beziehung steht prototypisch für biopsycho-soziale Komplexität. Dabei passt sich der Mensch ständig an seine sozialen Außenwelten an und reagiert darauf, je nach individu-eller Bedeutungszuschreibung, psychobiologisch unterschiedlich. Um diese dynamischen und bedeutungsassoziierten Funktions-zusammenhänge valide untersuchen zu können, bedarf es alter-nativer Forschungsdesigns, die der Komplexität des Menschen als Forschungssubjekt in seiner ständigen Anpassung an die Umwelt gerecht werden können. In dieser Arbeit habe ich einen Vorschlag für ein solches Forschungsdesign vorgestellt, wir nennen es die integrative Einzelfallstudie. Mit diesem Design war es erstmals möglich, zyklische und zeitlich über Tage verzögerte Reaktions-muster des Stresssystems im Anschluss an das Vorkommen emo-tional bedeutsamer Alltagsereignisse zu identifizieren. Da diese Muster mit herkömmlichen, als Goldstandard bezeichneten For-schungsdesigns der reduktiv-mechanistischen Biomedizin nicht nachweisbar sind und sogar zu Ergebnisinkonsistenzen führen können, werfen die hier gezeigten Ergebnisse ein kritisches Licht auf die Art und Weise, wie in der Schulmedizin empirische Evi-denz gewonnen wird.

ELLIS HUBER
BERENICE BERGMANN

PETRA: EIN BIOPSYCHOSOZIALER ANSATZ IN DER THERAPIE VON RHEUMATOIDER ARTHRITIS

DAS INNOVATIVE PROJEKT

DAS INNOVATIVE PROJEKT, von dem hier die Rede sein wird, heißt PETRA: Personalisierte Therapie bei Rheumatoider Arthritis (PETRA 2.0), basierend auf dem Modell der Psychoneuroimmunologie. Es wird vom Innovationsausschuss des Gemeinsamen Bundesausschuss (G-BA) gefördert. Ziel ist die Entwicklung einer neuen Versorgungsform für Patienten, die an rheumatoider

Arthritis leiden. Der G-BA beschreibt das Vorhaben so: »Die rheumatoide Arthritis (RA) ist die in Deutschland häufigste entzündliche Gelenkerkrankung. Sie betrifft ca. 0,8 Prozent der Erwachsenen und kann deren Lebensqualität erheblich einschränken. Frauen sind häufiger betroffen als Männer; bei ca. 20 Prozent der Erkrankten treten Depressionen oder Angst als Begleiterkrankungen auf. Neben erblichen Faktoren und dem Alter zählen Lebensstilfaktoren (zum Beispiel Rauchen und Übergewicht), Umwelteinflüsse, Hormone sowie psychische Belastungen zu den Risikofaktoren, an einer rheumatoiden Arthritis zu erkranken oder diese zu verstärken.

Das Projekt hat zum Ziel, bei Patientinnen und Patienten mit rheumatoider Arthritis das gesundheitsfördernde Verhalten zu verbessern, die Lebens- und Gesundheitskompetenz zu stärken und dadurch Immunologie und Krankheitsverlauf positiv zu beeinflussen. Betroffene sollen die mit ihrer Krankheit einhergehenden Gefühle – zum Beispiel Angst, Ärger, Depression, Zweifel und Überdruss – in ihrer täglichen Lebens- und Arbeitswelt selbstbestimmt steuern lernen. Dazu wurde ein neunmonatiges Interventionsprogramm mit einer Nachhaltigkeitsphase konzipiert. Basierend auf der Psychoneuroimmunologie (PNI) wurden insgesamt zwölf Interventionsmodule entwickelt, die sich auf unterschiedliche Aspekte des täglichen Lebens fokussieren, unter anderem den Umgang der Patientinnen und Patienten mit Stress und Emotionen. Mit dem Training werden die emotionalen und sozialen Kompetenzen der Teilnehmenden gestärkt und Problemlösungsstrategien erarbeitet. Psychoneuroimmunologisch gesehen sollen dadurch Immunstörung und Krankheitsaktivität langfristig positiv beeinflusst werden« (G-BA 2024).

Ein vergleichbares Vorläufer-Projekt PETRA 1.0 musste wegen der Corona-Pandemie abgebrochen werden, da gruppengestützte Interventionen für chronisch Kranke nicht mehr möglich waren.

Auch die Umsetzung von PETRA 2.0 macht Schwierigkeiten. Die Angst vor Gruppen und vor biopsychosozialen therapeutischen Ansätzen ist bei Patientinnen und Patienten mit rheumatoider Arthritis und auch bei Rheumatologinnen und Rheumatologen groß. Es ist mühsam, Patienten und Ärzte zu motivieren, bei dem ambitionierten Projekt mitzumachen.

DIE RHEUMATOIDE ARTHRITIS

Rheumatoide Arthritis beginnt mit chronischen Entzündungen in den Gelenken, gewöhnlich in den kleinen Gelenken der Hände, Finger und Füße. In der Folge breitet sich die Krankheit im ganzen Körper aus und befällt auch Organe. Die betroffenen Gelenke zeigen typische Entzündungszeichen, sie sind geschwollen, erwärmt und es fühlt sich ausgesprochen schmerzhaft an. Die chronische Entzündung führt im Verlauf zu Gewebszerstörungen, Versteifungen und typischen Rheuma-Deformationen. Die massiven motorischen Einschränkungen bedingen für die Patientinnen und Patienten starke Belastungen im Alltag und einen hohen Leidensdruck.

Die Ursachen der rheumatoiden Arthritis sind nicht wirklich bekannt. Es gibt einige Risikofaktoren und genetisch abgrenzbare Varianten, aber kein einziger Faktor kann wirklich kausal für das Rheuma verantwortlich gemacht werden.

Im Zuge der Krankheit treten auch typische immunologische Veränderungen auf. Die sogenannten Rheumafaktoren (RF) sind Autoantikörper, die sich mit verschiedenen Tests im Blutserum nachweisen lassen. Etwa 70 bis 80 Prozent der Patientinnen und Patienten mit rheumatoider Arthritis haben nachweisbare

Rheumafaktoren. Die Rheumafaktoren werden zusammen mit systemischen Entzündungswerten wie C-reaktives Protein (CRP) oder die Blutsenkung (BSG) zur Diagnose der rheumatoiden Arthritis herangezogen.

Im Blut messbaren Anzeichen für die Krankheit können bis zu zehn Jahre vor deren Ausbruch nachgewiesen werden, also lange bevor überhaupt Symptome auftreten.

Die symptomatische Krankheit muss daher als Resultat von lange vorher wirkenden pathogenen Prozessen im Körper gesehen werden, was schließlich zum Überschreiten der Schwelle von präklinischem zu klinischem Rheuma führt. Wie diese Prozesse genau vonstattengehen, wird bisher nicht wirklich verstanden. Die Erfahrungen zeigen, dass dabei häufig konkrete Ereignisse eine Rolle spielen. Die Krankheit bricht beispielsweise nach schweren Infektionen oder anderen belastenden Lebensereignissen aus (Alivernini et al. 2019).

Bisher kann die rheumatoide Arthritis nicht geheilt werden. Alle gängigen Therapiemethoden zielen darauf ab, die Entzündungsaktivität zu reduzieren, um so die Gewebsschädigung zu verhindern oder wenigstens zu verlangsamen. Die meisten Patienten sprechen gut darauf an. Circa 20 bis 30 Prozent unter ihnen sind aber therapieresistent. Das erklärt die Notwendigkeit zur Entwicklung neuer Behandlungsmöglichkeiten und besserer therapeutischer Konzepte.

Das menschliche Immunsystem steht nach den Erkenntnissen der PNI nicht für sich allein. Es interagiert ständig mit anderen Systemen. Diese Interaktionen sind auch bei Rheuma-Krankheiten relevant.

Nehmen wir als Beispiel den Fall einer 60-jährigen Patientin mit fortgeschrittenem Rheuma. Die Hände, insbesondere alle Finger, zeigen die typischen Schwellungen und Symptome. Nur ein Finger ist symptomfrei. Als Kind hatte die Patientin einen Unfall, bei dem die linke Hand verletzt wurde. Das Ereignis führte zur Schädigung des vierten Fingers. Dort hatte sie kein Gefühl mehr, es handelte sich um eine Schädigung der sensorischen Nerven.

Bei der Rheuma-Patientin führte das dazu, dass dieser Finger kaum Entzündungen ausbildete und auch von den rheumatischen Symptomen verschont blieb. Dieses Beispiel zeigt eindrücklich, welche Rolle dem Nervensystem bei Rheuma zukommt.

Ein weiteres Fallbeispiel handelt von einem 40-jährigen Mann, der im Alter von dreißig Jahren seine Rheuma-Diagnose bekommen hatte. Später erlitt er einen Schlaganfall, der zur Lähmung der linken Körperseite führte. Röntgenaufnahmen seiner beiden Hände zeigten nun Folgendes: Die rechte Hand hatte die typischen Rheuma-Deformationen. Die linke Hand war aber kaum betroffen. Dies stellt ein weiteres Beispiel für Veränderungen im Nervensystem dar, die den Verlauf von Rheuma beeinflussen.

Der Vollständigkeit halber kann neben den Fallbeispielen auch auf eine der ersten Studien verwiesen werden, die dieses Phänomen experimentell nachgewiesen haben. Es wurde bei Ratten in einem Hinterbein die sensorische Innervierung chirurgisch durchtrennt. Anschließend induzierte der Versuch Entzündungen in diesem Hinterbein. Dabei zeigte sich, dass die operierten Ratten kaum Schwellungen ausgebildet hatten. Die nicht operierten Kontrolltiere hingegen entwickelten normal starke Entzündungsschwellungen (Kane et al. 2005).

Konkrete Patientenschicksale und auch experimentelle Untersuchungen weisen darauf hin, dass neuro-immune Interaktionen bei der Entstehung und dem Verlauf der rheumatoiden Arthritis bedeutsam sind.

NEURO-IMMUNE INTERAKTIONEN BEI DER ENTSTEHUNG VON ENTZÜNDUNGEN

Wie können Nerven die Entstehung von Entzündungen beeinflussen? Für diese Fragestellung sind vor allem sensorische und sympathische Nervensysteme relevant. Sensorische Nerven, insbesondere Nozizeptoren, also schmerzempfindliche Nerven, besitzen auf ihrer Oberfläche immunologische Rezeptoren. Diese dienen unter anderem dazu, Antigene und andere molekulare Gefahrensignale zu erkennen. Wenn solche ausgemacht werden, schütten die Nervenzellen verschiedene Neurotransmitter aus. Diese Botenstoffe veranlassen, dass Immunzellen in das Gewebe eindringen und dort eine Immunreaktion starten. Auf diese Weise entstehen pro-inflammatorische Zytokine, die wiederum auch die sensorischen Nerven aktivieren und vermehrt zur Ausschüttung von weiteren Neurotransmittern führen. Die sich dadurch bildende Feedbackschleife bewirkt, dass die Entzündung so lange bestehen bleibt, bis der Anlass zur Entzündungsreaktion nicht mehr besteht. Die Dauer und die Intensität der Entzündung werden also nerval gesteuert (Günter et al. 2021).

Sympathische Nerven auf der anderen Seite wirken ebenfalls auf das Immunsystem ein. Die Effekte sind dabei abhängig von Ort und Zeitpunkt der Interaktion und auch von der Zielzelle.

Es zeigt sich, dass in der Entstehungsphase einer Entzündungsreaktion das sympathische Nervensystem vor allem hoch-inflammatorisch wirkt, also die Entzündung befördert, während es im späteren Stadium anti-inflammatorisch, entzündungshemmend, wirkt. Wenn eine Entzündung für mehrere Tage oder Wochen bestehen bleibt, kann es passieren, dass sich im betroffenen Gewebe die Zusammensetzung der Nerven verändert. Es werden nämlich verschiedene Wachstumsfaktoren freigesetzt, die dazu führen, dass sensorische Nerven sich ausbreiten, während sympathische Nerven sich zurückbilden. Das hat den Vorteil, dass dadurch der proinflammatorische Effekt gefördert und der anti-inflammatorische Effekt gehemmt wird. Dadurch wird, wie erwähnt, sichergestellt, dass eine Entzündung so lange aufrechterhalten wird, wie sie gebraucht wird. Die Entzündung dauert so lange an, bis die Antigene und Krankheitserreger eliminiert sind oder bis eine Wunde verschlossen ist (Pongratz et al. 2013).

Bei der rheumatoiden Arthritis kann der Auslöser für die Entzündung nicht direkt bekämpft werden. Die Entzündung hört nicht von allein auf und wird durch die Veränderungen im Nervensystem sogar fortdauernd befeuert. Das Nervensystem stellt also bei der rheumatoiden Arthritis einen bedeutenden Modulator der Entzündungsaktivität dar. Wenn wir nun auf diesem Wissen aufbauen und eine Ebene bei den komplexen Interaktionen höher gehen, gelangen wir von der Neuroimmunologie zur Psychoneuroimmunologie.

DIE PSYCHONEUROIMMUNOLOGIE
BEI RHEUMA-KRANKHEITEN

Den Begriff Psychoneuroimmunologie führte George Solomon im Kontext von rheumatischen Erkrankungen ein (Solomon et al. 1964). Solomon gilt als Pionier auf dem Forschungsgebiet der Psychoneuroimmunologie. In seiner berühmten Publikation aus den 6oer Jahren des letzten Jahrhunderts »Emotions, Immunity and Disease« stellte er die Hypothese auf, dass durch psychologische Faktoren der Verlauf von Rheuma beeinflusst werden könne. Seitdem zeigte die Forschung viele bidirektionale Verbindungen zwischen Rheuma und Psyche, die Beeinflussung erfolgt also in beide Richtungen. So ist der Ausbruch von Rheuma bei Patienten und Patientinnen ein Risikofaktor für das Entwickeln verschiedener psychischer Störungen, wie zum Beispiel Depressionen, Angststörungen, Panikattacken und Schlafprobleme. Als Auslöser gelten dabei der chronische Schmerz, der mit vielen körperlichen und auch sozialen Einschränkungen verbunden ist, und der sehr hohe Leidensdruck durch die Krankheit selbst. Auch biologische Mechanismen, wie zum Beispiel dauerhafte systemische Entzündungszustände werden in diesem Zusammenhang diskutiert.

Auf der anderen Seite sind aber auch der Schweregrad von Depressionen und Angststörungen ein Prädiktor für den Verlauf von Rheuma-Krankheiten. Während depressiver Episoden halten sich Patienten durch den Emotionsverlust und die Antriebslosigkeit häufig nicht mehr richtig an ihren Behandlungsplan und nehmen ihre Medikamente nicht mehr regelmäßig ein. Dies führt oft zu einem Teufelskreis, weil sich das Rheuma ohne Medikamente verschlechtert, was wiederum die Depression verstärkt, die Ausbildung des Rheumas fördert und die seelischen Folgen verschlimmert (Sturgeon et al. 2016). Bei den biologischen

Mechanismen ist das körperliche Stresssystem bedeutsam. Stress ist jener psychologische Einflussfaktor bei Rheuma, der wohl am stärksten wissenschaftlich untersucht worden ist.

STRESS UND RHEUMA

Grundsätzlich gibt es zur Rolle von Stress bei Rheuma zwei Hypothesen: Einmal die, dass Stress selbst Auslöser von Rheuma ist, also ursächlich dafür verantwortlich ist, dass Patienten die Krankheit entwickeln. Die andere Hypothese besagt, dass Stress den Verlauf von Rheuma bei Patienten beeinflusst, die bereits an der Krankheit leiden. Bei der ersten Hypothese wurden vor allem zwei Arten von Stress untersucht: frühkindliche Belastungserfahrungen (Adverse Childhood Experiences, ACE) und schwer belastende Lebensereignisse im Erwachsenenalter.

Was die aversiven Kindheitserfahrungen, die ACE, angeht, so erlangte die erste dazu durchgeführte Studie Ende der 90er Jahre des letzten Jahrhunderts (Felitti et al. 1998) große Beachtung. Darin wurde gezeigt, dass solche ACE viele negative Gesundheitsfolgen im Erwachsenenalter nach sich ziehen können, beispielsweise ein erhöhtes Risiko für psychiatrische Diagnosen, für Krebs, für Herz- und Kreislauferkrankungen, Schlaganfälle, Diabetes und eben auch für Autoimmunkrankheiten.

Die Kinder sind also doppelt »bestraft«: Ihre körperliche und psychologische Entwicklung wird durch diese frühen Belastungen gestört, und zusätzlich erleiden sie auch noch Spätfolgen. Erwachsene Personen, die vermehrt solche aversiven Kindheitserfahrungen erlitten haben, zeigen außerdem vielfach gesundheitsschädigende Verhaltensweisen, wie zum Beispiel Rauchen, vermehrter Alkoholkonsum, wenig Bewegung oder schlechte Ernährungsweisen.

Seit dieser ersten Studie erfolgten viele weitere Untersuchungen. Vor ein paar Monaten wurde eine Metaanalyse veröffentlicht. Sie fasst die Forschungsergebnisse der letzten zwanzig Jahre zusammen (Macarenco et al. 2022). Es zeigt sich, dass ein positiver Zusammenhang zwischen ACE und Autoimmunkrankheiten besteht, der die statistische Signifikanz nur knapp unterschreitet. Es gibt also eine Tendenz dafür, dass ACE mit Autoimmunkrankheiten im Erwachsenenalter assoziiert sind. Die einzelnen Studien erbringen keine einheitlichen Ergebnisse. Es zeigten sich aber signifikante Effekte bei bestimmten Belastungsarten wie emotionaler Missbrauch, Vernachlässigung oder Gewalterfahrungen.

Die Autoren der Analyse interpretieren dies im Prinzip ähnlich wie viele andere Wissenschaftler, die sich mit dem Thema beschäftigt haben. Es reicht wahrscheinlich nicht aus, sich nur diese Ereignisse als solche anzuschauen und zu fragen, ob sie vorgekommen sind oder nicht. Wichtig ist es, die individuelle Situation jeweils genauer zu betrachten, um mögliche Moderatoren, das heißt Vulnerabilitäts- und Resilienzfaktoren, in den Blick zu nehmen, die beeinflussen, ob und inwieweit ein entsprechendes Ereignis negative Folgen hat.

Die zweite Art von Stress, der möglicherweise krankheitsauslösend ist, stellen schwere Lebensereignisse im Erwachsenenalter dar. Letztes Jahr wurde eine große Studie an mehreren französischen Krankenhäusern durchgeführt: Man erfasste bei Patientinnen und Patienten, bei denen eine Rheuma-Erkrankung diagnostiziert wurde, die Stressbelastung innerhalb eines Jahres vor Ausbruch der Krankheit. Die Stressbelastung wurde dann als Menge an belastenden Lebensereignissen operationalisiert. Die Messung erfolgte mithilfe der Social Readjustment Rating Scale. Das ist eine Liste von möglichen Ereignissen, die Patienten angeben, und die Frage der Häufigkeit ihres Vorkommens. Dazu gehören beispielsweise Ereignisse wie eine Kündigung, der Tod von Freunden oder Angehörigen, Scheidungen und andere bedeutsame Vorkommnisse. Die Hypothese der Studien war, dass bei Patienten, die gerade Rheuma entwickelt haben, zuvor mehr an solchen Lebensereignissen stattgefunden hätten als bei gesunden Probanden einer Kontrollgruppe.

Diese Hypothese wurde bestätigt. Im Schnitt hatten »frische Rheuma-Patienten« doppelt so viele belastende Lebensereignisse im Vergleich zur gesunden Kontrollgruppe, und besonders schwerwiegende Lebensereignisse waren mit einem dreieinhalbfach erhöhten Risiko assoziiert (Germain et al. 2021). Solche Studien wurden bei Rheuma häufig durchgeführt und führten immer zu ähnlichen Ergebnissen.

PROSPEKTIVE UND RETROSPEKTIVE STUDIEN

Einen zentralen methodischen Kritikpunkt gibt es an den Studien zum Zusammenhang von Stress und rheumatischer Erkrankung: nämlich das retrospektive Design. Die Daten werden erst erhoben, nachdem die Patienten und Patientinnen schon Rheuma entwickelt haben. Die Alternative wäre ein prospektives Design, das die entsprechenden Ereignisse bei Probanden erfasst und dann beobachtet, ob sie Rheuma entwickeln oder nicht.

Eine Arbeitsgruppe aus Dänemark hat genau diese Vorgehensweise gewählt. Sie erfasste über einen Zeitraum von 18 Jahren Eltern, bei denen ein Kind gestorben war. Insgesamt wurden über 20.000 solcher Eltern für die Studie gewonnen. Gleichzeitig wurden auch Eltern einbezogen, deren Kinder nicht gestorben waren. Die Idee war, dass in der Gruppe der Eltern, bei denen der Tod des eigenen Kindes ein schwer belastendes Lebensereignis darstellte, mehr Rheuma-Diagnosen auftauchen, wenn Stress krankheitsauslösend ist (Li et al. 2005).

Es konnte aber kein Unterschied zwischen den Gruppen gefunden werden. Eltern mit der Stresserfahrung des Todes ihres Kindes hatten kein erhöhtes Risiko, an Rheuma zu erkranken.

Das widerspricht auf den ersten Blick der zuvor erwähnten Studie, die einen Zusammenhang zwischen Stress und Rheuma gefunden hatte. Solch widersprüchliche Ergebnisse finden sich in der gesamten Literatur über prospektive und retrospektive Studien. Dem Ausbruch von Rheuma geht häufig eine präklinische Phase voraus. Es wird angenommen, zumindest in der Theorie, dass es erste unbekannte Auslöser für Rheuma gibt. Diese seien nicht nur für die grundlegenden pathogenen Mechanismen verantwortlich. Sie könnten auch zum Anstieg des ACPA-Werts und des Rheumafaktors führen. ACPA (anti-citrullinierte Protein-Antikörper) sind neben den Rheumafaktoren ein serologischer Marker zur Früherkennung und Diagnosesicherung der rheumatoiden Arthritis. Stress wie auch schwere Infektionen könnten ein Trigger sein für den Übergang eines vorklinischen Stadiums ins klinische Rheuma.

Dadurch würden sich die Unterschiede zwischen pro- und retrospektiven Studien erklären. Bei den retrospektiven Studien haben sich alle Patientinnen und Patienten zum Zeitpunkt der Stresserfassung in der präklinischen Phase befunden. Ob Stressoren krankheitsauslösend sind, ist bei dieser Annahme mehr oder weniger Auslegungssache.

Die zweiten Hypothese geht davon aus, dass Stress bei Menschen mit einer etablierten Krankheit den Krankheitsverlauf beeinflusst. Zu dieser Fragestellung gibt es deutlich mehr Forschung, und inzwischen ist allgemein anerkannt, dass Stress den Krankheitsverlauf von Rheuma negativ beeinflusst und akute Schübe auslösen kann. Das wurde für viele verschiedene Formen von Stress gezeigt, wie zum Beispiel bei stressender Arbeit, bei Stress in Beziehungen, bei akademische Prüfungen etc.

Eine beispielhafte Studie dazu umfasste über vierzig verheiratete Rheuma-Patientinnen und untersuchte über einen Zeitraum von drei Monaten emotional gravierende Ereignisse (Zautra et al. 1998). Jede Woche wurde bei den Patientinnen über ein Interview erhoben, wie stressreich die vergangene Woche gewesen war. Außerdem wurde Blut abgenommen, um die Immunmarker zu bestimmen, und ein Rheumatologe schätzte die Krankheitsaktivität ein. So war es möglich, die Variablen einer durchschnittlich stressigen Woche mit denen einer sehr stressigen Woche zu vergleichen. Es zeigte sich, dass im letzteren Fall die Krankheitsaktivität und verschiedene Marker für die T-Zell-Aktivierung signifikant erhöht waren. Es bestand also ein Zusammenhang zwischen erhöhtem Stress, T-Zell-Aktivierung und erhöhter Krankheitsaktivität.

Zusätzlich gaben die Patientinnen in jedem Interview auch noch an, wie sie ihre aktuelle wöchentliche Beziehungsqualität einschätzten und die Beziehung zu ihrem Partner bewerteten. Es ging beispielsweise um Fragen, wie unterstützt sie sich fühlten und wie viele positive Beziehungsmomente es in der Woche gegeben hatte.

Die wöchentliche Beziehungsqualität stellte sich als modellierender Faktor für den Effekt von Stress heraus, das heißt, dass bei Patientinnen, die während einer sehr stressigen Woche gleichzeitig eine hohe Beziehungsqualität erlebten, der Stresseffekt auf das Immunsystem nachweislich abgefedert wurde. Bei Patientinnen hingegen, die eine schlechte Beziehungsqualität erlebten, blieb der Stresseffekt bestehen. Es war also nicht nur relevant, ob »äußerlich« Stress vorhanden war. Mindestens genauso wichtig ist die Frage, welche protektiven Faktoren und Ressourcen den betroffenen Patientinnen zur Verfügung standen, um mit dem Stress umzugehen.

STRESS UND IMMUNSYSTEM

Welche Prozesse finden statt, wenn Stress sich direkt auf das Immunsystem und auf eine Rheuma-Erkrankung auswirkt? Grundsätzlich werden verschiedene Mechanismen aktiviert, wenn eine Person akut gestresst ist. Katecholamine werden über das sympathische Nervensystem und die Nebenniere freigesetzt, genauso wie Cortisol über die Hypothalamus-Hypophysen-Nebennierenrinden-Achse (HPA-Achse). Ein berühmter Biologe aus dem 20. Jahrhundert sagte, dass nichts an der Biologie Sinn mache, wenn es nicht im Licht der Evolution betrachtet werde. Und so ähnlich ist es auch hier. Stressreaktionen haben sich im Kontext von evolutionären Gefahrensituationen entwickelt. Sie haben auf diese Weise zum Überleben von Individuen beigetragen, indem sie eben antizipatorisch auf mögliche Gefahren vorbereitet haben.

Wenn ein Mensch mit akutem Stress konfrontiert ist, werden eben diese Achsen aktiviert, die dann zu verschiedenen Veränderungen im Körper führen. Dazu gehört zum Beispiel eine erhöhte Muskelspannung, das fokussierte Sehfeld, auch das Glucose-Level im Blut steigt an, was eine schnell verwertbare Energiebereitstellung bedingt, und die Blutgefäße in den Extremitäten verengen sich. Insgesamt wird der Körper schlicht auf eine Kampf- oder Fluchtsituation vorbereitet.

In Bezug auf das Immunsystem bedeutet dies: Die sympathische Aktivierung in den lymphatischen Organen führt zu einer Mobilisierung von Immunzellen im Blut und zu einem Anstieg von NF-kB, einem zentralen pro-inflammatorischen Transkriptionsfaktor, und dem entsprechenden Anstieg von pro-inflammatorischen Zytokinen. Das soll dafür sorgen, dass bei einer Verletzung das Immunsystem schon vorbereitet ist und direkt reagieren kann (Middendorp et al. 2016, Slavich et al. 2014, Glaser et al. 2005).

Inwieweit diese physiologischen Veränderungen aber in vielen modernen Stresssituationen, die sich ja über deutlich längere Zeiträume hinziehen, noch angebracht sind oder vielleicht sogar schädliche Wirkung zeigen, darüber kann man streiten. Vor genau diesem Hintergrund erklärt sich natürlich, dass Stress als ein Modulator von Entzündungsaktivitäten auch Rheuma beeinflussen kann.

Es gibt darüber hinaus Hinweise, dass bei Rheuma-Patienten und -Patientinnen die Stressreaktivität verändert ist. Es kommt zu einem verminderten immunsuppressiven Cortisolanstieg und zu einem erhöhten pro-inflammatorischen Zytokinanstieg.

Wie die Studie mit den Ehepaaren schon zeigte, ist es im Prinzip nicht nur von Bedeutung, dass eine äußerlich stressbehaftete Situation vorhanden ist, sondern ebenso wichtig ist es, wie ein Individuum diese Situation wahrnimmt, wie es sie einschätzt und wie es mit ihr umgeht.

LEIB UND SEELE BEI PETRA 2.0

Das komplexe Zusammenwirken von Stress, seelischen Einflüssen und individueller Lebenssituation zu erforschen ist auch einer der Schwerpunkte beim Projekt PETRA 2.0. Es gibt bei Rheuma ein psychophysiologisches Modell, das in diesem Projekt wissenschaftlich untersucht wird. Die gängigen Therapiemethoden zielen nur darauf ab, die Entzündungsaktivität im Körper zu reduzieren.

Das Projekt PETRA 2.0 bietet nun Patientinnen und Patienten ein psychologisches Kompetenztraining an, bei dem sie lernen, mit ihrer Krankheit und den daraus resultierenden Schmerzen und dem Stress besser umgehen zu können.

Das hat zum Ziel, dass die Patientinnen und Patienten auf diese Weise Selbstwirksamkeitserfahrungen machen und Selbstkompetenz entwickeln. Denn viele Rheuma-Patienten tendieren gegenüber ihrer Krankheit zu Gefühlen von Hoffnungslosigkeit, Angst, Grübeln oder auch Vermeidungsverhalten. Das sind alles Faktoren, die im Umkehrschluss mit einem schlechteren Rheuma-Verlauf assoziiert sind (Sturgeon et al. 2016).

Es gibt schon ein paar Erfahrungen mit ähnlichen Programmen, die alle gezeigt haben, dass auf diese Weise die Krankheitsaktivität reduziert und die Lebensqualität gesteigert werden konnten. Es könnte für Patientinnen und Patienten der Umgang mit der rheumatoiden Arthritis leichter werden, so die Annahme. Krankheitsschübe ließen sich so reduzieren und psychischen Begleiterkrankungen würde vorgebeugt werden.

Die Intervention dauert neun Monate und umfasst insgesamt 15 Gruppensitzungen bei Gruppengrößen von sechs bis zwölf Patienten. Die Gruppen werden von Psychotherapeuten angeleitet.

Die Intervention besteht aus drei Phasen. In der ersten Phase, der Informationsphase, steht im Vordergrund, dass die Mitglieder

der Gruppe sich kennenlernen können und die notwendige Vertrauensbasis für den gemeinsamen Prozess geschaffen wird. Die Patientinnen und Patienten sollen lernen, wie sie mit verschiedenen Aspekten des alltäglichen Lebens, die mit ihrer Krankheit in Zusammenhang stehen, umgehen können, zum Beispiel mit Ernährung, Schlaf, Sport oder eben Stress. Psychoedukative Angebote und Wissensvermittlung tragen dazu bei.

Konkret in Bezug auf den Stress geht es dann um die Frage, wie man selbst erkennt, dass man gestresst ist, und wie man auf gesunde Art und Weise damit umgehen kann.

Danach folgt eine offene Phase. Es werden der Gruppe weniger Themen vorgegeben. Die Teilnehmerinnen und Teilnehmer können ihre eigenen Konfliktthemen und ihre Probleme aus ihrem Alltag einbringen. Diese werden gemeinsam in der Gruppe reflektiert, um in gegenseitiger Unterstützung Lösungen zu finden. Das soll die individuellen Ressourcen stärken und die eigenen Potenziale der Krankheitsbewältigung fördern.

In der letzten Phase, der Nachhaltigkeitsphase, trifft sich die Gruppe dann nur noch ein Mal im Monat. Da geht es vor allem darum, das Gelernte im Alltag umzusetzen und nachhaltig zu stabilisieren.

FORSCHUNGSDESIGN UND DATENERHEBUNG

Das Projekt PETRA 2.0 untersucht die Wirkung eines psychotherapeutisch geleiteten Interventionsprogramms über einen Zeitraum von 18 Monaten. Die Patientinnen und Patienten werden in ihrer biopsychosozialen Gesamtheit betrachtet. Die Datenerhebung umfasst mehrere psychosoziale und physiologische (immuno-endokrine) Messungen, Indizes der rheumatischen Krankheitsaktivität und gesundheitsbezogene Sachverhalte, die über verschiedene psychologische Fragebögen erfasst werden. Die Messungen erfolgen ein Mal vor Beginn der Intervention, fünf Mal während der neunmonatigen Intervention und drei weitere Male in der neunmonatigen Nachbeobachtungsphase. Die Kontrollgruppe nimmt nicht am Interventionsprogramm teil, aber die Messungen der Variablen werden in der gleichen zeitlichen Abfolge durchgeführt. Das ermöglicht eine Analyse der Variation zwischen der Interventions- und Kontrollgruppe und auch innerhalb der Probandinnen und Probanden, die das Interventionsprogramm absolvieren.

Zusätzlich werden bei einigen integrative Einzelfallstudien durchgeführt. Dabei werden die Patienten und Patientinnen über einen Monat hinweg, einmal vor und nach der Intervention, mit engmaschigen psychologischen (Fragebögen und Interviews) und physiologischen (Urin- und Blutproben) Messungen in ihrem Alltag, also »life as it is lived« (Schubert et al. 2012) beobachtet. Dies ermöglicht die Analyse funktioneller Veränderungen in einem Setting mit hoher ökologischer Validität nach der Intervention, zum Beispiel in der psychophysiologischen Stressantwort, im Umgang mit rheumatischen Schmerzen oder in der Reaktion auf emotional bedeutsame Ereignisse. Auf diese Weise können mögliche Mechanismen, die die Einflüsse der Intervention vermitteln oder moderieren, explorativ identifiziert werden.

Insgesamt konnten etwa 150 Patientinnen und Patienten für die Studie rekrutiert werden, die sich zu gleichen Teilen auf die Interventions- und die Kontrollgruppe aufteilen.

Das Projekt selbst wird in einem Netzwerk von Akteuren des Gesundheitswesens gestaltet und durchgeführt. Die Kooperation vernetzt den BKK Landesverband Bayern (BKK-LV), der die

Studienleitung und -koordination übernimmt, die Allgemeine Ortkrankenkasse Bayern (AOK), den Berufsverband Deutscher Präventologen e. V., die Landesgruppe Bayern der Deutschen Psychotherapeuten Vereinigung (DPtV), den Berufsverband Deutscher Rheumatologen (BDRh), die Kassenärztlichen Vereinigung Bayern (KVB), die Universität Regensburg (UR) und die Medizinische Universität Innsbruck (MUI).

DIE CHANCEN EINER BIOPSYCHOSOZIALEN GESUNDHEITSVERSORGUNG

Das Projekt PETRA 2.0 zeigt, welche Chancen im bestehenden Gesundheitswesen für eine ganzheitliche Patientenversorgung möglich wären. Die biopsychosoziale Sichtweise ist für viele beteiligte Akteure der bestehenden Gesundheitsversorgung ungewohnt und produziert auch Widerstände. Die Erfahrungen mit dem Projekt sind aufschlussreich für das Spannungsverhältnis zwischen einer konventionellen Bio-Medizin und einem umfassenden biopsychosozialen Ansatz, der Patientinnen und Patienten mit rheumatoider Arthritis im Kontext ihres alltäglichen individuellen wie sozialen Lebens sieht.

Autonomie und Selbstwirksamkeit der betroffenen Patienten und die Krankheitskontrolle der rheumatologischen Versorgung mit ihren systemischen Zwängen passen nicht gut zusammen. Die Versorgungsmaschinerie und die Bedürfnisse der kranken Menschen folgen verschiedenen Logiken. Das Projekt deckt Barrieren auf beiden Seiten auf. Rheumatologen fürchten, dass ihr Arbeitsplatz an Bedeutung verliert, wenn Psychotherapeuten die betroffenen Menschen zu einer besseren Gesundheitskompetenz befähigen und ihre Selbstwirksamkeit stärken. Interessanterweise sehen wir auch, dass auch Patientinnen und Patienten nicht so interessiert sind an Autonomie und eigener Krankheitsbewältigung. Sie fühlen sich in der Abhängigkeit von der medizinischen Steuerung sicherer. Das könnte damit zu tun haben, dass sehr viele Traumatisierungen im Spiel sind und schon allein das Wort »Psyche« reaktiv Widerstände hervorruft.

Wir wissen aus der Erforschung von Autoimmunerkrankungen, dass dabei das Psychische weitgehend ausgegrenzt und heilsame Effekte nur von der Biochemie erwartet wurden. Seit das Thema Psyche in die Forschung rund um Autoimmunerkrankungen einbezogen wird, zeigt sich deutlich, dass Autoimmunerkrankungen ganz offensichtlich einen sehr starken traumatischen Hintergrund haben können. Wenn das der Fall ist, haben wir es auch mit einer Kollusion zu tun. Auf der einen Seite stehen Rheumatologen und Rheumatologinnen, die mit der Psyche nicht viel am Hut haben, weil sie das im System auch gar nicht gelernt haben. Rheuma-Spezialisten wurden bisher nicht dazu ausgebildet, die Krankheit und den Menschen ganzheitlich zu sehen.

Und auf der anderen Seite steht ein Patient oder eine Patientin, der oder die traumatisiert ist und sich nicht mit seinen oder ihren Traumata auseinandersetzen möchte. Hier kommen zwei zusammen, die sich offensichtlich unterm Tisch die Hand reichen und sagen: Es passt schon, wir müssen nichts ändern.

Der Ansatz und die Zielsetzung des Projekts PETRA 2.0 stehen mittendrin in der Zeitenwende hin zu einer biopsychosozialen Medizin. Die damit einhergehenden Erfahrungen sind daher auch gesundheitspolitisch bedeutsam. Die innovative Herausforderung einer biopsychosozialen Medizin braucht viel Geduld, Ausdauer und Ambiguitätstoleranz.

THOMAS STEGEMANN

LEBENSELIXIER MUSIK – ODER: MUSIKTHERAPIE WIRKT!

Die Zukunft der Medizin als Heilkunst
liegt in der Reaktivierung der Künste
JAMES HILLMAN

MUSIK WIRKT!

MUSIK BERÜHRT UNS. Musik bewegt uns. Musik ist ein Lebenselixier. Dass Musik diese Wirkungen auf (die allermeisten) Menschen hat, wird kaum jemand ernsthaft infrage stellen. Warum aber Musik solche Effekte hat, wie sie sich überhaupt entwickelt hat und wieso sie ein so allgemein verbreitetes Phänomen ist – all diese Fragen sind komplexerer Natur und Gegenstand wissenschaftlicher Untersuchungen der letzten Dekaden.

Wenn wir uns – ontogenetisch – mit der Kraft der Musik beschäftigen, dann müssen wir weit zu den Anfängen menschlichen Lebens zurückgehen – und zwar zur intrauterinen Geräuschkulisse, die uns im Mutterleib umgibt. Das ist sozusagen der Soundtrack, den wir alle miteinander teilen: der Herzschlag der Mutter, das Rauschen der Gefäße, der Atmung – und nicht zuletzt die Stimme der Mutter. All das nehmen wir zunächst durch Vibrationen über die Haut auf und später, ca. ab der 22. bis 24. Schwangerschaftswoche, auch über das Gehör. Klänge, Töne, Rhythmen sind Teil des Bindungsprozesses, der sich in dieser frühesten Lebensphase entwickelt (Stegemann 2018).

Kreutz & Bernatzky (2015) weisen auf die salutogenetischen Effekte von Musik, insbesondere des aktiven Musizierens allein oder in der Gruppe hin: Dies führe zur Aktivierung von psychischen, körperlichen und seelischen Ressourcen, positiven Affekten sowie zur Minderung von Stress bei gleichzeitiger Erhöhung der Immunkompetenz. Daraus ergebe sich die therapeutische Wirkung im Sinne von a) »Heilung von Verletzung und Krankheit«, b) »Verbesserung von Wohlbefinden und Lebensqualität« und c) »Gesundheitsschutz und Prävention« (S. 12).

Im 2019 veröffentlichten WHO *Health Evidence Network synthesis report* mit dem Titel »What is the evidence on the role of the arts in improving health and well-being?« wird die große Bedeutung der Künste für Förderung von Gesundheit und Wohlbefinden über die gesamte Lebensspanne anerkannt und mit der Forderung verknüpft, die Implementierung künstlerischer Ansätze und Therapien im Gesundheitswesen zu forcieren. Dort heißt es: »Der Bericht unterstreicht den Beitrag der Künste zur Förderung der Gesundheit und zur Vorbeugung einer Reihe von psychischen und physischen Erkrankungen sowie zur Behandlung oder zum Management von akuten und chronischen Erkrankungen, die im Laufe des Lebens auftreten« (Fancourt & Finn 2019, S. 3; Übersetzung durch den Autor).

MUSIK UND BEZIEHUNG

Die fundamentale Verbindung zwischen Musik und Beziehungsaspekten wird deutlich, wenn der englische Musikethnologe John Blacking (1995) schreibt: »Die Funktion von Musik besteht darin, die Qualität individueller Erfahrungen und menschlicher Beziehungen in gewisser Hinsicht zu steigern; ihre Strukturen spiegeln die Muster menschlicher Beziehungen wider, und der Wert eines Musikstücks als Musik ist untrennbar mit seinem Wert als Ausdruck menschlicher Erfahrung verbunden« (S. 31, Übersetzung durch den Autor).

Es scheint so, als könnten wir auch gar nicht anders, als Musik »relational«, als »sozial bezogen« zu erleben. Steinbeis & Koelsch (2009) haben in einer Bildgebungsstudie untersucht, welchen Einfluss die Vorinformation auf Probanden und Probandinnen hatte, wenn es darum ging, ob der Ausschnitt eines atonalen Klavierstücks[*] von einem Komponisten stammte oder sozusagen arbiträr von einem Computerprogramm zusammengestellt wurde. Die Teilnehmenden dieses Experiments sollten angeben, wie angenehm beziehungsweise unangenehm *(pleasant vs. less pleasant)* sie ein bestimmtes Musikstück empfanden. Die Einschätzung der

---

[*] Die Exzerpte stammten aus Schönbergs Klavierstück, op. 33a und b, seinen Drei Klavierstücken, op. 11, sowie Weberns Variationen für Klavier, Op. 27, seinem Satzstück für Klavier und dem Klavierstück, im Tempo eines Menuetts.

Versuchspersonen in Bezug auf den Grad des »als angenehm Empfindens« war weitestgehend übereinstimmend, unabhängig davon, ob die Probanden und Probandinnen meinten, eine Sequenz eines Komponisten *(human product)* oder ein computergeneriertes Werk zu hören.

Ein Unterschied ergab sich aber sehr wohl bei der Hirnaktivierung: Gingen die Probanden und Probandinnen aufgrund der Vorinformation davon aus, dass sie eine von einem Menschen komponierte Komposition hörten, dann wurden automatisch Hirnbereiche aktiviert, die für *soziale* Netzwerke im Gehirn stehen *(mental state attribution)*: anteriorer medialer frontaler Kortex, Sulcus temporalis superior (STS) und die Temporal-Pole.

Ein weiterer Beleg dafür, dass die Aussage »Musik berührt uns« durchaus wörtlich zu nehmen ist, ergibt sich aus den Untersuchungen zu Musik und Oxytocin. Bei Oxytocin handelt es sich um ein Hormon, das im Zwischenhirn (Hypothalamus) gebildet und über die Hirnanhangsdrüse (Hypophyse) ins Blut abgegeben wird. Der Name dieses Neuropeptids leitet sich von seiner physiologischen Bedeutung während des Geburtsprozesses ab – Oxytocin (vom Altgriechischen *ōkys*, was »schnell« bedeutet und *tokos*, also »Geburt«) führt nämlich zu einer Kontraktion der Gebärmutter und wirkt somit wehenauslösend. Heute ist Oxytocin vor allem als »Kuschel- oder Bindungshormon« bekannt, da es bei körperlichem Kontakt (Berührungen) ausgeschüttet wird. Es gibt mittlerweile eine Reihe von Untersuchungen, die zeigen konnten, dass die Ausschüttung von Oxytocin auch durch Musik stimuliert werden kann, insbesondere durch gemeinsames Chorsingen (Koelsch & Stegemann 2012, Kreutz 2014). Harvey (2020) resümiert dazu: »Aus physiologischer und psychosozialer Perspektive stärkt Musizieren in der Gruppe, wie zum Beispiel Chorsingen, die Verbundenheit, erhöht die Empathie, reduziert depressive Symptomatik und wirkt stimmungsaufhellend, es wirkt belebend und stimuliert kognitive Fähigkeiten, es zeitigt auf systemischer Ebene positive Gesundheitseffekte inklusive verbesserter Immunkompetenz, einer Reduktion von Zytokinen und Entzündungsparametern, es führt zu niedrigerem Blutdruck und zu einem niedrigerem Spiegel von Cortisol und des Hormons ACTH« (S. 7, Übersetzung durch den Autor).

Eine große Rolle spielen die musikalischen Beziehungsaspekte in der Mutter-Kind-Dyade, im frühen Dialog und Austausch, der insbesondere durch musikalische Qualitäten (zum Beispiel Modulation in der Stimme, Prosodie) beschrieben werden kann (vgl. Stern 2011). Diese Form der Kommunikation wurde von Malloch mit dem Begriff der *Comunicative Musicality* umschrieben. Michael Spitzer (2021) hält diesbezüglich fest: »Die Anfänge der Musik liegen also nicht in der Stimme der Mutter selbst. Musik entsteht aus dem komplexen Mikrodrama, das sie mit ihrem Kind aufführt. *Musik ist durch und durch relational*; die Philosophin Kathleen Higgins spricht daher von »der Musik zwischen uns« (S. 54).

WAS IST MUSIKTHERAPIE?

Österreich gehört zu den wenigen Ländern in Europa, in denen Musiktherapie gesetzlich geregelt ist. Im Österreichischen Musiktherapiegesetz findet sich folgende Berufsbeschreibung: »§ 6. (1) Die Musiktherapie ist eine eigenständige, wissenschaftlich-künstlerisch-kreative und ausdrucksfördernde Therapieform. Sie umfasst die bewusste und geplante Behandlung von Menschen, insbesondere mit emotional, somatisch, intellektuell oder sozial bedingten Verhaltensstörungen und Leidenszuständen, durch den Einsatz musikalischer Mittel in einer therapeutischen Beziehung (...)«

Auch in dieser – recht technischen – Definition von Musiktherapie wird der Beziehungsaspekt besonders betont.

Dies kann man sich als ein gleichseitiges Dreieck – wie ein Triangel – vorstellen, in dem die drei Spitzen durch Patientin/Patient auf der einen Seite und Musiktherapeut/Musiktherapeutin auf der anderen Seite der Basis gebildet werden und das künstlerische Medium – die Musik – die Spitze bildet. Wenn wir uns die therapeutische Beziehung zwischen diesen vergegenwärtigen, so fungiert Musik gewissermaßen als etwas »Drittes«, das diese Beziehung beeinflussen, gestalten oder initiieren kann.

Der Musikbegriff in der Musiktherapie ist dabei sehr weit gefasst: Jede absichtliche – oder auch unabsichtliche – Klangerzeugung kann musikalisch integriert werden, das heißt es wird in die improvisatorisch entstehende »Therapiemusik« aufgenommen. Musikalische Vorkenntnisse (aufseiten der Patienten) sind in der Musiktherapie nicht vonnöten – es geht auch nicht um ein künstlerisches Produkt oder um eine möglichst perfekte Darbietung, sondern um den direkten, unverfälschten Ausdruck durch das Medium Musik.

Dabei kommen – neben der Stimme – die unterschiedlichsten Musikinstrumente zum Einsatz. In einem »typischen« Musiktherapieraum finden sich zum Beispiel:

▶ klassische europäische Instrumente (Klavier, Gitarre, Streich- und Blasinstrumente etc.)

▶ Orff-Instrumentarium (Xylophon, Klangstäbe, Rasseln etc.)

- außereuropäische sowie archaische Instrumente (Gong, Klangschalen, Schlitztrommeln, Flöten, Djembe, Cajon etc.)

- Band-Instrumente (Schlagzeug, E-Bass, E-Gitarre, Keyboards etc.)

- spezielle Musiktherapie-Instrumente (Klangliege, für Menschen mit Behinderungen adaptierte Instrumente etc.)

- digitale/virtuelle Instrumente und Medien (App-basierte Instrumente, die zum Beispiel über ein Tablet gespielt werden können)

Tabelle 1 Musikinstrumente im Musiktherapieraum

Oder, wie es Oehlmann (2021) ausdrückt: »Das musiktherapeutische Instrumentarium kann prinzipiell aus allen Instrumenten bestehen, die es gibt« (S. 386).

Musik kommt im Gesundheitswesen in vielfältigsten Formen zum Einsatz. Auch wenn in der Regel von einer »therapeutischen« Wirkung dieser Interventionen ausgegangen werden kann, fällt nicht alles unter die Kategorie *Musiktherapie*. Von Musiktherapie im engeren Sinne (vgl. Musiktherapiegesetz oben) spricht man, wenn Musik gezielt im Rahmen einer therapeutischen Beziehung von ausgebildeten Musiktherapeuten/Musiktherapeutinnen eingesetzt wird. Unter *Musikmedizin* versteht man das Anhören von aufgezeichneter Musik, zum Beispiel vor oder nach einer Operation. Andere *musikbasierte Interventionen* umfassen die Verwendung von Musik zur Gesundheitsförderung oder Erholung, zum Beispiel Singkreise in Pflegeeinrichtungen.

Die meisten der ca. 500 Musiktherapeuten/-therapeutinnen in Österreich (Stand Mitte November 2023) arbeiten in Institutionen und (häufig parallel) auch in eigener Praxis. Ihre Wirkungsfelder sind nach einer eigenen Untersuchung in den Bereichen »Kinder und Jugendliche mit Entwicklungs-/Verhaltensauffälligkeiten« (22,5 Prozent), »Erwachsene mit psychiatrischen Erkrankungen« (21,5 Prozent) sowie »Menschen mit geistigen und/oder körperlichen Behinderungen« (10,9 Prozent) angesiedelt (Phan Quoc & Riedl et al. 2019). Außerdem können Menschen in ihrer gesamten Lebensspanne, also in allen Altersgruppen behandelt werden – von der Neonatologie (s. u.) bis zu von Demenz betroffenen Menschen (und ihren Angehörigen) und auch Menschen in der letzten Lebensphase im Palliativ- und Hospizbereich.

Eine spezielle Indikation für Musiktherapie besteht sicherlich für die Bereiche, in denen die verbale Ausdrucks- und Kommunikationsfähigkeit noch nicht (zum Beispiel Frühgeborene) oder nicht mehr gegeben ist (zum Beispiel Menschen im Wachkoma), oder wo andere Gründe für Sprachbarrieren vorliegen (Menschen mit Autismus; Geflüchtete; Patientinnen mit Aphasie nach Schlaganfall etc.). Das heißt zwar nicht, dass in der Musiktherapie nicht gesprochen würde, aber ihre Stärke besteht darin, dass Musik eben eine zusätzliche Kommunikationsebene bietet, wenn Worte nicht zur Verfügung stehen.

MUSIKTHERAPIE-PROJEKTE

Das Wiener Zentrum für Musiktherapie-Forschung (WZMF) besteht seit 2017 als Kooperationsprojekt zwischen der Universität für Musik und darstellende Kunst Wien und der Medizinischen Universität Wien und wurde über fünf Jahre im Rahmen der Hochschulraumstrukturmittel des Bundesministeriums für

Bildung, Wissenschaft und Forschung (BMBWF) gefördert. Ein Schwerpunkt der Arbeit im Wiener Zentrum für Musiktherapieforschung ist Musiktherapie(-forschung) mit Kindern, Jugendlichen und Familien.

Im Folgenden werden vier Projekte skizziert, die beispielhaft Einblick in die (laufende) Musiktherapie-Forschung geben sollen.

MUSIKTHERAPIE IN DER NEONATOLOGIE

In einem Dissertationsprojekt von Leslie Schrage-Leitner werden die Effekte von Musiktherapie bei Frühgeborenen in der Neonatologie untersucht (Schrage-Leitner & Stegemann 2020). Dabei werden in einer prospektiven Studie (RCT) Frühgeborene, die die Standardtherapie erhalten, mit einer Gruppe verglichen, die zusätzlich Musiktherapie erhält.

Ausgangsposition: Teilnehmende sind Neugeborene vor der 37. Schwangerschaftswoche (SSW), die eine organische Unreife aufweisen, insbesondere bei der Entwicklung von Lunge, Augen, des Magen-Darm-Trakts, des Zentralen Nervensystems sowie des Immunsystems. Je jünger und je unreifer ein Kind zur Welt kommt, desto höher ist die Gefahr des Auftretens lebenslanger schwerer körperlicher oder neurologischer Defizite, Entwicklungsverzögerungen und Verhaltensauffälligkeiten (Schrage-Leitner 2022).

ZIELE DER MUSIKTHERAPIE IN DER NEONATOLOGIE

Als *kurzfristige Ziele* sind Entspannung, Stressreduktion, eine verbesserte Schmerzbewältigung, die Unterstützung der kindlichen Regulation (Vitalparameter, circadianer Rhythmus etc.) sowie auch die Begleitung und Unterstützung der Eltern (»Coping«, »Bonding«) zu nennen.

Langfristige Ziele sind Förderung der neurologischen Entwicklung, positive seelische und körperliche Erfahrungen (sie prägen das »Wohlfühl-Gedächtnis«), Schmerzprophylaxe sowie auch die Begleitung und Unterstützung der Eltern (unter anderem Bestärkung der elterlichen Kompetenzen).

BISHERIGE ERGEBNISSE

Was sind Ergebnisse aus den bisherigen Forschungen zu diesem Thema? Es lässt sich kurzgefasst dazu Folgendes festhalten (siehe Stegemann et al. 2019): Musiktherapie kann nachweislich zu einer Senkung von Herz- und Atemfrequenz führen, das heißt einer Reduktion des Erregungsniveaus (Arousals). Weiters verbessert Musiktherapie das Schlafverhalten und die Nahrungsaufnahme. Musiktherapie wirkt sich auch positiv auf Angehörige aus und reduziert die Ängstlichkeit von Müttern. Musikmedizinische Interventionen können Schmerzen der Frühgeborenen lindern, die bei invasiven Eingriffen wie Blutabnahmen auftreten. Zusammengenommen kann dadurch sogar die Aufenthaltsdauer auf der neonatologischen Intensivstation verkürzt werden.

BINDUNGSORIENTIERTE ASPEKTE DER MUSIKSPIELTHERAPIE (MST)

Eva Phan Quoc setzt in ihrer noch laufenden Doktorarbeit den Schwerpunkt auf die Ausdifferenzierung und Evaluierung eines Musiktherapieansatzes für Kleinkinder (null bis vier Jahre) und deren Bezugspersonen. Die MusikSpielTherapie (MST) ist ein Konzept, das von Stumptner & Thomsen entwickelt wurde und das im Rahmen einer multiplen Einzelfallstudie untersucht werden soll. Im Fokus stehen dabei die frühe Eltern-Kind-Interaktion sowie die Einschätzung der Beziehungsqualität. Zielgruppe sind Familien, in denen aufgrund verschiedener Risikofaktoren der Aufbau einer sicheren Bindungsbeziehung besonders erschwert ist. Mögliche Auswirkungen der musiktherapeutischen Behandlung auf Aspekte wie elterliche Belastung, psychisches Wohlbefinden, Resilienz oder Feinfühligkeit der Bezugspersonen im Umgang mit dem Kind werden am WZMF untersucht. Ziel dieser Studie ist es, herauszufinden, inwieweit sich bindungsbasierte MusikSpielTherapie als Gesamtkonzept für die musiktherapeutische Arbeit mit Kindern bis zu vier Jahren und ihren Bezugspersonen bewährt (Phan Quoc 2023). Im September 2022 fand an der mdw – Universität für Musik und darstellende Kunst Wien – das erste Internationale Symposium zu Musiktherapie mit Familien statt, bei dem die verschiedenen »Spielweisen«, Musiktherapie im familiären Setting einzusetzen, vorgestellt und diskutiert wurden (Phan Quoc, Burghardt-Distl & Stegemann 2023).

MUSIKTHERAPIE IM LOCKDOWN – LIEBLINGSLIED.AT

»Das Leben ist kein Wunschkonzert – aber manchmal spielt es dein Lieblingslied«, diesem Motto folgend wurde inmitten des durch das Corona-Virus (COVID-19) ausgelösten Lockdowns das präventive musiktherapeutische Online-Angebot lieblingslied.at ins Leben gerufen. Das Projekt entstand durch eine gemeinsame Initiative zwischen dem Österreichischen Berufsverband der MusiktherapeutInnen (ÖBM) und der Universität für Musik und

darstellende Kunst Wien. Das kostenlose Angebot richtete sich an Menschen, die sich in besonderem Maße von den Auswirkungen der Corona-Krise belastet fühlten. Ziel des Projekts war es, deren individuellen Ressourcen zu stärken, ihnen eine vitalisierende Erfahrung zu ermöglichen und Krisen vorzubeugen.

Über eine Online-Plattform (www.lieblingslied.at) konnten sich Interessierte gratis einen virtuellen Termin buchen, zu dem sie sich ein Lieblingslied (oder -musikstück) wünschen konnten, das ihnen über Video-Konferenz oder Telefon von einer Musiktherapeutin/einem Musiktherapeuten live vorgespielt wurde (Stegemann et al. 2021). Das Projekt wurde in Kooperation mit dem Institut für Musiksoziologie wissenschaftlich begleitet und evaluiert. In einem Interview, das katamnestisch durchgeführt wurde, sagt zum Beispiel eine Teilnehmende, die sich »Karneval der Tiere« gewünscht hatte, Folgendes (Huber et al. 2022): »Was ich noch ganz besonders fand, während ich eben mit der Musiktherapeutin diese kurze Session hatte: Ich habe wirklich nicht gedacht, dass mich das so mitnehmen wird – das fand ich echt unglaublich. Vielleicht macht das einen großen Unterschied, da ich hier ein bisschen alleine bin. Ich bin eben in Irland für diese neun Monate und ich hatte nicht einen bewussten Moment, in dem ich gemeinsam mit jemandem Musik gehört habe. Also wenn, dann eher alleine. Das war eben so ein einzigartiges Gefühl, dass ich wusste, dass wir das jetzt gemeinsam machen. Wir haben uns das eben gemeinsam angehört, das heißt, wir waren fast noch mal mehr gemeinsam auf einer Ebene, weil sie nicht gespielt hat, sondern wir beide uns das zur selben Zeit angehört haben – so ein unglaublich tolles Gefühl, dass ich wusste, dass sich da jemand gerade Zeit für mich nimmt und sich zusammen mit mir hinsetzt und wir hören uns das gemeinsam an. Das war so viel stärker, als hätte ich mir das Stück alleine angehört. Das Gefühl von Dankbarkeit. Da ist jetzt jemand mit mir. Das fand ich jetzt sehr einzigartig« (S. 37).

Im Rahmen eines internationalen Multi-Centre-Forschungsprojekts[**] zwischen den Niederlanden, Österreich und Großbritannien wurde in Wien auf der Station der Klinik für Radioonkologie ein Angebot für Patientinnen und Patienten sowie Pflegepersonal etabliert, in dem ein Ensemble aus Musikern und Musiktherapeutinnen live am Krankenbett spielt. »Die Beziehung zwischen Menschen und Musiken zu stiften, gehört zu Zielsetzungen von musikvermittelnden Formaten – in ProMiMiC wird Patientinnen der Zugang zur Musik und dadurch zu einer persönlich bedeutsamen ästhetischen Erfahrung ermöglicht, getragen von der Beziehung, die zwischen ihnen und den Musiker/innen entsteht« (Bezold et al. 2023).

Aufgrund der COVID-19 bedingten Beschränkungen musste das Projekt jedoch zu Beginn zunächst noch online stattfinden, das heißt eine Kontaktperson im Krankenhaus brachte ein Tablet zu den jeweiligen Patienten und das Ensemble spielte aus einem Konzertsaal, was professionell gestreamt wurde. In einer späteren Projektphase war es dann jedoch wieder möglich, dass die Musiker auf der Station erschienen, was der Ursprungsidee des Konzepts entspricht. Denn es geht vor allem um eine »maßgeschneiderte« Musik im Sinne eines personalisierten Angebots für die Patienten oder die Pflegekräfte. So wird in einem kur-

[**] ProMiMiC-Partner: Research group Lifelong Learning in Music of Hanze University Groningen (Projektleitung), University Medical Center Groningen, Research Group Nursing Diagnostics of Hanze University, Royal Conservatoire The Hague, Medical Centre Haaglanden, Royal College of Music/Centre of Performance Science London, Chelsea and Westminster Hospital London, in Wien die Universität für Musik und darstellende Kunst und die Universitätsklinik für Radioonkologie der MedUniWien am AKH (Allgemeines Krankenhaus), finanziert von SIA, dem holländischen Research Council (NWO).

zen Vorgespräch erörtert, was für eine Musik sich der Patient oder die Patientin wünscht und was in diesem Moment passen könnte. Ausgehend von diesen Wünschen und weiteren Assoziationen dazu (zum Beispiel Urlaub am Meer; das Schreien der Möwen, das Rauschen der Wellen …), improvisiert das Ensemble ein Musikstück, das diese Ideen aufgreift. Ein reflektierendes Gespräch mit den Patienten rundet diese musikalische Begegnung ab.

Der Chefarzt der Station, Prof. Dr. Widder, zieht folgendes Resümee zu diesem Projekt: »Es hat Dimensionen und Möglichkeiten aufgezeigt, die vielleicht auch in Zukunft eine Rolle spielen könnten: Sowohl Patienten als auch Pflegepersonen haben doch teilweise unerwartet stark und positiv auf die Musikereignisse reagiert. Menschliche Zuwendung, Kommunikation und Innehalten hat offenbar in Form von gesammelten Augenblicken die Zeit der Patienten und die Zeit des Personals bereichert.«

CODA – MUSIKTHERAPIE WIRKT DURCH MUSIK UND BEZIEHUNG!

Musik begleitet uns durch das ganze Leben – Musik verbindet. Viele Menschen können sich ein Leben ohne Musik gar nicht vorstellen. Musik ist ein Lebenselixier – eine kostbare Ressource, die es zu pflegen gilt.

In der Musiktherapie kommt Musik als etwas Drittes zur therapeutischen Beziehung zwischen Patient und Musiktherapeut hinzu und eröffnet nonverbal und verbal neue Dimensionen des In-Beziehung-Tretens und der Reflexion (Stegemann, Dannecker & Bauer, in Druck).

Mittlerweile liegen zahlreiche Forschungsstudien systematische Reviews und Metaanalysen vor, die die Wirksamkeit von Musiktherapie in verschiedensten Arbeitsfeldern belegen können (Riedl et al. 2020, Stegemann et al. 2019). In einem unabhängigen Bericht des Austrian Institute for Health Technology Assessment (AIHTA) kommen Gassner & Mayer-Ferbas zu folgendem Schluss:

»Zusammenfassend erwies sich Musiktherapie als niederschwellige Methode, physische, psychische und soziale Einschränkungen bei Patientinnen mit Autismus-Spektrum-Störungen, Demenz, Depression, Schlafstörung und Schizophrenie zu verbessern oder zu stabilisieren. Sie kann als Alternative oder Ergänzung zu krankheitsspezifischen Therapien gesehen werden.«

Mit den Zeilen »Music was my first love, and it'll be my last« beschreibt der britische Musiker John Miles eine Erfahrung, die viele Menschen machen: Musik kann eine Begleiterin, eine Trösterin sein, die uns in schwierigen Zeiten unseres Lebens beisteht. »To live without my music would be impossible to do. In this world of troubles my music pulls me through«, heißt es weiter in diesem Rockklassiker aus den 1970er Jahren. Eine beziehungs- und hoffnungsstiftende Botschaft, die heute genauso wahr und aktuell ist wie damals.

LUDWIG JANUS

PRÄNATALE PSYCHOLOGIE UND PSYCHOSOMATIK

VORGESCHICHTE

ANTWORTEN AUF psychologische Fragen hängen immer, gerade bei einem so komplexen Thema wie diesem, von der jeweiligen Mentalität des Fragenden ab. Überhaupt solche Fragen nach dem eigenen Erleben zu stellen ist ein Phänomen, das im Wesentlichen erst mit der Aufklärung beginnt, in der Literatur mit Goethe und Schiller und der Romantik (Janus 2018a). Dieser psychohistorische Hintergrund muss bei allen weiteren Überlegungen im Blick behalten werden.

Psychologische Fragestellungen, wie wir sie heute reflektieren können, wurden bis zur Aufklärung im Rahmen der Mythologie und später der Theologie verhandelt, sie bezogen sich allerdings bis dahin auf die Menschheit als Kollektiv und nicht auf die einzelne Person. Der Mentalitätswandel hin zu einem persönlichen Erleben drückte sich in der Literatur insofern aus, als dass diese nicht mehr Spiegel einer jenseitigen Welt war, sondern dass die modernen Schriftsteller und Dichter aus ihrem inneren Erleben heraus das Geschehen in der Welt schildern und reflektieren (Abrams 1978). Gerade Entwicklungsromane, mit all den dort thematisierten Beziehungskonflikten, insbesondere dem Scheitern der Mann-Frau-Beziehungen, waren von einer solchen Perspektive geprägt, berühmte Beispiele dafür sind Gustav Flauberts *Madame Bovary*, Leo Tolstois *Anna Karenina*, Theodor Fontanes *Effi Briest*« usw. Erst im 20. Jahrhundert wurde, nicht zuletzt im Rahmen der verschiedenen Psychotherapien, die ganz persönliche Lebensgeschichte als Hintergrund für das eigene Befinden und Verhalten erkannt. Doch eine solche Reflexion war weithin letztlich ein Oberschichtsphänomen. Bezogen auf die Literatur handelte es sich aber eher um ein Bildungserlebnis als eine wirkliche persönliche Reflexion. In der Literaturwissenschaft wird Literatur noch weitgehend als etwas scheinbar Neutrales behandelt, psychologische Aspekte spielen hier nach wie vor eine eher marginale Rolle. Es konnte zum Beispiel wegen der marginalen Beachtung der psychologischen Aspekte auch nicht thematisiert werden, dass in der Literatur des letzten Jahrhunderts frühe vorsprachliche Erlebnisinhalte wie namenlose Ängste bei Franz Kafka und primäre Verlassenheitsgefühle bei Samuel Beckett in wesentlichem Maße ihren Ausdruck finden (Janus 2011, S. 212ff.), was in der bildnerischen Kunst in entsprechender Weise der Fall ist, beispielhaft bei Salvador Dalí (Janus 2011, S. 199, Evertz & Janus 2003, Janus & Evertz 2008).

Wir leben mit unserem Alltagsbewusstsein in der Mentalität unserer jeweiligen Zeit. Das heißt für uns immer noch, in der im Wesentlichen von Kant eingeführten Orientierung am Verstand und einem sprachlich organisierten Ich-Bewusstsein, von dem aus Inhalte, die aus dem vorsprachlichen Erleben kommen, als fremdartig, fern und irgendwie unwirklich erscheinen. Das bedeutete konkret, die frühen vorsprachlichen Wurzeln psychosomatischer Symptomatik in überfordernden Erfahrungen vor oder während der Geburt und im ersten Lebensjahr werden ausgeblendet. Konkret heißt das, dass die von Otto Rank (1924) formulierten Ansätze nicht nur nicht zur Kenntnis genommen, sondern erst gar nicht wahrgenommen wurden, wie seine so stimmigen Überlegungen zum Zusammenhang zwischen geburtlicher Belastung und Kopfschmerzen. Um psychosomatische Beschwerden wie Atembeschwerden und muskuläre Verspannungen mit spezifischen geburtlichen Belastungen in Zusammenhang zu bringen, lieferte später Arthur Janov (1984) eine breite, aber wenig systematisierte Kasuistik. Doch fand auch hier innerhalb der etablierten Psychosomatik kaum eine Integration der Befunde statt. Stattdessen entwickelte sich ein dissoziiertes Feld von Forschungsbemühungen wie der Stressforschung, der Epidemiologie, der Hirnforschung, der Psychoneuroimmunologie (Übersicht in Evertz et al. 2014, 2021), der medizinischen Entwicklungsforschung DOHD (Developmental Origins of Health and Disease, Gluckman & Hanson 2005, 2006), und anderen, die alle wertvolle Erkenntnisse erbrachten, aber unzureichend aufeinander bezogen waren und es heute noch sind. Die Herausforderung an uns besteht darum darin, diese auf verschiedenen methodischen Ebenen gewonnenen Beobachtungen konstruktiv aufeinander zu beziehen.

Selbst im Bereich der Psychotherapie scheint es meinem Eindruck nach noch weitgehend so zu sein, dass psychosomatische Symptome zwar als Symptomatik registriert und auch auf ihren

Entstehungshintergrund in der Kindheit bezogen werden, jedoch nicht auf die vorgeburtliche Zeit und die Zeit während der Geburt. Es scheint mir hier ein systematisches Problem zu bestehen. Das gilt auch zum großen Teil für die Psychosomatik insgesamt. In dem wohl zurzeit umfassendsten Buch mit dem Titel *Global Psychosomatic Medicine and Consulting Liaison Psychiatry – Theory, Research, Education and Practice* (2019) von Hoyle Leigh gibt es nur einen Hinweis auf einen systematischen Bezug auf den Zusammenhang von psychosomatischer Symptomatik und pränatalem Erleben, und zwar von Wolfram Schüffel (2013). In dem aktuellen Lehr- und Handbuch zur *Psychosomatik* von Ulrich Egle, Christina Heim, Bernhard Strauß & Roland von Känel gibt es zwar etliche neue Verbindungen von Befunden der Stressforschung, der Traumaforschung, der neurobiologischen Forschung im Hinblick auf pränatale Belastungen bei psychosomatischer Symptomatik, die Bezüge zur konkreten therapeutischen Situation sind allerdings wenig ausgearbeitet. Im Klassiker, der *Psychosomatischen Medizin* von Thure von Uexküll (1998) fehlen diese Bezüge noch fast zur Gänze. Demgegenüber gibt es im Rahmen der Pränatalen Psychologie eine vielfältige Beschreibung der Verbindungen zwischen aktueller psychosomatischer Symptomatik und vorgeburtlichen und geburtlichen Belastungen (Ammon & Ammon 1982, Janus 2013a, 2013b, Hollweg 1989, 1990, 1995, Egloff & Djorgjevic 2019, Emerson 2012, Evertz et al. 2014, 2021 u. a.).

So bleibt der »geheimnisvolle Sprung« vom seelischen Erleben zu den körperlichen Symptomen, der die Psychoanalyse schon über Jahrzehnte beschäftigt, auf einer neuen Ebene aktuell. Heute sollte es vor allem darum gehen, die verschiedenen Forschungsebenen integrativ zusammenzuführen, wie das im Rahmen der Psychoneuroimmunologie vielleicht am ehesten möglich ist (Schubert 2015, 2020, 2021). Hier besteht zumindest vom Forschungsansatz her keine Zäsur zwischen vor- und nachgeburtlicher Zeit.

Neurotische und psychosomatische Symptome können ihren Ausgang in verschiedenen Kindheitsaltern haben. Was neurotische Symptome angeht, so siedelt sie Freud in der von ihm entdeckten sogenannten ödipalen Phase an. Es gibt hier bereits ein relativ entwickeltes Ich, das in der jeweiligen Situation ansatzweise Selbstreflexion üben kann, sodass sich die Ursprungsszene, etwa einer Vaterangst, in der therapeutischen Situation auf der Ebene der Übertragung als Angst zwischen zwei Personen manifestieren kann.

Psychosomatische Symptome haben typischerweise eine Wurzel entweder in der vorgeburtlichen Zeit, in den Geburtsbedingungen oder in den ersten anderthalb Lebensjahren, also vor einer differenzierteren Ich-Bildung. Darum haben sie, durch ihren globaleren Charakter von leibnahen Störungen des Befindens, einen unmittelbaren Wirklichkeitscharakter, was ja die sogenannten Somatisierungsstörungen therapeutisch so schwierig macht. Die Erstickungsangst eines Asthmatikers bei einem Konflikt mit seiner Frau ist aus der Sicht pränatalpsychologischer Erfahrung eine unmittelbare Aktualisierung einer realen Erstickungserfahrung bei der Geburt. Dieser Zusammenhang muss in der therapeutischen Situation anerkannt und nacherlebt werden, um nachträglich integriert werden zu können. Das hatte bereits Otto Rank erstmals in seinem Buch *Das Geburtstrauma* (1924) an vielen Beispielen herausgearbeitet. Nur dies kann die Symptomatik zur Auflösung bringen (siehe auch Emerson 2012, Hochauf 2014, Klippel-Heidekrüger & Janus 2022a u. a.). Eine Besprechung der Angst auf einer symbolischen Ebene kann zwar hilfreich sein, sie kann die Symptomatik aber nicht zur Auflösung bringen.

Diese Frühzeit des Erlebens ist von einem traumartigen Bewusstsein gekennzeichnet (Janus 2022a), mit einer unklaren Innen-Außen-Grenze, von innen kommende Gefühle und Empfindungen können als von außen kommend erlebt werden, und äußere Wirklichkeiten können als Repräsentanten innerer Befindlichkeiten wahrgenommen werden. Dieses traumartige Erleben spielt im gesellschaftlichen Raum eine gewichtige Rolle. So kann der Andere zum Repräsentanten eines abgelehnten Ich-Teils werden, der dann real als der Böse, Schmutzige und Minderwertige verfolgt wird (DeMause 2005), wie sich das gerade im Kriegsgeschehen in der Ukraine manifestiert, wo es nach einem vom russischen Verteidigungsministerium autorisierten Handbuch für die Soldaten bei der Invasion in die Ukraine um den Kampf gegen den »globalen Satanismus« gehe, wobei es psychologisch um die eigenen eben auf den »globalen Westen« projizierten »satanischen Impulse« geht (Krimer 2023, siehe auch Janus 2022b).

Wegen der fehlenden Ich-Entwicklung zu diesem frühen Zeitpunkt kann der Zusammenhang auch nicht reflektiert werden. Diese Zusammenhänge werden im Rahmen der Psychohistorie weitläufig verhandelt (www.psychohistorie.de). Ich will mich hier jedoch nur auf die psychosomatischen Aspekte konzentrieren, wo unverarbeitete Empfindungen und Erfahrungen im leiblichen Symptom »abgelagert« werden. Allerdings sind solche Zusammenhänge wegen der Zersplitterung des therapeutischen Feldes – von den sprachorientierten etablierten psychotherapeutischen Verfahren bis hin zu den erlebnisorientierten Verfahren wie Körpertherapien und Regressionstherapien – noch nicht systematisch reflektiert.

Ein Beispiel dafür sind zwei Bücher über die Psychologie der frühen Entwicklung: Das eine, *Ein Lehrbuch der Entwicklungstheorie der Unter-3-Jährigen* (Wiegand 2012), erwähnt an keiner Stelle die seelische Bedeutung der vorgeburtlichen Zeit und der

Geburtserfahrung; das andere, *Den Anfang heilen* (Brönner & Thurmann 2020), fokussiert ganz auf die Psychologie der vorgeburtlichen Entwicklung. Es ginge aber in Zukunft um eine Zusammenführung der verschiedenen entwicklungspsychologischen Ebenen. Bedeutsam ist dabei vor allem eine therapeutische Situation, in der früheste Erfahrungen vergegenwärtigt werden können. So wurde eine solche von einzelnen kreativen Therapeuten erarbeitet, was zur Zeit aber nur randständig wahrgenommen wird (Janov 1984, Hollweg 1995, Janus 2021a, Klippel-Heidekrüger & Janus 2022). Der Grund dafür ist, dass das gesellschaftliche Bewusstsein sprachorientiert ist und die Wirklichkeit vorsprachlicher Erfahrungen auf dieser Ebene nur unvollständig abgebildet werden kann, auch wenn es als psychosomatisches Symptom in die seelische Wirklichkeit hineinreicht.

ERWEITERUNGEN DER PSYCHOTHERAPEUTISCHEN SITUATION

Eine erste Erweiterung der psychotherapeutischen Situation erfolgte durch Otto Rank, und zwar mit dem Konzept der »Analytischen Situation« (1926). Darunter verstand er eine ganzheitliche Präsenz eben auch vorsprachlicher Erfahrungswirklichkeit in der therapeutischen Situation, bei günstigen Bedingungen zum Beispiel als eine himmlische Geborgenheit, unter ungünstigen Bedingungen zum Beispiel als eine Vernichtungsangst aus einem Abtreibungsversuch. Leider wurde dieser Ausdruck zwar in der analytischen Tradition verwendet, aber eben im Kontext einer Verkürzung frühester vorsprachlicher Erfahrungen, wie einer primären Ungewolltheit (Levend & Janus 2000, 2011). Es hat in der psychologischen Tradition immer Einzelne gegeben, die diese von Rank initiierte Erweiterung der therapeutischen Situation weiter erkundet und erforscht haben, was ich in meinem Buch *Die Psychoanalyse der vorgeburtlichen Lebenszeit und der Geburt* (2000) dargestellt habe. Die eigentliche Erforschung dieser vorsprachlichen Erfahrungen erfolgte dann aber außerhalb der Psychoanalyse – im Rahmen der Humanistischen Psychologie; hierbei zu nennen sind Arthur Janov (1984, 2012), Stanislav Grof (1984), William Emerson (2012, 2021) und andere. In Deutschland hat vor allem der von der Psychoanalyse herkommende Wolfgang Hollweg (1995) die Anregungen von Janov in einer systematischen Weise aufgegriffen und an vielen Beispielen erläutert. So kann etwa die Symptomatik des Tinnitus mit einer Quetschung der Gehörregion in einer Notsituation der Geburt in Verbindung gebracht werden, durch Nacherleben der Geburtsnot kann diese auch aufgelöst oder gelindert werden (Hollweg 1989, 1990). Das Entscheidende bei diesen regressionstherapeutischen Ansätzen besteht darin, dass ganz auf die Empfindungen und Gefühle fokussiert wird, wodurch sich latente frühe leibnahe Erfahrungen vergegenwärtigen können. Das Erlebte und Empfundene wird erst im Nachhinein besprochen, wodurch lebensgeschichtliche Zusammenhänge hergestellt werden können.

All diese Zusammenhänge wurden grundsätzlich bereits früh in der Pränatalen Psychologie formuliert (Schindler 1982, Hau & Schindler 1982, Schindler & Zimprich 1983 u. a.). Ein sprachorientierter Zeitgeist verhinderte, dass sie trotz aller offensichtlichen Relevanz für die Behandlung nicht aufgegriffen wurden. Das Gleiche gilt für die wegweisenden Arbeiten von Dennis Stott (1973). Meines Erachtens liegt der Grund dafür in einer Mentalität, die unsere Erlebens- und Reflexionsmöglichkeiten prägt und uns nicht erlaubt, solche Begrenzungen auch zu reflektieren. Ich will das in einem eigenen Abschnitt erläutern.

Dass Mentalitäten Sichtweisen begrenzen, erscheint uns als offenkundig, wenn es um Beispiele aus früheren Zeiten geht, etwa die im frühen Mittelalter selbstverständliche Annahme, dass die Erde eine Scheibe sei. Alles lag in Gottes Hand, also letztlich in der Hand der vorsprachlichen Eltern, die im Gottesbild projektiv präsent waren. Durch eine beginnende Reflexion im späteren Mittelalter konnte diese trancehafte Wahrnehmung des Zustands der Welt relativiert werden, was die Entdeckung des Kopernikus möglich machte. Ähnliches vollzog sich bei den biologischen Beobachtungen von Charles Darwin und seiner Evolutionstheorie. Sie erlaubte es Menschen, sich nun selbst und ihre Stellung in der Welt ganz neu wahrzunehmen und über sie zu reflektieren.

Diese Evolution der Mentalitäten und ihre jeweilige Charakterisierung sind ein Forschungsgebiet der Psychohistorie (Janus 2013c). So bedeuteten beispielsweise die beiden Weltkriege eine schmerzhafte Ernüchterung in Bezug auf mögliche Heilserwartungen an autoritäre Führer. Dennoch hatten patriarchale Strukturen weiter Bestand, auch die Psychotherapie war ja darum weitgehend noch an den väterlichen Gründern verschiedener Schulen orientiert. Dies ist wohl der Grund, warum die Erforschung der vorsprachlichen Erlebnisinhalte aus den mütterlichen Grunderfahrungen eben nur im Rahmen der Humanistischen Psychologie stattfinden konnte, weil diese in dieser Beziehung viel offener war.

Heute ist in Deutschland die Emanzipation so fortgeschritten, dass die basale Bedeutung aus der mütterlichen Grunderfahrung auch wahrgenommen und akzeptiert werden kann. Das kann die Dissoziation der Forschungsfelder zwischen empirischer Forschung, wie etwa Stressforschung, Regressionstherapie und sprachorientierter Psychotherapie, relativieren und eine konstruktive Integration der verschiedenen Forschungsebenen einleiten, wie sie hier angedacht ist. Zudem hat die interventionsorientierte Geburtshilfe, die für Kinder wie auch für Mütter mit komplexen Traumabelastungen verbunden ist, eine quasi experimentelle Situation zur Untersuchung der Auswirkungen von perinatalen Traumatisierungen geschaffen. Die frühe Situation ist hier in der Regel genau dokumentiert, und so können die Zusammenhänge zwischen der Geburtssituation und späteren Auswirkungen im Rahmen der regressionstherapeutischen Situation im Einzelnen aufgezeigt werden (Emerson 2013, 2021). Damit ist quasi eine Modellsituation geschaffen, die für die Wahrnehmungserweiterung in anderen psychotherapeutischen Settings genutzt werden kann.

Grundsätzlich ist auch noch festzustellen, dass die enorme Verletzlichkeit und Störbarkeit am Lebensanfang mit der Unreife und Unfertigkeit des Neugeborenen zu tun hat. Sie ist eine Folge der evolutionsbedingten sogenannten »physiologischen Frühgeburtlichkeit« (Portmann 1969, Gould 1982, Haeusler et al. 2021). Wegen des aufrechten Gangs, der einen festen Beckenring erforderte, und des erweiterten Gehirns verkürzte sich die Schwangerschaft im Laufe der Evolution um ca. zwölf Monate, von ca. 21 auf neun Monate. Das hat zur Folge, dass das Kind sein erstes Lebensjahr, dem sogenannten »extrauterinen Frühjahr«, noch in einem quasi fötalen Zustand verbringt. Die körperliche und neurologische Ausreifung vollzieht sich also in der äußeren Realität, aber noch in einem traumartigen magischen Erleben. Die Mutter und die Beziehungspersonen müssen also den uterinen Innenraum ersetzen, oder, wie Freud es ausdrückte, »die Mutter muss das fötale Objekt ersetzen« (Freud 1926, S. 169). Das birgt die Chance einer primären Anpassungsfähigkeit und gleichzeitig auch die Chance einer basalen Kreativität, weil die neuronalen Verknüpfungen instinktiven Verhaltens noch nicht festgelegt sind. Die psychologischen Implikationen dieser Situation habe ich in sechs Büchern im Einzelnen dargestellt und erläutert (Janus 2018b, 2019, 2020a, 2020b, 2021a, 2021b).

ABSCHLIESSENDE BEMERKUNGEN

Da die Erlebnisbedeutung von vorgeburtlichen und geburtlichen Erfahrungen im Rahmen der sprachlich orientierten Psychoanalyse und der tiefenpsychologisch orientierten Psychotherapie nicht oder nur mangelhaft erfasst wurde, erfolgte die Erforschung dieser Zusammenhänge außerhalb dieser etablierten Verfahren im Rahmen der Humanistischen Psychologie und im Rahmen der Pränatalen Psychologie. Da auf der Ebene der empirischen Forschung wie Stressforschung, Hirnforschung, Epidemiologie, Epigenetik und anderem die lebensgeschichtliche Bedeutung von frühesten Erfahrungen heute als gesichert gilt, geht es darum, die verschiedenen Forschungsfelder zusammenzuführen, wodurch sich gerade für die Psychosomatische Medizin große therapeutische Potenziale erschließen.

ELLIS HUBER

GESUNDE MENSCHEN IN EINER GESUNDEN GESELLSCHAFT – DIE POLITISCHE DIMENSION DER PSYCHONEUROIMMUNOLOGIE

DAS TECHNIKGLÄUBIGE PARADIGMA EINER MEDIZINISCHEN IDEOLOGIE

HEILSGLAUBE AN DIE MACHT der Maschinen und die Ehrfurcht vor den Kräften des Lebens – diesen Widerspruch machte mir ein paradigmatischer Konflikt bewusst, der mich 1994 nach Wien gerufen hatte. Die Kinderärztin Marina Marcovich bat mich um ärztliche und politische Unterstützung. Die couragierte

Begründerin der »sanften Neonatologie« leitete am Mautner Markhof'schen Kinderspital die neonatologische Intensivstation (Marcovich 2008). Liebevolle Pflege, Hautkontakt des Neugeborenen zu den Eltern statt Apparate und Medikamente, eine Klinik-Atmosphäre von Geborgenheit und menschlicher Nähe kennzeichnen die sanfte Neonatologie. Ein Besuch vor Ort überzeugte mich, dass diese Medizin für Kinder, Mütter und Väter gut und für das Überleben der Säuglinge erfolgreich ist.

Die ideologischen Verfechter der technischen Intensivbehandlung diffamierten Marina Marcovich als gewissenlose Medizinerin und zeigten sie wegen fahrlässiger Tötung an. Das medizinische Establishment wütete gegen eine klinische Medizin, die nur im Notfall Maschinen einsetzte. Eine Kampagne gegen die Ärztin wurde gestartet. Der Ulmer Universitätsmediziner Frank Pohland führte den Kampf an. Seine Neonatologie setzte auf maximale Lebensrettung durch Maschinen. Marina Marcovich wurde diffamiert, strafversetzt und schließlich entlassen.

Es war bereits plausibel und später wissenschaftlich eindeutig belegbar, dass die sanfte Neonatologie signifikant höhere Überlebensquoten bei Frühgeborenen erreicht und für die betroffenen Kinder eine deutlich höhere Bindungssicherheit und mehr soziale Lebenschancen zur Folge hat. Damals war es aber üblich, Frühgeborene mit einem Geburtsgewicht unter 1500 Gramm sofort an ein Beatmungsgerät zu hängen. Mit dieser Methode wurde, wie ich auf einer Pressekonferenz für die Kollegin Marcovich in Wien darlegte, mehr Schaden als Nutzen angerichtet. Der Glaube an die Technik konnte für die Kinder tödliche Folgen haben. Der Glaube an die Lebenskräfte lässt auch Sterben zu, wo Maschinen das künstlich verhindern können. Wir Ärztinnen und Ärzte müssen uns in diesem Konflikt entscheiden, für das natürliche und menschliche Vorgehen oder das technische und lebensbeherrschende Handeln.

Inzwischen ist die sanfte Perinatologie Standard in der Gesundheitsversorgung von Frühgeborenen. Die Ehrfurcht vor dem Leben hat sich durchgesetzt. Marina Marcovich wurde für ihre wissenschaftliche und ethische Haltung an den Wiener Kliniken bis heute nicht angemessen gewürdigt. Respekt und Achtung erhalten offenbar nur diejenigen Mediziner, die der Ideologie der Maschinenmedizin huldigen und technische Interventionen über alles stellen.

Einen vergleichbaren kulturellen Gegensatz zwischen mechanistischen Sichtweisen und ärztlicher Ehrfurcht gegenüber den Lebenskräften sahen wir auch beim Umgang mit Covid-19. Wir haben zu früh auf eine männliche und technokratische Medizin gesetzt, wo eine weiblich-empathische sehr viel besser gewesen wäre. Covid-19-Patienten wurden viel zu schnell ins künstliche Koma versetzt und maschinell beatmet. Für viele Patienten endete dies tödlich. Sanfte Behandlungskonzepte zeigten demgegenüber bessere Überlebenschancen. Der Chefarzt Thomas Voshaar am Bethanien-Krankenhaus in Moers bevorzugte eine schonende Behandlung von Corona-Kranken. Sein »Moerser Modell« einer sanften Krankenbehandlung ohne schnellen Einsatz von Beatmungsmaschinen war erfolgreicher (Voshaar 2020).

Das Maschinenparadigma der Medizin führt in der Perinatologie ebenso wie in der Virologie in vermeidbare Sackgassen. Ich sage das im Wissen, dass wir Mediziner und Ärzte auch Fehler machen und nicht die Herren der richtigen und einzig gültigen Wahrheit sind. Die Heilkunde ist Teil einer gesellschaftlichen Kultur, sie muss seelische, geistige und sozialen Kräfte oder Beziehungsverhältnisse genauso berücksichtigen wie die körperlichen Bedingungen. Die wissenschaftlichen Erkenntnisse der Psychoneuroimmunologie (PNI) begründen für uns ein ganzheitliches Denken und Handeln in der Medizin. Unsere übergreifenden

Themen »Psychoneuroimmunologie im Lauf des Lebens« und »Gesundheitselixier Beziehung« besitzen eine eminent politische Dimension für die Zukunft und sind gleichzeitig in der Medizingeschichte tief verwurzelt.

DIE KULTURELLEN WURZELN DER MASCHINENGLÄUBIGKEIT

Industrialisierung und produktive Maschinen verursachten im 19. Jahrhundert eine epochale Aufbruchsstimmung: Technische Neuerungen wie Dampfmaschinen, große Webstühle, Werkzeugmaschinen, Dampfschiffe und Ähnliches veränderten die Gesellschaft. Lokomotiven zogen durch das Land, 1885 fuhr das erste Automobil. Wissenschaftler, Mediziner und viele weitere Menschen glaubten, dass Wissenschaft und Technik das allgemeine Leben und den Wohlstand revolutionieren würden. Dieser Fortschrittsglaube einer technologischen Beherrschung aller Lebensvorgänge formiert bis heute den politischen Raum und die naturwissenschaftliche Medizin. Sie versteht den Menschen als komplexes Räderwerk, das Herz als Pumpe, das Gehirn als intelligentes Computersystem und den Körper als genetisch gesteuerte Fabrikanlage. Krankheit erscheint als Maschinenstörung, die repariert werden muss. Mit technischer Perfektion wird die Gesundheit hergestellt.

Die ärztliche Berufsordnung und auch die deutsche Bundesärzteordnung definieren im ersten Paragrafen die ärztliche Aufgabe: Der Arzt und die Ärztin dienen der Gesundheit des einzelnen Menschen und der Gesundheit der gesamten Bevölkerung. Warum, so fragte ich mich immer wieder, kümmern wir Mediziner uns so wenig um die Gesundheit der gesamten Bevölkerung, und was ist denn eine gesunde Gesellschaft? Krankheit ist immer ein individuelles, aber auch ein soziales Problem, Gesundheit zu gewährleisten eine individuelle und soziale Aufgabe. Die ärztliche Rolle ist gekennzeichnet durch ihre Mittler-Funktion zwischen Individuum und Gesellschaft. Das verlangt nach einer neuen Medizin, die mit den psychosozialen Determinanten von Gesundheit und Krankheit umgehen kann.

Im Jahr 1848 beschrieb der Physiologe und spätere Rektor der Friedrich-Wilhelms-Universität zu Berlin, Emil Du Bois Reymond (1818–1896), die naturwissenschaftliche Überzeugung der jungen Wissenschaftler an der Berliner Charité, damals schon ein Olymp des medizinischen Fortschritts, folgendermaßen: »Brücke und ich haben uns verschworen, die Wahrheit geltend zu machen, dass im Organismus keine anderen Kräfte wirksam sind als die gemeinen, physikalisch chemischen« (Uexküll et al. 1994, S. 25). Mit diesem Satz postulierten Du Bois Reymond und der medizinische Physiologe Ernst von Brücke (1819–1892) ein Glaubensbekenntnis, ein wissenschaftliches Dogma, das unsere westliche Medizin grundlegend ausrichtete. Du Bois Reymond und von Brücke gehörten zu einer jungen Garde revoltierender Ärztinnen und Ärzte. Sie zogen gegen ihre berühmten akademischen Lehrer, wie den Arzt und Naturforscher Christoph Wilhelm Hufeland (1762–1836) oder den Mediziner und Physiologen Johannes Müller (1801–1858), zu Felde, deren Lehre sie als Vitalismus brandmarkten und als altertümliche Wissenschaft und romantische Naturphilosophie diffamierten. Mit vier weiteren jungen Naturwissenschaftlern gründeten die beiden Mediziner 1845 die Deutsche Physikalische Gesellschaft e. V., die bis heute mächtigen Einfluss besitzt.

Ernst von Brücke ging später nach Wien, traf dort auch auf Sigmund Freud, der von seinen Biografen als Vitalist beschrieben wird. Damals entstand die dualistische Spaltung der Heilkunde: in eine physikalisch und biochemisch geprägte Sicht auf den menschlichen Körper und einen psychodynamischen Weg, der die seelischen, geistigen und sozialen Lebensprozesse erforscht und als wirkmächtig versteht. Die Erkenntnisse der Psychoneuroimmunologie führen jetzt die getrennten kulturellen Entwicklungsprozesse wieder zusammen. Eine biopsychosoziale Heilkunde und eine ganzheitliche Medizin als Medizin der Zukunft beschreibt Christian Schubert in seinem populären Buch: *Was uns krank macht, was uns heilt. Aufbruch in eine neue Medizin* (Schubert 2016).

RUDOLF VIRCHOW LEHRTE UND PRAKTIZIERTE EINE POLITISCHE HEILKUNDE

Der Gründungsvater und berühmteste Vertreter der sogenannten naturwissenschaftlichen Medizin, Rudolf Virchow, beschrieb in seiner wegweisenden Schrift über die »Cellularpathologie« die Zelle als ein Subjekt, eingebunden in einen republikanischen Zellenstaat (Virchow 1858). Im Jahr 2022 wurde dieses Bild von der Charité aufgegriffen und in einer Ausstellung zur Zukunft der Medizin umfassend erklärt: Für Virchow »bildeten Zellen im Körper einen Zellenstaat. Jede Zelle darin hält er für gleich berechtigt, aber unterschiedlich begabt. Entscheidend für Gesundheit oder Krankheit sei, wie Zellen im Verbund agierten. Entwickelten sie gemeinsam genügend ›Lebenskraft‹, könnten sie sich gegen krankmachende Einflüsse wehren und sogar Erreger in Schach halten. Mit vereinten Kräften, so Virchows Botschaft, lässt sich der Körper gesund erhalten« (Gehr et al. 2021, S. 17).

Trotz der biopsychosozialen Perspektive der Ausstellung zur »Strategie Charité 2030« ist derzeit noch völlig offen, ob die künftige Medizin an der Universität ein technokratisches oder ein biopsychosoziales Paradigma anstreben will. Die Ausstellung an der Charité vermittelt aber eine Ahnung davon, dass wir mit den Erkenntnissen der Psychoneuroimmunologie vor einer grundlegenden Neuorientierung der Medizin stehen.

An vielen Orten, federführend mit den Innsbrucker PNI-Kongressen, findet ein Aufbruch in eine Medizin für den ganzen Menschen in seinen jeweiligen Lebenswelten statt. Die Psychoneuroimmunologie befördert die Versöhnung der zwei Denk- und Handlungswelten in der Heilkunde und hilft, deren dualistische Spaltung zu überwinden. Wir führen damit die Politik Rudolf Virchows weiter und bemühen uns, autonome Subjekte als Teil eines republikanischen Staatsgefüges zu verstehen. So wie die Zelle sich zu ihrem Zellenstaat verhalte, so habe der autonome Bürger in einer freien Gesellschaft sich sein Gemeinwesen zu gestalten, formulierte Rudolf Virchow weiter. »Als Anhänger eines gemäßigten Liberalismus bemühte er sich, die Selbstbestimmung des Einzelnen mit dessen Abhängigkeit von anderen Teilen des Gesellschaftsgefüges in Einklang zu bringen. […] In den zeitgleich geführten politischen Diskursen sprach man häufig vom sogenannten Staatsorganismus« (Sander 2012, S. 11).

Virchow kämpfte für eine politische Medizin, die individuelle Krankheiten mit dem Bildungsangebot, den Wohnverhältnissen oder dem Grad der Selbstständigkeit in Zusammenhang brachte. Seine sozialmedizinischen Analysen begründeten seine Forderung nach mehr Demokratie und einer nachhaltigen Verbesserung der Lebensbedingungen. Virchows Eintreten für eine ganzheitliche Medizin und ein demokratisches Gemeinwesen, das individuelle Freiheit mit sozialer Verantwortlichkeit verbindet, zeigt der Neuorientierung im Gesundheitswesen den Weg. Er erfordert auch heute von allen Heilkundigen den Mut zur Selbstveränderung und zum gesellschaftlichen Wandel (Andree 2002).

VOM RÄDERWERK ZUM NETZWERK

Es ist für uns Ärztinnen und Ärzte eine der schwierigsten persönlichen Herausforderungen, die Tatsache zu akzeptieren, dass wir nicht heilen können. Wir sind allenfalls in der Lage, Lebenswelten, Lebensräume oder Persönlichkeiten so zu verändern, dass die Selbstheilungskräfte befreit werden und sich entfalten können. Der Patient heilt sich immer selbst.

Sigmund Freud übernahm den Begriff des »Es« von Walther Groddeck (1866–1934). *Das Buch vom Es* (Groddeck 1923), Groddecks wegweisendes Buch, in Form von Briefen an eine Freundin verfasst, erklärt alle Krankheiten und Schmerzen als psychosomatisch, und so wird sein Autor zum Begründer der psychosomatischen Medizin. Groddeck hebt die Grenze zwischen Körper und Seele auf, sein Wirken und seine Schriften haben die psychoanalytischen, psychodynamischen und psychosomatischen Denkweisen und Therapieverfahren entscheidend geprägt. Das Unbewusste und psychosoziale Determinanten können Gesundheit fördern und Krankheit bewirken, so seine wesentliche Erkenntnis.

Im Volksmund heißt es auch nicht: »Mich hat Corona überfallen.« »Ich habe Corona«, sagen die Leute. Oder: »Ich habe mir eine Grippe geholt.« Humane Medizin hat also nicht Krankheiten, sondern kranke Menschen zu behandeln. Ich lernte dies in der Selbsthilfegruppen-Bewegung der 80er Jahre des letzten Jahrhunderts. Mitglieder der Selbsthilfegruppen sagten mir immer:

»Ihr Ärzte wisst ja wirklich gut, wie man Krankheiten behandelt, aber wir Menschen in den Selbsthilfegruppen, wir wissen, wie man kranke Menschen behandeln sollte.« Ich verstand dies als Auftrag und Appell, voneinander zu lernen, Laien und Experten, Ärztinnen und Ärzte, Patientinnen und Patienten. Wir alle kennen die weiteren Entwicklungswege der Psychoanalyse und der humanistischen Psychoanalyse, ein Begriff, den Erich Fromm (1900–1980) prägte. Fromms Buch *Haben oder Sein* analysiert vortrefflich die Soziodynamik und die Kränkungsgewalt unserer kapitalistischen Wirtschaftsweise, die unsere heutigen Krankheitsbilder beeinflusst (Fromm 1976). Der Psychologe und Psychotherapeut Carl Rogers, die Familientherapeutin Virginia Satir und der Psychologe Abraham Maslow begründeten die Humanistische Psychologie. Gesundheit beinhaltet Selbstwirksamkeit und schöpferische Ausdrucksfähigkeit. Das Erleben des Subjekts spielt eine zentrale Rolle. »Das verleibte Subjekt« ist ein Begriff, der in diesem Kontext Verwendung findet, und er meint das Erleben des Subjekts als eine psychosexuelle, psychosomatische und psychosoziale Einheit, Ganzheit oder Gestalt.

Wir müssen also mit vereinten Kräften herangehen, um eine solch offene, kommunikative und beziehungsbasierte Denkwelt zu realisieren und in den medizinischen Institutionen durchzusetzen. Denn wir stehen am Übergang von der industriellen zur postindustriellen Gesellschaft, in der die Bilder eines mechanistischen Gefüges der Gesellschaft durch das Bild einer Gesellschaft als Beziehungswelt und lebendiger Organismus ersetzt werden. Das Gesundheitssystem verändert seine Gestalt.

Leben ist komplexer als Maschinen, und der Umbruch, vor dem wir heute stehen, vollzieht sich, um im Bild zu bleiben, vom Räderwerk zum Netzwerk.

Lebendige Netzwerke sind ein Beziehungsgewebe. Interaktionen zwischen den Menschen liefern nicht Sicherheit im Hier und Jetzt, das soziale Miteinander unterliegt vielmehr ständiger Veränderung und aktiver Selbstorganisation. Das Leben einer sozialen Vereinigung ist mehr als die Summe aller beteiligten Menschen, und der Mensch wiederum ist mehr als die Gesamtheit seiner Organe und Zellen. Der Begriff »Emergenz« sagt aus: Das Ganze ist mehr als die Summe seiner Teile. Die Wirklichkeit einer emergenten Selbstorganisation des menschlichen Organismus und die Fähigkeit von Menschen, gemeinsam über sich hinauszuwachsen und mehr zu erreichen als ein Einzelner allein, wird als Autopoiesis bezeichnet. Autopoiese beschreibt einen ständigen Prozess der Selbsterschaffung und Selbsterhaltung von Lebewesen. Beide Begriffe, Emergenz und Autopoiese, überwinden die reduktionistische Sicht auf den Körper und die materialistische Struktur. Soziales Leben stellt ein komplexes, ständig sich veränderndes Interaktionsgewebe dar. Sicherheit in einem Beziehungsgewebe bekommt die Ärztin und der Arzt nicht durch ein Rezept, durch eine technische Anleitung oder eine Leitlinie, die ihr beziehungsweise ihm vorschreibt, was sie oder er zu tun hat. Sicherheit bekommen wir nur dadurch, dass wir, in uns selbst ruhend, Sicherheit empfinden und aus dieser Sicherheit heraus das Abenteuer wagen, die wirklichen Probleme im Leben einer Patientin oder eines Patienten anzunehmen und damit umzugehen. Die Heilkunde muss daher emergente und autopoietische Prozesse und Leistungen des individuellen und sozialen Lebens verstehen und in ihre Handlungsweisen einbeziehen.

In Umbruchzeiten, wie wir sie jetzt erleben, sind Ängste, Depressionen, Orientierungslosigkeit, Feindseligkeit und Hilflosigkeit allgegenwärtig. Gerade jetzt wird eine gesellschaftliche Kultur gebraucht, die Vertrauen schöpft, Geborgenheit ermöglicht, Menschen als Subjekte einbezieht und nicht zum Objekt macht. Es geht um das Gesundheitselixier Beziehung, um eine systemische, ganzheitliche, nachhaltige und lebensnahe Organisationskultur im Gesundheitswesen und bei den sozialen Organismen. Ich habe mich unglaublich gefreut, als die Wissenschaftler das Alphabet der Gene entschlüsselt hatten. Das Ereignis wurde auch von höchster Stelle gewürdigt und gefeiert: Der amerikanische Präsident Bill Clinton und der britische Premierminister Tony Blair waren Gäste der Jubelveranstaltung, und alle Beteiligten waren vom Glauben beseelt, dass sie jetzt das Leben fest im Griff haben und steuern könnten. Ich dachte damals: Es ist schön, das Alphabet der Gene zu kennen. Aber zu glauben, dass wir damit die Romane des Lebens verstünden, sei medizinische Hybris. Denn das Alphabet der Gene hat mit den Geschichten des Lebens so viel zu tun wie das Alphabet von A bis Z mit einem Gedicht.

Jeder einzelne Mensch lebt in seinem persönlichen Beziehungsgeflecht, das wiederum eingebunden ist in das große Netz der Wechselwirkungen der ganzen Welt, erkannte schon die Entwicklerin der Eutonie, Gerda Alexander (1908–1994). Sie nimmt damit Bezug auf das biopsychosoziale Modell von George L. Engel (1913–1999), den auch Christian Schubert immer wieder als Vorbild seiner Arbeit würdigt (Engel 1977). Gerda Alexander kam aus der Pädagogik, hat in Dresden-Hellerau Rhythmik studiert und machte bei der angewandten Eutonie immer wieder sichtbar, wie das individuelle Leben mit dem sozialen verwoben ist (Alexander 2011). Ihr Zeitgenosse und ein enger Begleiter war Moshé Feldenkrais (1904–1984), der als Begründer der Feldenkrais-Methode bekannt wurde und sich besser als Gerda Alexander, die Frau, durchsetzen konnte.

Ich selbst habe die ganzheitlichen Zusammenhänge in einem dynamischen Gesundheitsglobus visualisiert (Huber 1993, S. 154) und dabei beschrieben, wie eine Verbindung vom Molekül bis zur Kultur, von der ganzen Gesellschaft bis in die Zellen des Individuums hinein besteht. Heilende und kränkende Kräfte nehmen Einfluss auf die Wechselwirkungen von genetischer Ausstattung, persönlichem Wachsen und Werden und gesellschaftlichen Lebenswelten. Dabei sind die Einflüsse der Kultur oder der Gesellschaft auf die individuelle Gesundheit und Krankheit gemeinhin schwerwiegender als individuelles Organversagen. Das wurde im skandalösen Fall von Marina Markovich überdeutlich: Ein technokratisches Menschenbild von Medizin und Gesellschaft prägte das Geschehen und es gab darin keinerlei Verständnis für das komplexe Leben der neugeborenen Kinder und deren Eltern. Wir beherrschen das Leben, so das Credo der Maschinenmedizin, wir dienen dem Leben, sagen demgegenüber Ärztinnen und Ärzte, die fühlen, staunen und bescheiden ihre Hilfe einbringen.

DAS GESUNDHEITSWESEN UND DAS KOMPLEXE LEBEN

Als Ärztinnen und Therapeuten erleben wir den kranken Menschen in seiner jeweiligen Lebenswelt. So kann beispielsweise das Asthma einer jungen Frau mit der Delegation der Lebensverwirklichung durch deren Mutter zusammenhängen, die mit ihrem Bedürfnis der Tochter keine »Luft zum Atmen« lässt. In unserer Gesellschaft ist eine solche Delegationsdynamik direkt abhängig von der Gestaltung der Familien: Der Mann arbeitet und hat seine Selbstverwirklichungsfreiheiten im Beruf und die Frau kümmert sich zu Hause um die Kinder und muss treusorgend auf eine eigene Lebensgestaltung verzichten. Zum Glück sind diese arbeitsteiligen Familienzwänge heute weniger dominant. Dafür erzeugen Existenzsorgen und Arbeitsverdichtung im Beruf für Frauen und Männer gleichermaßen immer mehr psychosozialen Stress.

Wir müssen als Therapeuten und Therapeutinnen erleben und ertragen, dass wir als Heilkundige nicht die gesamte Landschaft des Lebens beherrschen können. Das biopsychosoziale Modell (Engel 1977) und mein heilkundliches Modell aus dem Buch *Liebe statt Valium* (Huber 1993) formulierten Programme für die Veränderung des Gesundheitswesens.

In Deutschland wurde die Kommunikation dieser Veränderung zu einem gesundheitspolitischen Ereignis: Im Mai 1980 organisierten wir in Berlin den 1. Deutschen Gesundheitstag gegen den 83. Deutschen Ärztetag. Aus Österreich kamen kritische Mediziner um Peter Kreisky und die ganzheitlich forschenden Wissenschaftler der Ludwig-Boltzmann-Institute. 12.000 Teilnehmer machten aus den Gesundheitstagen eine gesundheitspolitische Aufbruchsbewegung. Zum 2. Gesundheitstag in Hamburg mit 18.000 Beteiligten fragten wir uns: Was sind wir denn, wo kommen wir her, wo stehen wir gerade, wo gehen wir hin? Unsere Antwort lautete: »Wir wenden uns gegen die fehlende Menschlichkeit in der Medizin, kommen aber nicht mit neuen Rezepten. Wir sind einfach anders: Wir weigern uns, Gesundheit als Ziel zu definieren, das von uns stellvertretend für andere gesetzt wird. Wir überwinden die Grenzen oder die Konkurrenz zwischen den Berufsgruppen und die Entfernung zwischen Experten und Laien.

Wir lernen voneinander und helfen uns gegenseitig. Es gibt näm-lich viele Arten von Gesundheit, so wie Weisen von Schönheit und Glück. Viele Wege führen zu einem Mehr an Gesundheit. Wir alternativen Ärztinnen und Ärzte sind bereit, mit den Menschen und nicht für sie nach dem jeweils passenden Weg der Gesundheit zu suchen und sie darauf helfend zu begleiten.«

DIE NEUE POLITIK DER GESUNDHEITSFÖRDERUNG

Der Geist und die Aufbruchstimmung der Gesundheits-Bewe-gung in der Bundesrepublik Deutschland führten Ilona Kickbusch 1981 zur Weltgesundheitsorganisation (WHO) nach Kopenhagen. Sie bereitete dort beim Regionalbüro Europa der WHO gemein-sam mit dem ärztlichen Kollegen und Psychotherapeuten Helmut Milz die Ottawa-Konferenz 1986 vor. Die beiden formulierten die Ottawa-Charta (WHO 1986), die von den Mitgliedsstaaten der WHO beschlossen wurde und einen grundlegenden Wechsel der gesundheitspolitischen Strategien beinhaltet: »Gesundheit wird von Menschen in ihrer alltäglichen Umwelt geschaffen und ge-lebt: dort, wo sie spielen, lernen, arbeiten und lieben. Gesundheit entsteht dadurch, dass man sich um sich selbst und für Andere sorgt, dass man in die Lage versetzt ist, selber Entscheidungen zu fällen und eine Kontrolle über die eigenen Lebensumstände auszuüben, sowie dadurch, dass die Gesellschaft, in der man lebt, Bedingungen herstellt, die all ihren Bürgern Gesundheit ermög-lichen« (WHO 1986, S. 5).

Die Ottawa-Charta artikulierte die gesundheitspolitische Zielsetzung Rudolf Virchows erneut und in zeitgemäßer Form.

Virchow plädierte für eine medizinische Kultur der Verhältnisprävention und der allgemeinen Gesundheitskompetenz-Bildung. Zwei Dinge brauche der gute Arzt: Er müsse darauf achten, was in der Gesellschaft die Gesundheit negativ beeinträchtigt, und zum Zweiten, er müsse sehen, was in dieser Gesellschaft den Einzelnen daran hindere, selbst für seine Gesundheit Verantwortung zu übernehmen. Die Ottawa-Charta fordert also eine radikale Demokratisierung der Gesundheitsversorgung, einen republikanischen Bürgerstaat, der Gesundheitsförderung als Produktivquelle für gesellschaftlichen Fortschritt mobilisiert (Kickbusch 2020). Die Ottawa-Charta behalte auch in den Zeiten der Corona-Pandemie ihre Gültigkeit, sagte Ilona Kickbusch auf dem Kongress »Armut und Gesundheit 2022« in Berlin. Mehr demokratische Selbstorganisation und weniger staatliche Bevormundung seien bei der Bewältigung der Corona-Pandemie heilsamer (Huber 2021).

Auf die Frage, was uns krank macht und was uns heilt, wie der gleichnamige Buchtitel von Christian Schubert lautet, zeigt die Psychoneuroimmunologie, dass wir eine körper- und eine beziehungsorientierte Heilkunst entwickeln und praktizieren müssen: »Die Psychoneuroimmunologie, kurz PNI, ist eine faszinierende und aufstrebende Wissenschaftsdisziplin, die sich anschickt, gängige Ansichten von Gesundheit und Krankheit auf den Kopf zu stellen. Soziale Beziehungen, Psyche und die verschiedenen Subsysteme des menschlichen Organismus, allen voran Nerven-, Hormon- und Immunsystem sind unauflösbar miteinander verbunden und in komplexen Netzwerken organisiert – und das über die gesamte Lebensspanne hinweg. Die Funktionalität und das Zusammenspiel dieser Netzwerke entscheiden darüber, ob ein Mensch gesund bleibt oder krank wird, sich vital oder erschöpft fühlt, langsam oder schnell altert« (Schubert 2018, S. 2). Das Immunsystem des Menschen sei das Bindeglied zwischen Körper und Seele, schreibt der Mitbegründer der Innsbrucker

PNI-Kongresse, Kurt Zänker (1946–2021), den wir alle vermissen und über dessen Tod wir trauern: Infektionskrankheiten, Entzündungen oder Krebs treten häufiger auf, wenn die Menschen mit sich selbst, ihrer Lebenswelt und der Natur nicht im Reinen sind. Psychische und soziale Einflüsse verändern individuelle wie soziale Körper. Der Leib steht mit dem seelischen und dem sozialen Leben in einer interaktiven Beziehung (Zänker 1996).

Der Gesundheitsökonom und Medizinsoziologe Bernhard Badura fasste die anstehende Systemgestaltung im Gesundheitswesen so zusammen: »Mensch und Umwelt, Seele und Körper sind durch Wechselwirkungen auf das Engste miteinander verbunden. Unserem Gefühlsleben kommt dabei eine Schlüsselstellung zu: (…) Soziale, seelische und physiologische Vorgänge hängen (…) sehr viel enger miteinander zusammen, als wir es bisher angenommen haben« (Badura 1994, S. 18). Die Gesundheitsversorgung müsse daher die Wechselwirkungen zwischen sozialen, seelischen und physiologischen Prozessen in ihre Handlungskonzepte einbinden und für die praktische Gesundheitsarbeit Methoden wie Verfahren entwickeln, die individuelle wie soziale Gesundheitskompetenzen stärken. Diese Zielsetzung, meine ich, erfordert keine technischen Innovationen, das erfordert soziale Innovationen und ein neues Verständnis für unser Gesundheitswesen als einen sozialen Organismus.

Der Hirnforscher und Psychosomatiker Thomas Fuchs aus Heidelberg beschreibt, worum es geht: »Das Gehirn ist vor allem ein Vermittlungsorgan für die Beziehungen des Organismus zur Umwelt und für unsere Beziehungen zu anderen Menschen. Diese Interaktionen verändern das Gehirn fortlaufend und machen es zu einem biografisch, sozial und kulturell geprägten Organ« (Fuchs 2017, S. 345). Das Gehirn ist also kein Kanzler, kein Kaiser, kein König, das Gehirn ist auch keine Controlling-Abteilung, die kontrolliert, dass jede Zelle in meinem Körper ihre Arbeit richtig und wirksam macht. Nein, unser Gehirn ist ein dienendes Organ, das koordiniert und nach innen wie nach außen integriert: ein Beziehungsorgan, das verantwortlich dafür ist, ob individuelle oder soziale Gesundheit gelingen.

Das Gehirn im Kopf muss sich koordinieren mit einem Darm-Hirn, mit einem Herz-Hirn, mit vielfältigen Wechselprozessen, die in einem lebendigen Organismus ständig stattfinden. Unser Gehirn organisiert also die emergenten und autopoietischen Fähigkeiten unserer Person und sorgt dafür, dass wir mit uns selbst und mit unserer Mitwelt ständig ins Reine kommen und die auftretenden Konflikte konstruktiv verarbeiten können. Gesundheit ist eben kein Zustand, der durch Krankheit verloren geht, sondern ein autopoietischer Prozess von Selbstorganisation und Selbsterneuerung. Und in einem sozialen Organismus ist es wichtig, was wir als beteiligte Akteure denken, wollen und machen. Die Strukturen der Finanzierung von Krankenhäusern und Arztpraxen hängen davon ebenso ab wie die Praxis von Lehre und Forschung. Wenn Krankenhäuser prioritär Profite anstreben, können sie keine preiswerte Gesundheit produzieren. Wenn das Geld zum Zweck des Handelns wird, bleibt die ökonomische Gesundheitsförderung auf der Strecke. Das Gesundheitswesen als sozialer Organismus oder als gesellschaftliches Immunsystem muss die Wunden heilen, die ein entfesselter Glaube an den Mammon schlägt. Die Erreichung des optimalen Gesundheitszustands der Versicherten müsse auch zur ökonomischen Zielgröße aller Beteiligten im Gesundheitswesen werden, fordern die Architekten einer sozialen Krankenversicherung und einer integrierten Medizin (Hildebrandt et al. 2021). Dieser Herausgeberband *Zukunft Gesundheit* bündelt die Diskussionen um die Zukunft der Gesundheitsversorgung. Erfahrene und veränderungswillige Akteure aus dem Gesundheitswesen beschreiben die möglichen und notwendigen Entwicklungsprozesse.

MEDIZIN FÜR DIE MENSCHLICHEN LEIDEN VON HEUTE

Die Entwicklungen der Krankheiten seit zwanzig Jahren zeigen, dass psychosoziale Leiden zunehmen, während die somatischen Krankheiten eher gleichbleiben (Techniker Krankenkasse 2023, S. 28). Die häufigsten Krankheiten der Krankenversicherten in Deutschland sind gegenwärtig Ängste, Depressionen, hoher Blutdruck und Rückenschmerzen.

Die Hypertonie ist eine Krankheit des chronischen psychosozialen Stresses und kein körperlicher Strukturschaden. Wir finden diagnostisch gemeinhin kein Organ, in dem die Hypertonie festgelegt und produziert wird. Rückenschmerzen sind zumeist ein Symptom des gesellschaftlich induzierten Beugungsdruckes. Die aggressive Selbstbehauptung hat sich bei Rückenschmerzen so verfestigt, dass es den Personen unmöglich geworden ist, sich auch mal vertrauensvoll fallen zu lassen und bei anderen Geborgenheit zu finden. Es sind nicht die Bandscheiben, es sind in der Regel die Haltungen, die den Rückenschmerz bedingen.

Das Krankheitsspektrum der Moderne spiegelt das Leiden der Menschen in und an unseren Gesellschaften. Es sind nicht versagende Organe des Individuums, die schmerzen, sondern das Leiden der Menschen im sozialen Raum und an den gesellschaftlichen Zwängen. Wir erleben die Symptome eines zerbrechenden sozialen Bindegewebes. Die vorherrschenden Krankheiten unserer Zeit sind zumeist Symptome gesellschaftlicher Krisen und Verwerfungen und die Folge eines chronischen psychosozialen Stressgeschehens. Gesundheitskompetenzbildung zur individuellen wie sozialen Befähigung der Menschen zur sozialen Integration und Kooperation und zur Pflege des Gemeinwesens beschreiben bedeutsame Herausforderungen der künftigen Gesundheitsförderung. Selbstfürsorge und Selbstheilungsfähigkeiten können gelehrt und gelernt werden. Hartmut und Marlén Schröder beschreiben unter dem Terminus »Valebo-Effekt« das damit einhergehende neue Denken in der Medizin (Schröder et al. 2023).

Im Jahr 2021 verzeichneten wir in Sachsen-Anhalt und in Brandenburg 65 Herzinfarkt-Tote pro hunderttausend Einwohner, aber nur 29 in Schleswig-Holstein (Deutsche Herzstiftung 2022, S. 35). Es gibt keine Intensivmedizin, die diese regionalen Unterschiede von sozialer Geborgenheit in Schleswig-Holstein und sozialen Verwerfungen in Brandenburg und Sachsen-Anhalt aufheben könnte. Der Herzinfarkt wird weniger häufig auftreten, wenn wir junge Menschen befähigen, in ihrem Leben mit Stressproblemen, sozialen Konflikten oder gesellschaftlichem Druck wissend, kompetent und selbstbewusst umzugehen.

Am 27. Januar 2020 wurde in Bayern der erste Covid-19-Fall bekannt. Damit begann in Deutschland die Corona-Pandemie. Am 9. März wurden die ersten beiden Todesfälle gemeldet. Die erste Welle der Infektionen erreichte Mitte März 2020 ihren Gipfel und die zweite Ende Dezember 2020. Insgesamt acht Infektionswellen beschäftigten die Menschen und die ganze Gesellschaft in Deutschland, bis Anfang April 2023 Bundesgesundheitsminister Karl Lauterbach die Corona-Pandemie offiziell für beendet erklärte. Drei Jahre lang herrschte Angst und Schrecken, und viele Menschen glaubten, dass Corona die tödlichste Gefahr für Leben und Gesundheit mit sich bringe. In Wirklichkeit verursachte das Corona-Virus nur etwa fünf bis sechs Prozent der jährlichen Todesfälle. Andere Todesursachen sind deutlich bedeutsamer. Panische Angst verhinderte in der Bevölkerung eine realitätsnahe Einordnung des Geschehens. Infektionskrankheiten gehören zum Alltag der Medizin und der Gesundheitsversorgung.

Schon Robert Koch (1843–1910) sagte mehrfach zur Infektionsbedrohung der Menschen: »Das Bakterium ist nichts, der

Wirt ist alles.« Im Wechselverhältnis zwischen Krankheitserreger und Mensch würde die Gesundheit verteidigt oder die Krankheit zugelassen. Sein Kollege Louis Pasteur (1822–1895) bestätigte ebenso: Die Mikrobe sei nichts, das Milieu sei alles. Ihm war klar, dass die Lebenswelt und die Umwelt eine Rolle spielen, wenn Infektionen krank machen. In Deutschland beklagten wir vor Corona jährlich etwa 75.000 bis 80.000 Todesfälle durch die Sepsis, volkstümlich als Blutvergiftung bekannt. Die Sepsis kann als Endpunkt aller möglichen Infektionen verstanden werden. Bis zum April 2023 oder in den drei Pandemie-Jahren verzeichnete Deutschland also 175.000 Corona-Todesfälle. Im Zeitraum von drei Jahren meldet die Todesursachenstatistik ohne größere Aufregung etwa 230.000 Sepsis-Todesfälle und insgesamt sterben in diesem Zeitraum drei Millionen Menschen. Die Summation der Corona-Todesfälle machte also mehr Angst als die realen Zahlen der Todesursachenstatistik, die nur Todesfälle pro Jahr angibt.

Die Corona-Pandemie wurde durch die öffentliche Kommunikationspolitik und die summierten Daten in ihrer Bedrohlichkeit überschätzt. Eine Angstpandemie beherrschte die Wahrnehmung und nicht die wirkliche Infektionsbedrohung. An anderen Infektionskrankheiten mit anderen Krankheitserregern sterben durchgehend mehr Menschen pro Jahr. Damit lebten wir immer ohne Panik und Verängstigung. Untersuchungen der Psychoneuroimmunologie belegen mit deutlicher Evidenz: Wer unter Dauerstress steht, wird schneller krank und langsamer wieder gesund, mögliche Erreger haben ein leichteres Spiel. So können zum Beispiel in stressigen Zeiten Herpes-Bläschen wiederkehren, die das Immunsystem sonst gut im Griff hat. Wunden heilen langsamer, sogar Impfungen wirken bei dauerhaft gestressten Menschen schlechter als bei anderen. Die Angst vor einer potenziell todbringenden Krankheit trägt gleichzeitig dazu bei, dass die Menschen für Infektionen empfänglicher werden.

DIE POLITIK VON ANGST UND PANIK

Der an die Öffentlichkeit gelangte Auszug aus einem Handlungs-
konzept des Bundesinnenministeriums unter Horst Seehofer als
Innenminister offenbart eine bewusste und vorsätzliche Strategie
der Angst. Die öffentliche Aufklärung müsse schockieren, und so
heißt es wörtlich: »Viele Schwerkranke (…) sterben qualvoll um
Luft ringend zu Hause. Das Ersticken oder nicht genug Luft krie-
gen ist für jeden Menschen eine Urangst (…) Wenn Kinder ihre
Eltern anstecken, und einer davon qualvoll zu Hause stirbt und sie
das Gefühl haben, schuld daran zu sein, weil sie zum Beispiel vergessen haben, sich nach dem Spielen die Hände zu waschen, ist es
das Schrecklichste, was ein Kind je erleben kann« (Bundesinnenministerium 2020, S. 13). Horst Seehofer war Staatssekretär im
bundesdeutschen Sozialministerium, als die HIV-Aids-Pandemie
die Menschen verängstigte. Er sagte schon damals im Jahr 1986,
dass »die Aussätzigen in Heimen konzentriert« werden müssten.
»Dieser Ausgrenzung habe ich Aufklärung entgegengesetzt«,
bekundet Rita Süssmuth, die von 1985 bis 1988 Gesundheits-
ministerin war, in einem aktuellen Interview: »Es ist wichtig,
nicht die Angst vor dem Gefährlichen zu schüren, sondern das
individuelle Selbstvertrauen und die Eigenverantwortung zu stärken. Als Ministerin habe ich immer versucht, auszusprechen, was
ich wusste und was ich eben auch nicht wusste. Ich war überzeugt,
dass dies Vertrauen schafft.« Die Ministerin kooperierte mit den
Akteuren und Akteurinnen der Gesundheitsbewegung und den
Communitys der Schwulen und Lesben. »Wenn ich heute nach
meinem größten Erfolg in der Politik gefragt werde, dann ist es
das: die Vermeidung der Ausgrenzung von Aidskranken«, sagt
die couragierte und politisch verantwortungsvolle Frau im Rückblick (Süssmuth 2023). Über die Selbstorganisation der gefährdeten Bevölkerungsgruppen und innovative Versorgungskonzepte

erreichten wir, dass HIV-Aids seinen Schrecken verlor und erfolgreich bewältigt wurde.

Strategien der Selbstorganisation waren von der herrschenden Politik und Wissenschaft bei Corona nie beabsichtigt. Es ging stattdessen um eine Rohrstock-Politik. Dies ist wirksam, aber eben nur so wirksam wie eine Pädagogik mit dem Rohrstock.

Die italienische Virologin Ilaria Capua diagnostizierte die Corona-Krankheit sehr klar: »SARS-CoV-2 ist an sich kein Killervirus. Aber es ist ein Stresstest für unser ganzes System. Für das Gesundheitswesen. Die Wirtschaft. Sogar für Familien. Es wirft ethische und soziale Fragen auf. (…) Es ist für mich vor allem eine Krankheit unserer Lebensweise.« Und: »Die Pandemie verstärkt Negativität, dabei müssen wir zusammenstehen. Wir Europäer müssen unsere Werte, die Achtung vor dem Leben, dem Planeten, der Gesundheit verteidigen« (Capua 2020 in der *Süddeutschen Zeitung*). »Wir sollten nicht das Virus jagen, sondern die Risikogruppen beschützen« (Capua 2020 im *Tagesspiegel*).

Die Bewältigung einer Virus-Krankheit, die über die Atemwege verbreitet wird, braucht eine Beziehungs-Kultur, die den Menschen zum sinnvollen Umgang mit der Gefahr befähigt. Es gibt auch eine Art soziales Immunsystem. Menschen, die eine Infektionskrankheit in sich tragen, spüren das zumeist und sie wissen, dass man sich entsprechend verhalten muss. Die bürgerschaftliche Selbstorganisation wirkt besser als jede staatliche Drohkulisse. Die Corona-Gefahren können also lösungsorientiert und erfolgreich nur dann bewältigt werden, wenn wir vor Ort Handlungskompetenz und Selbstwirksamkeit stärken. Dies stellt eine kommunalpolitische Führungsaufgabe dar, die Selbstorganisation, Nähe zur jeweiligen Lebenswelt und die Beteiligung der betroffenen Bürgerinnen und Bürger nutzt und kontinuierlich Vertrauen aufbaut. Maximale Kontaktvermeidung gelingt nicht mit Zwangsmaßnahmen, sondern nur durch aktives Handeln der

Menschen selbst. Sie brauchen dafür Unterstützung, Hilfe zur Eigenhilfe, kostenlose und funktionale Messsysteme zur Infektionskontrolle und vor allem Gestaltungsfreiheit und Kompetenz zum aktiven Risikomanagement durch die Menschen selbst.

Ein demokratisches Gemeinwesen darf sich nicht die Reaktionsweisen der sonst abgelehnten chinesischen Diktatur zum Vorbild nehmen. Wenn aber der Chef-Virologe unserer Republik sich öffentlich hinstellt und sagt, wir müssten uns alle so verhalten, als wäre jeder Mensch eine tödliche Gefahr für mich und ich selbst eine tödliche Gefahr für alle meine Mitmenschen (Drosten 2020), dann geben wir das soziale Leben auf. Eine derart deformierte Heil-Kultur führt zur Zerstörung des gesellschaftlichen Zusammenhalts, der sozialen Beziehungen und zu vielfältigen Spaltungsprozessen unter den Menschen und zwischen den sozialen Gruppen.

DIE CORONA-PANDEMIE ALS MENETEKEL ZUR UMKEHR

Die offiziellen Krankheitsdaten des Robert Koch-Instituts (RKI) im April 2023 verzeichneten in Deutschland seit Beginn der Corona-Pandemie insgesamt bei Kindern und Jugendlichen zwischen 0 und 19 Jahren nur 127 Todesfälle durch oder mit Corona-Infektionen. Im gleichen Zeitraum erleidet das Land entsprechend den jährlichen Durchschnittszahlen über 450 tote Kinder durch äußere Gewalteinwirkung und mehr als 600 erfolgreiche Suizide von Jugendlichen. Das sind bedeutsamere Probleme, die gesellschaftlich aus dem Blick geraten sind. Insgesamt sterben normalerweise in Deutschland etwa 4.430 Kinder und Jugendliche zwischen 0 und 19 Jahren pro Jahr. Seit also Corona-Infektionen erfolgen, sind unabhängig davon bis zum Ende der Pandemie etwa 14.000 Kinder und Jugendliche an anderen Krankheiten gestorben. Die Bedeutung des Corona-Virus für die Sterblichkeit der Altersgruppe von 0 bis 19 Jahren liegt also unter einem Promille der sonst üblichen Todesfälle.

Ich sage damit nicht, dass Covid-19 keine ernst zu nehmende Krankheit sei. Die Fallzahlen jedoch in das Verhältnis zu anderen Todesfällen zu setzen beschreibt die Realität der Gefahren und minimiert in der öffentlich geschürten panischen Stimmung die Ängste. Die Übersterblichkeit in der Bundesrepublik Deutschland hat verschiedene Ursachen und der Anteil durch Corona ist relativ.

Für Tod und Sterben in unserer globalen Welt ist die Hungerkrise schwerwiegender, und noch mehr als die Hungerkrisen töten die Armutskrisen und die Kriege. Dreizehn Millionen Menschen sterben jedes Jahr an Infektionen wie Malaria, Tuberkulose oder HIV-Aids. Das Corona-Virus verursacht weltweit nicht die meisten Todesfälle durch Infektionskrankheiten. Warum aber hat uns dieses Virus so beschäftigt und so beängstigt?

Arme Menschen oder Personen unter chronischem Stress hatten bei Corona ein deutlich höheres Risiko für schwere Verläufe. Gespaltene Gesellschaften produzieren Stress und vermehren dadurch auch Infektionsgefahren. Das Corona-Virus zwingt die Menschheit zu einer grundlegenden Neuorientierung. Die Botschaft lautet: Respektiert die Grenzen der Natur und der natürlichen Ressourcen und pflegt künftig eine nachhaltige Lebens- wie Wirtschaftskultur. Mutter Erde muss überleben können, wenn wir selbst überleben wollen. Wie die Cholera im 19. Jahrhundert und die Spanische Grippe im 20. Jahrhundert markiert nun auch Corona für das 21. Jahrhundert eine Zeitenwende. Die Corona-Pandemie sollte als Katharsis verstanden werden und zu einer Neuorientierung im Denken und Handeln führen. Wir müssen als Leitprinzip die »Ehrfurcht vor dem Leben« (Albert Schweitzer 1875–1965) respektieren und für gesunde gesellschaftliche Verhältnisse wie Verhaltensweisen sorgen.

Der Psychoanalytiker Hans-Joachim Maaz spricht von der Angstgesellschaft (Maaz 2022). Unsere in den laufenden Krisen versagende Gesellschaft wird von frei flottierenden Ängsten durchzogen. In der Corona-Pandemie gab ein Virus der Angst Namen und Gesicht. Der sinnlich erlebte Kontrollverlust durch die Corona-Gefahren zerstörte den Glauben und den Traum unserer Kultur, dass wir mit Wissenschaft und Technik die Welt und das Leben im Griff hätten.

Kontrollverlust erleben Politiker besonders dramatisch, da sie Sicherheit und »Wir haben alles unter Kontrolle« als eine der wesentlichen Säulen ihrer politischen Identität wahrnehmen. Mit dem Versprechen von Sicherheit und Kontrolle wollen sie gewählt werden, und sind sie dann gewählt, verstehen sie dies als Legitimation zur Bestimmung dessen, was das Volk zu tun habe. In der Corona-Pandemie hat die Politik ihre Hilflosigkeit durch herrischen Aktionismus abgewehrt, und die verunsicherte Mehrheit der Bevölkerung reagierte mit kindlicher Regression. Die Hilflosigkeit wurde durch den Wunsch nach »starken Männern« und schützenden Müttern verdrängt, die das Problem lösen und mit rettenden Heil- oder Impfmitteln die Gefahren bannen sollten. Es entwickelte sich so eine gesellschaftliche Kollusion von irrationalen Heilsversprechen und Wut auf Sündenböcke. Wir erlebten eine kollektive Psychodynamik, eine Massenpsychose der Angst und die Abwehr von Kontrollverlust durch projektive Feindbilder. Die damit verwobenen gesellschaftlichen Interaktionen führten nicht zusammen, sondern spalteten die gesellschaftliche Kohärenz. Es war ein Führungsversagen der politischen Kräfte, die nicht demokratisch, sondern autoritativ regierten.

DIE ERDE ALS LEBEWESEN UND
DIE MÄRKTE OHNE MORAL

Im Juli 2022 starb James Lovelock an seinem 103. Geburtstag. Er formulierte als Chemiker, Physiker und Mediziner die »Gaia-Hypothese« (Lovelock 2021). Die Erde und ihre Biosphäre werden dabei als Lebewesen verstanden: brennende Wälder, Flutkatastrophen, Pandemien oder Hitzewellen sind keine abstrakten Natur-Krisen, sondern leidvolle Äußerungen eines lebendigen Organismus, der sein Gleichgewicht verloren hat. Es ist ein eindringliches und leicht zu begreifendes Bild für die Gefahren der menschengemachten, womöglich nicht mehr zu korrigierenden Krisen auf unserem Planeten. Leben auf der Erde ist eine Gemeinschaft von Organismen, die sich selbst regulieren und miteinander und mit ihrer Umgebung interagieren, also ständige Beziehungen pflegen. Zwischen den Lebewesen auf der Erde und dem komplexen Organismus der ganzen Erde agieren Staaten und soziale Gemeinschaften nicht lebendig, sondern als hierarchische und mechanistische Machtsysteme. Wir müssen nun lernen, die sozialen Getriebe und Agglomerationen wie lebendige Organismen zu gestalten.

Der Psychoanalytiker Horst-Eberhard Richter hat in seinem Buch *Der Gotteskomplex* darauf hingewiesen, dass die Psychodynamik eines größenwahnsinnigen Medizinsystems, die das Leben beherrschen will, eine inhumane Anmaßung darstellt und die angemessene Demut gegenüber dem Leben verweigert (Richter 1979). Die kollektive Egozentrik unserer politischen Führungen entspricht, wie ich meine, einer soziale Krankheit, die innere und äußere Hilflosigkeit mit ihrem Machtgebaren abwehrt und lebendige Kompetenzen für Leid, Mit-Leid, Mit-Sterben unter uns Menschen verloren hat. Der politische Analysand Horst-Eberhard Richter lässt in einem anderen Buch zur Zukunft der

Menschheit in einem himmlischen Krisengipfel Albert Einstein (1859–1957) zu Wort kommen: »So sehe ich für den Menschen die einzige Chance darin, dass er zwei Einsichten endlich beherzigt: dass sein Schicksal mit dem der Mitmenschen in allen Teilen der Erde unlösbar verbunden ist und dass er zur Natur und diese nicht ihm gehört« (Richter 1997, S. 252).

Die Aufgabe für uns in der Jetzt-Zeit lautet also: Sorgt für Mitmenschlichkeit und einen nachhaltigen Umgang mit den natürlichen Ressourcen, und ordnet den Maßstab Geld der Gesundheit unter und bekämpft die Krankheiten der Profit- und Machtgier. Schon Adam Smith, den man als Apologeten des freien Marktes gerne feiert, hatte dazu zwei Bücher geschrieben: eines über den freien Markt und eines über die Moral, die ihn regeln muss. *Die Theorie der ethischen Gefühle* und *Der Wohlstand der Nationen* entwerfen ein Gleichgewicht von Eigennutz und sozialer Verantwortung. Die egoistischen Antriebskräfte des Marktes müssten durch das Gegengewicht der sozialen Gefühle vor Maßlosigkeit bewahrt werden. Er hätte wohl besser die beiden Bücher in einem zusammengefasst, damit sein dynamisches Konzept richtig verstanden wird.

Das Drama des modernen Kapitalismus und unserer verängstigten Gesellschaft erleben wir als verlorenes Vertrauen in die staatlichen Organisationen und als Unfähigkeit zu einem sozialen Verantwortungsgefühl, das den rücksichtslosen Egoismus begrenzt. Der Psychoanalytiker und Sozialpsychologe Erich Fromm diagnostizierte schon vor fünfzig Jahren in *Haben oder Sein* die kapitalistische Getriebenheit von Profit und Wachstum als Wurzel vieler Krankheiten: Im Kapitalismus sei sich jeder selbst der Nächste. Das System belohne Gier und Eigensinn und führe zur Abwertung von Bescheidenheit und Gemeinschaft. Dies treibe die sozialen Schichten auseinander (Fromm 1976).

DIE PFLEGE DES SOZIALEN BINDEGEWEBES UND EINE GESUNDE ÖKONOMIE

Das soziale Bindegewebe stellt ein besonders schützenswertes und pflegebedürftiges Gut dar. Die Psychoneuroimmunologie schenkt uns die wissenschaftliche Evidenz für das, was wir alle schon fühlen und wissen: Das Sein macht glücklicher und gesünder als die Habsucht. »Es ist Zeit für ein neues Menschenbild«, sagt Rutger Bregman, »ein realistisches und ein hoffnungsvolles« (Bregmann 2020, S. 433). Und das gilt nicht nur für den Klimawandel, sondern auch in der Corona-Krise. Sein neuester Bestseller *Im Grunde gut, eine neue Geschichte der Menschheit* beschreibt, dass die Menschen grundsätzlich gut sind und füreinander einstehen wollen. Die Mehrheit der Menschen sei kooperativ und mitmenschlich (Bregman 2020). Die Pflegekräfte und Hausärztinnen und Hausärzte sorgten in der Corona-Pandemie auch mehr für Hilfe und »Rettung« als die politischen Maskenverkäufer und Impfpropagandisten.

Es sind inzwischen die Ökonomen, die ein Ende des Kapitalismus prognostizieren und die Überwindung von Wachstum, Größenwahn und der Zerstörung der Natur und des menschlichen Miteinanders als notwendig darstellen. Einer von ihnen ist der frühere McKinsey-Berater Frédéric Laloux. In seinem Buch *Reinventing Organizations* stellt er dar, wie wirkungssichere, beseelte und sinnvolle Unternehmen oder Organisationen produzieren und erfolgreicher tätig sind (Laloux 2015). Es enthält eine hoffnungsvolle Botschaft über neue Führungskulturen in Produktionsbetrieben, gemeinnützigen Organisationen, Schulen, Krankenhäusern oder Gemeindeverwaltungen. Sie alle müssen als soziale Organismen verstanden und so geführt werden, wie das menschliche Gehirn den menschlichen Körper führt:

dienend und nicht herrschend. Für diese Gestaltungsaufgabe liefert die Psychoneuroimmunologie ebenfalls wissenschaftliche Grundlagen und Evidenz.

Organisationen beschreibt Frédéric Laloux als etwas Lebendiges, Selbstmanagement sei ein grundsätzliches Prinzip. Ganzheitlichkeit und die Beteiligung der individuellen Persönlichkeiten mit ihren Stärken und Schwächen am Gelingen des Ganzen hätten zentrale Bedeutung, Teamkulturen, Freiheit und kollegiale Kooperation. Lebendige Organisationen machen Sinn und Vertrauen zum Maßstab oder Kompass für Entscheidungen und das Handeln, nicht das Geld oder die Profitziele. Das Miteinander für die gemeinsamen Aufgaben läuft nicht mehr hierarchisch, sondern partizipativ. Die einzelnen Beteiligten übernehmen ihren jeweiligen Part für den Erfolg des Ganzen. Wenn wir mit diesen Leitlinien der systemischen Organisationsgestaltung durch Krankenhäuser und Arztpraxen in unser Gesundheitswesen gehen, erkennen wir schnell, was verändert werden muss.

HEILSAME MUSIK UND EIN SINGENDES GESUNDHEITSWESEN

Ich erläutere gesunde Organisationskulturen gerne am Beispiel der heilsamen Kraft von Musik. Die großen Orchester haben Dirigenten für den gemeinsamen Klangkörper entwickelt. Als energetische Koordinatoren führen sie das spielende Ensemble. Die Berliner Philharmoniker wollten Mariss Jansons (1943–2019), den Chefdirigenten des Symphonieorchesters und Chors beim Bayerischen Rundfunk als Nachfolger von Simon Rattle, der 2018 als Chefdirigent weggegangen war. Jetzt hat Simon Rattle, nach dem frühen Tod von Mariss Jansons, seine Nachfolge in Bayern angetreten. Beide weltbekannten Dirigenten gelten in der Musikerwelt als beziehungsstarke Persönlichkeiten.

Mir erzählen Musiker, was mit ihnen passiert, wenn in einem Konzert das einzelne Instrument in einem Republikanischen Orchester mit den anderen Instrumenten zusammenschwingt, und welche inneren Empfindungen dann Leib und Seele bewegen. Wenn dann noch das Publikum mitschwingt, spüren die beteiligten Akteure Gefühle, die süchtig und lebensfroh zugleich machen. Sie erleben ein Miteinander, das den einzelnen Menschen als Teil eines sozialen Organismus würdigt und über sich selbst hinaus empfinden lässt. Die Lebendigkeit eines spielenden Orchesters kann in ihrer Wirkung nicht mit randomisierten Doppelblind-Studien analysiert werden, und dennoch zweifelt keiner an der gesundheitsförderlichen Wirklichkeit der produzierten und erlebten Musik.

Die Erforschung komplexer biopsychosozialer Phänomene in der Musik und in der Medizin benötigt eine grundlegend veränderte Forschungsmethodologie, die von der PNI-Forschung entwickelt und bereitgestellt wird (Schubert 2023). Das soziale Leben stellt ein interaktives Gewebe dar, das biologische, psychologische und soziale Wirkkräfte oder Determinanten vernetzt und soziale Krankheiten ebenso wie soziale Immunsysteme oder gesellschaftliche Gesundheit zu formen vermag.

Das Gesundheitssystem einer Region, einer Gemeinde braucht so etwas wie Dirigentinnen oder Dirigenten, die dienen können, also eine energetische Koordination der beteiligten Menschen und Organisationen sicherstellen. Das Gesundheitsorchester einer Region und die Gesundheitsmusik eines regionalen Gesundheitswesens brauchen Koordination, Integration und ein gedeihliches Zusammenwirken aller beteiligten Akteure. Ärztinnen und Ärzte, Psychotherapeuten und Psychotherapeutinnen sind sozusagen Instrumente für eine gesunde Lebenswelt und ihr Zusammenspiel mit den Menschen des Gemeinwesens macht die gesunde Musik. Ich will das Netzwerk der Gesundheitsversorgung am Gemeinwohl ausrichten: als dienende Institution zur Heilung des Individuums und der ganzen Gesellschaft (Huber 2022). Es gibt Hoffnungszeichen.

»Neustart« heißt die Zukunftsagenda der Robert Bosch Stiftung (Klapper 2021). Sie formuliert, was jetzt ansteht. Caritas, Diakonisches Werk, BUND, Greenpeace, über sechzig Organisation der Zivilgesellschaft in der Bundesrepublik Deutschland, haben zehn Thesen für eine soziale und ökologische Neuentwicklung formuliert (Diakonie Deutschland 2021). Das sind Frühlingsboten für eine, unter der öffentlich sichtbaren Wahrnehmungsschwelle laufende, innere Neuorientierung und Umstimmung in der Bevölkerung und im Gesundheitswesen.

Als Alice im Wunderland vor einer Wegkreuzung stand und den Kater am Wegesrand sinngemäß fragte: »Welcher Weg ist der Richtige?«, lautete die Antwort: »Das hängt davon ab, wohin du gehen willst.« Wollen wir eine menschliche Gesundheitspolitik und ein soziales Gesundheitswesen, dann müssen wir jetzt die Wege für eine gesunde Zukunft von Mensch und Gesellschaft bauen. Das Gesundheitswesen als Gemeinwohlökonomie produziert wirtschaftliche und gesellschaftliche Prosperität für alle. Dies ist eine Herausforderung, die begeistern kann und Sinn stiftet, aber ohne Gemeinschaft und solidarisches Zusammenspiel nicht gelingen kann. Der Aufbruch in eine neue Medizin ist für uns alle möglich, wenn wir es gemeinsam wollen und anpacken.

GÜNTER SCHIEPEK

DER THERAPEUTISCHE PROZESS – UND DIE SELBSTORGANISATION KOMPLEXER SYSTEME

IN DIESEM BEITRAG soll die Dynamik von Veränderungsprozessen in Psychotherapie und Beratung thematisiert werden, mit speziellem Fokus auf die Rolle von professionellen Beziehungen. Mehrere Aspekte, die hierbei relevant sind, sollen aus der Perspektive komplexer, selbstorganisierender Systeme diskutiert werden.

Wenn wir von Beziehung reden, dann spielt auch Bindung eine zentrale Rolle, als Voraussetzung, als Thema und als zu verändernde Disposition, das heißt als Resultat konkreter

Beziehungserfahrungen, auch noch im Erwachsenenalter. Nicht nur die Mutter-Kind-Interaktion (beziehungsweise Bezugsperson-Kind-Interaktion), sondern auch frühere Prozesse, die pre- und perinatal stattfinden, zeigen, dass Bindung mehr oder weniger bedeutend ist für alles – für die intellektuelle Entwicklung, die soziale und die psycho-emotionale Entwicklung und auch für die Gesundheit des Menschen. Soziale Resonanz trägt uns gewissermaßen durchs Leben bis ins Alter.

BEZIEHUNG, BINDUNG UND STRESSREGULATION

Wie unsere Gesundheit von psychologischen und neuronalen Prozessen abhängt, lässt sich gut am Beispiel der sogenannten Stress-Achse illustrieren. Stresserfahrungen sind ein Resultat von Beurteilungen und Bewertungen (Appraisal), die aus unseren Erfahrungen und Lernprozessen resultieren. In solche Bewertungsprozesse sind die Amygdalae wesentlich involviert, die die Freisetzung des Adrenocorticotropen Hormons (ACTH) aus dem Hypothalamus und dann des Corticotropion-Releasing-Hormons (CRH) aus der Hypophyse triggern, was wiederum zur Ausschüttung der Stresshormone Adrenalin und Noradrenalin in den Nebennieren führt. Diese Stresshormone ermöglichen uns eine adäquate Reaktion auf Stress (im Sinne von Kampf oder Flucht), die in vielen Situationen lebenserhaltend sein kann.

Darüber hinaus spielen allerdings auch entsprechende Rückkoppelungen eine Rolle, also nicht nur bei der Aktivierung von Stressreaktionen, sondern auch bei den Prozessen der Rückregulation, die durch Glucocorticoide wie Cortisol vermittelt werden.

Wenn Stresssituationen nicht nur zeitlich begrenzt oder selten, sondern lang anhaltend und dauerhaft sind, kann Cortisol zum Dauerproblem werden. Und in der Tat erfahren viele Menschen nicht nur akuten Stress, sondern auch Dauerstress, etwa in belastenden Arbeitssituationen, in konflikthaften Beziehungen, bei der Pflege von Angehörigen oder als Folge von Traumatisierungen (post-traumatic stress disorder, PTSD). Speziell frühe, andauernde und komplexe Stresserfahrungen können dazu führen, dass sich die Betroffenen permanent bedroht fühlen. Der Umgang mit Covid-19 machte deutlich, was es bedeutet, wenn es zu Isolation und damit zu Bindungsverlust in vielen Bereichen des Lebens kommt. Die Wirkungen des Cortisols haben neurodegenerative (zum Beispiel in Teilen des Hippocampus) und gleichzeitig auch immunsuppressive Effekte, was einerseits kognitive Defizite wie auch Gedächtnisdefizite hervorruft, aber auch in unterschiedlichste Prozesse unseres Immunsystems eingreifen kann.

Aus der Perspektive der Dynamik komplexer Systeme ist bemerkenswert, dass die Hypothalamus-Hypophysen-Nebennierenrinden-Achse (HPA-Achse) keine einfache Achse darstellt, sondern ein hochkomplexes System aus Aktivierung und Hemmung bestehender Regulationsprozesse, in die unterschiedlichste weitere Hirnareale, Endokrinprozesse (zum Beispiel die Produktion von Cortisol) und Mechanismen der Immunregulation involviert sind. In den Amygdalae und zahlreichen anderen limbischen Strukturen der Emotionsregulation werden psychosozialer Stress und unterschiedlichste Erfahrungen erzeugt, verarbeitet und bewertet. Allein dies illustriert anschaulich die biopsychosoziale Dimension unserer gesamten Gesundheitsregulation und hebt die Bedeutung eines biopsychosozialen Systemverständnisses des Menschen hervor.

Wie betont, ist in diesem Kontext Bindung ein zentrales Thema. Entsprechende, meist frühe Beziehungserfahrungen haben weitreichende Konsequenzen für alle Bereiche der psychischen, sozialen und intellektuellen Entwicklung. Bindungserfahrungen sind ein transgenerationales Phänomen, sie werden über mehrere Generationen relativ stabil weitergetragen. Welche frühen Bindungserfahrungen oder Bindungsdefiziterfahrungen Menschen machen, welche Bindungstraumatisierungen oder Vernachlässigungen sie erlebt haben, das reproduzieren sie auch in ihrem Bindungsverhalten, das auch epigenetisch weitergegeben wird. Fehlende soziale Resonanz oder soziale Isolation sind deutliche Stressoren, wobei die hierbei aktivierten Schaltkreise teilweise mit denen identisch sind, die auch unser körperliches Schmerzempfinden vermitteln. Seelischer Schmerz und sozialer Schmerz werden vom Gehirn wie körperlicher Schmerz »erlebt«. Beziehungsstress und Isolation und sichere, unterstützende Beziehungserfahrungen können jeweils die Balance zwischen Stresshormonen einerseits und körpereigenen Endorphinen und Opiaten beeinflussen, wobei Letztere nicht nur stressreduzierend wirken, sondern auch lern- und entwicklungsförderlich sein können.

Dass Beziehungsstress im Gehirn wie körperlicher Schmerz verarbeitet wird, macht ein einfaches Experiment deutlich: Eine Versuchsperson liegt im Kernspintomografen (fMRT-Scanner) und hat eine triviale Aufgabe zu erfüllen, nämlich auf einem Bild einen Ball weiterzuleiten zwischen symbolisierten Personen, von denen nicht einmal Gesichter gezeigt werden. Erst recht sind es keine vertrauten Personen, sondern nur Agenten, die mit den Buchstaben A, B und C repräsentiert sind. Die Versuchsperson ist die Person C, und sie muss einfach auf den Knopf drücken, um einen Ball weiterzuschießen. Der Ball geht von A nach B, von B nach C, dann per Knopfdruck von C wieder zu A usw. Plötzlich wird aber die Person C ausgeschlossen. Der Ball läuft nun nicht mehr über C, sondern A und B spielen den Ball einfach hin und her, C ist draußen. Was man nun im fMRT sieht, ist, dass genau dann Schmerz- und Panik-Schaltkreise aktiviert werden. Ausschluss ist also ein unglaublicher Stressor. Fehlende soziale Resonanz und Bindung sind für den Körper und das Gehirn eine physische Bedrohung.

Dass Bindung lebenswichtig ist, zeigt auch ihre Bedeutung für die Entwicklung der vegetativen Regulation beziehungsweise vegetativer Regelkreise. Bindung wird in frühen Phasen des Lebens über körperliche Prozesse vermittelt, zum Beispiel steuert das Saugen der Muttermilch die Aktivierung und Regulation der Herzrate und schließlich auch den Schlaf- und Wachrhythmus eines Babys. Durch taktile Stimulation werden Wachstumshormone ausgeschüttet, sodass Wachstumsprozesse im ganzen Organismus unterstützt werden. Oxytocin und Prolaktin sind hierbei zentrale Hormone, auch Bindungshormone, wobei es von vielen Faktoren abhängt, hierzu valide Messergebnisse zu bekommen. Körpereigene Opiate haben gemeinsam mit diesen Bindungshormonen gedächtnisfördernde und stressreduzierende Wirkung.

BEZIEHUNG IN DER PSYCHOTHERAPIE

Im Bereich der Psychotherapie spielt Bindung eine zentrale Rolle. Einerseits sind Bindungsdefizite, zum Beispiel entstanden durch Vernachlässigung oder Traumatisierung, ein Thema, auf dem vielfach der Fokus der therapeutischen Arbeit liegt. Traumafolgestörungen mit seelischen und körperlichen Verwundungen sowie unterschiedlichsten Symptomen oder Diagnosen stehen demnach in vielen Therapien im Mittelpunkt der Arbeit. Zudem sind Bindungsdefizite ein Hindernis für die Entwicklung der therapeutischen Beziehung, von der wir wissen, dass sie einen zentralen Faktor für eine gelingende Therapie darstellt (zum Beispiel Flückiger et al. 2018). Bindungsdefizite manifestieren sich im Rahmen von bestimmten Diagnosen, etwa bei Borderline-Persönlichkeitsstörungen und anderen Persönlichkeitsstörungen, sowie in den damit einhergehenden Zusatzdiagnosen (Komorbiditäten), aber auch in spezifischen Problemen der Beziehungsgestaltung, zum Beispiel therapeutischen Krisen (»Crisis-Repair-Sequenzen«) (Høgenhaug et al., under review). Die Fähigkeit zur Mentalisierung, also Gedanken, Gefühle und Absichten bei sich und bei anderen verstehen zu können, sowie eine gelingende Emotionsregulation können sich nur erschwert entwickeln, was sich als Defizit im Bereich der »mentalized affectifity« manifestiert (Bateman & Fonagy 2004, Jurist 2005) und wiederum für erschwerte Bedingungen in der Psychotherapie sorgt.

In der Psychotherapie spielt nicht nur die Beziehung zum Therapeuten eine große Rolle, sondern auch die Beziehung zu anderen Menschen im relevanten sozialen Umfeld. Der Verlauf und die Ergebnisse von Therapien hängen natürlich stark vom Klienten selbst ab, aber auch von extra-therapeutischen Faktoren in der Lebenswelt eines Klienten. Wie gestalten sich soziale Beziehungen zu Partnern, zu Arbeitskollegen, zur Familie, zu den eigenen Kindern, zu Freunden, zu sozialen Gruppen, was passiert innerhalb dieser Beziehungen (Tramonti et al. 2024)? All diese Aspekte haben auch mit realen sozialen Erfahrungen, mit konkreten sozialen Interaktionen zu tun. Daher müssten wir Psychotherapie sehr viel ökosystemischer, das heißt an der Lebenswelt orientierter betrachten, als dies in der Forschung und auch in der üblichen psychotherapeutischen Praxis der Fall ist (Schiepek & Oelkers-Ax 2022).

Obwohl die therapeutische Beziehung bekanntermaßen einer der wichtigsten Faktoren für den Therapieerfolg ist (vgl. das »contextual model« von Wampold 2015), so sind doch auch andere, unspezifische Faktoren wie Erwartungen, die Identifikation mit dem therapeutischen Vorgehen, Therapeutenvariablen oder Effekte des Therapiefeedbacks von Bedeutung. Dagegen spielen die angewendeten Techniken oder das tatsächlich benutzte therapeutische Verfahren eine untergeordnete Rolle (»Dodo-Bird-Effekt«).

PSYCHOTHERAPIE ALS SELBSTORGANISIERENDER PROZESS

Was das Zusammenwirken einzelner Faktoren im Lauf von Veränderungsprozessen angeht, so können wir von einem nichtlinearen Geschehen ausgehen. Und so sollten wir Prozesse, die aus diesen nichtlinearen Wechselwirkungen resultieren, auch im Detail betrachten. Ein solches Zusammenspiel zwischen verschiedenen beteiligten Faktoren erzeugt unserer Beobachtung nach bestimmte Muster, und damit sind wir in der Welt der Selbstorganisation.

Das Verständnis und die Analyse selbstorganisierender Prozesse kann heute als das übergeordnete Paradigma für viele neue Entwicklungen in der psychosozialen Medizin betrachtet werden. Das ist wohl auch der Prozess, den Paracelsus meinte, als er sagte: *Medicus curat, natura sanat.* Das heißt, wir als Therapeuten schaffen die Bedingungen für die Selbstorganisationsprozesse unserer Patienten.

Was bedeutet nun Selbstorganisation? Mit Selbstorganisation sind das spontane Entstehen und die spontane Veränderung von Mustern aus der Wechselwirkung von Teilen gemeint, wobei hier aktivierende und hemmende Prozesse zusammenwirken, so wie beim oben erwähnten Stressrückkoppelungs-System. Entscheidend ist dabei, dass mindestens einige der Wechselwirkungen nichtlinearer Art sind, also keinen linearen, proportionalen Effekt von einer Variable auf die andere aufweisen.

Übergeordnete Muster und Strukturen entstehen aus dem Zusammenspiel von Teilen. Die »emergenten« Muster, also Muster, die auf der Ebene der Teile noch nicht existent sind, sind ein entscheidender Aspekt für das, was wir Selbstorganisation nennen. Ein Beispiel für solche Muster sind Konvektionsströmungen in Flüssigkeiten, die aus dem Zusammenspiel vieler Teile resultieren, aber auf der Ebene einzelner Moleküle gar nicht auftreten können, oder neuronale Aktivierungsmuster über verschiedene Hirnareale hinweg, die es in einzelnen Neuronen so nicht gibt. Auch psychopathologische Phänomene sind emergente Muster aus Kognitionen (zum Beispiel Selbstwahrnehmungen), Emotionen und Verhalten. Für die Erklärung der Entstehung psychischer Probleme (Psychopathologie) ist es wichtig, Modelle über das Zusammenspiel der Komponenten zu entwickeln. Solche Muster im Lauf der Therapie aufzulösen und neue zu generieren ist das generelle Ziel von Psychotherapie.

Wie können wir nun die Entstehung neuer Muster ermöglichen? Zunächst werden die Veränderungen kleinschrittig sein wie in den meisten Veränderungsprozessen. Diese kleinen Schritte sind oftmals noch nicht mit großem Erfolg verbunden, aber irgendwann gibt es eine Schwelle, an der das Geschehen kippt und ein neues Muster auftaucht.

Solche Ordnungsübergänge kommen in verschiedenen Bereichen der menschlichen Entwicklung vor, wir finden diskontinuierliche Übergänge in vielen Prozessen. Wir können kaum vorhersagen, wann das vorkommt, aber es findet irgendwann statt. Dann springt etwas in ein neues Muster und vielleicht dann noch einmal – es gibt sozusagen Kaskaden von nichtstationären Ordnungs- oder Musterübergängen. Das Phänomen von nichtstationären Übergängen zwischen biopsychosozialen Mustern ist charakteristisch für sämtliche Lern- und Entwicklungsprozesse und kann als Grundmerkmal selbstorganisierender Prozesse gelten. Auch das Gehirn, also neuronale Systeme sind Beispiele für komplexe Strukturen, die sich selbst organisieren, auf unterschiedlichen Ebenen, von neuronalen Netzwerken bis hin zu größeren funktionellen anatomischen Strukturen. In sozialen Systemen finden wir spontane Musterbildung in unterschiedlichen Größenordnungen, von Dyaden (Mutter-Kind-Interaktion, Therapeut-Patient-Interaktion), über Familien oder kleinere Gruppen (zum Beispiel Teams, Sportmannschaften) bis hin zu Organisationen und gesellschaftlichen Strukturen.

DIE GENERISCHEN PRINZIPIEN – BEDINGUNGEN FÜR ERFOLGREICHE SELBSTORGANISATION

Aus der Theorie der Selbstorganisation lassen sich einige Bedingungen ableiten, die beschreiben, was notwendig ist, damit Therapien und andere Formen menschlicher Entwicklung erfolgreich verlaufen können:

▶ **1. Stabilitätsbedingungen**
  Psychotherapie bedeutet Destabilisierung im Kontext von Stabilität. Wenn Ordnungsübergänge, das heißt psychische Veränderungsprozesse, die in Übergängen zwischen dynamischen Mustern veranschaulicht werden können, mit kritischer Instabilität und mit der Destabilisierung von

Mustern verbunden sind, dann ist es notwendig, zunächst stabile Rahmenbedingungen zu schaffen. Hierzu gehören strukturelle Sicherheit (Setting, Verstehbarkeit und subjektiv erlebte Transparenz des Vorgehens), die Beziehung und das Vertrauen zum Therapeuten sowie die Erfahrung von Selbstwirksamkeit, Kontrollierbarkeit und Handhabbarkeit, Zugang zu persönlichen Ressourcen, Selbstwertunterstützung des Patienten und anderer.

▶ **2. Identifikation von Mustern des relevanten Systems**
Auf welches System beziehen sich die zu fördernden Selbstorganisationsprozesse? Es geht hier unter anderem um Methoden zur Darstellung und Analyse der psychischen und sozialen Netzwerke und Muster des/der Patienten (zum Beispiel idiografische Systemmodellierung; Schiepek et al., im Druck).

▶ **3. Sinnbezug**
Persönliche Entwicklungsprozesse sollten vom Klienten als sinnvoll erlebt werden und mit seinen zentralen Lebenskonzepten in Korrespondenz stehen. Dies gilt umso mehr, je problematischer und krisenhafter die momentane Lebenssituation ist. Für die Psychotherapie bedeutet dies, dass er/sie die Entscheidung für Therapie im jeweiligen Kontext (Klinik, ambulante Therapie) als passend erleben sollte, und umgekehrt, dass die Therapie auch die Sinnentwürfe und Werte eines Klienten aufgreift und wertschätzt.

▶ **4. Kontrollparameter und Veränderungsmotivation**
Analog zur Interpretation von Kontrollparametern als Energielieferanten setzt Selbstorganisation im weitesten Sinne die energetische Aktivierung eines Systems voraus. Es geht um die Herstellung motivationsfördernder Bedin-

gungen, die Aktivierung von Ressourcen, die Intensivierung
von Emotionen und um die emotionale und motivationale
Bedeutung von Zielen, Anliegen und Visionen.

▶ 5. Destabilisierung und Fluktuationsverstärkung

Psychotherapie bedeutet, dem Klienten neue, veränderte
Erfahrungsmöglichkeiten zu eröffnen. Bestehende Muster
werden destabilisiert und es treten Inkongruenzen auf, die
zunächst irritierend wirken. Diese gilt es zu erkennen und
zu nutzen. Im Sinne eines *deviation amplifying feedback*
(abweichungsverstärkende Rückkopplung) befindet sich
der Klient zunehmend und auch lang andauernder in
anderen, mit neuen und emotional relevanten Erfahrungen
assoziierten Zuständen.

▶ 6. Kairos, Resonanz und Synchronisation

Therapeutische Heuristiken sollten zum aktuellen kognitiv-
emotionalen Zustand des Klienten passen. Die zeitliche
Passung und Koordination der Vorgehensweisen und des
Kommunikationsstils des Therapeuten mit den psychischen
und physiologischen Prozessen und Rhythmen des Klienten
sind Voraussetzung wie auch Merkmal gelingender therapeutischer Arbeit (Synchronisation). Wesentlich ist dabei
auch, Momente von kritischer Instabilität im Entwicklungs-
prozess zu erkennen, zuzulassen und zu nutzen.

▶ 7. Gezielte Symmetriebrechung

»Symmetrie« bedeutet, dass mehrere Attraktoren oder Ord-
ner eines Systems im Zustand kritischer Instabilität potenziell
mit ähnlicher Wahrscheinlichkeit realisiert werden können.
Da kleine Fluktuationen über ihre Realisation entscheiden
können, ist eine Vorhersehbarkeit der weiteren Entwicklung
kaum möglich. Um Symmetriebrechungen in eine ge-

wünschte Richtung zu lenken, kann man sich bestimmter
»Hilfestellungen« bedienen. So lassen sich einige Struktur-
elemente eines neuen Ordnungszustandes zum Beispiel in
Rollenspielen oder mithilfe von Übungen realisieren. Gezielte Zustandsrealisierungen bedienen sich insbesondere
der Intentionalität und Antizipationsfähigkeit des Menschen, was konkret über imaginierte Zielzustände oder die
kognitive Antizipation von Verhaltensweisen erfolgt.

▶ **8. Stabilisierung neuer Muster**
Wenn im Therapieprozess positiv bewertete Kognitions-
Emotions-Verhaltensmuster erreicht wurden, gilt es, diese
zu stabilisieren, zu automatisieren und verfügbar zu
halten. Maßnahmen zur Stabilisierung und Generalisie-
rung kommen hier ins Spiel, zum Beispiel Wiederholung,
Variation, Nutzung in unterschiedlichen Situationen und
Kontexten, positive Verstärkung. Schließlich wird es darum
gehen, die neuen Muster in bestehende Selbstkonzepte
zu integrieren.

Tabelle 1 Bedingungen für erfolgreiche Selbstorganisation

Diese generischen Prinzipien beschreiben kein normatives und
sequenzielles Phasenmodell, sondern sollten permanent präsent sein, das heißt, sie sind mit unterschiedlichen Gewichtungen stets zu berücksichtigen. Wir können sie in der Supervision
nutzen, wenn es zum Beispiel darum geht, zu prüfen, welche Bedingungen realisiert sind oder auch nicht, wenn es in einem Fall
nicht so gut läuft. Das Paradigma der Selbstorganisation und die
generischen Prinzipien erklären übrigens auch, warum die therapeutische Beziehung eine relevante Bedingung für Veränderung
darstellt, denn sie ermöglicht die Umsetzung mehrerer Prinzipien

gleichzeitig (zum Beispiel 1. Stabilitätsbedingungen; 6. Kairos, Resonanz und Synchronisation; aber auch 3. Sinnbezug und 4. Veränderungsmotivation).

<h2 style="text-align:center">PROZESSMONITORING –
DAS SYNERGETISCHE
NAVIGATIONSSYSTEM (SNS)</h2>

Wenn Veränderungsprozesse von spontanen Musterübergängen geprägt und nur bedingt vorhersehbar sind, dann ist es umso bedeutsamer, den Stand der Entwicklung auf der Höhe des Geschehens (»real-time«) zu kennen und zu verfolgen. Wie können wir Informationen über den laufenden Prozess erhalten?

Seit einigen Jahren haben wir Möglichkeiten zur Verfügung, hierfür ein internetbasiertes System – das Synergetische Navigationssystem (SNS, zum Beispiel Schiepek 2022) – zu nutzen, das auch über eine App zur Dateneingabe verfügt. Klienten und andere Menschen, die sich einem Veränderungsprozess unterziehen, geben dabei regelmäßig Selbsteinschätzungen ab, zum Beispiel mithilfe von Analogskalen. Die Fragen repräsentieren bestimmte Dimensionen, die in einer Therapie oder in einem Veränderungsprozess relevant sind. Die Methodik bietet die Möglichkeit, sowohl quantitative wie auch qualitative Einschätzungen zu machen. Durch elektronische Tagebücher erhalten wir auch qualitative Daten, die wir für das Verständnis von Veränderungsprozessen nutzen und mit quantitativen Daten abgleichen können (Nordholt et al. 2024).

Die Analyse und Darstellung der Veränderungsprozesse veranschaulicht die Übergänge zwischen dynamischen Mustern, die wir als Phasen- oder Ordnungsübergänge verstehen können. Interessanterweise kommen solche Ordnungsübergänge und andere Merkmale selbstorganisierter Prozesse in unterschiedlichsten Therapieansätzen vor, sind also nicht auf ein bestimmtes Vorgehen beschränkt *(trans-confessional)*. Selbstorganisierte und chaotische Dynamiken finden sich zudem über verschiedenste Diagnosen und Störungsbilder hinweg *(trans-diagnostic)*. Den transdisziplinären Ursprung der Theorie und Methodik komplexer Systeme, insbesondere aus der Synergetik und der Chaostheorie (Haken & Schiepek 2006), hatten wir bereits betont *(trans-disciplinary)*, womit eine biopsychosoziale Medizin, zu der auch die Psychoneuroimmunologie gehört, über einen metatheoretischen, transdisziplinären Rahmen verfügt und wir uns hier auch auf dem Weg zu einer Psychotherapie-Integration befinden (Schiepek & Pincus, 2023).

Die über das SNS verfügbaren Daten und Prozessanalysen bieten die Möglichkeit, die Patienten sehr eng in das Geschehen einzubinden, ihnen gewissermaßen »auf Augenhöhe« zu begegnen. In den regelmäßigen Feedbackgesprächen können die Patienten anhand der visualisierten Therapieverläufe erzählen, diese interpretieren und auch über ihren Alltag, ihr Leben berichten. Sie können über ihre Emotionen, ihre Wahrnehmungen, natürlich auch ihre Körperwahrnehmungen, ihre Perspektiven, ihre Motivation zur Veränderung usw. reden. Sie kommen in einen Prozess, den Bateman & Fonagy (2004, vgl. auch Jurist 2005) als *mentalized affectivity* bezeichnen. Die Auswertungsmethoden, die das SNS für die erfassten multiplen Zeitreihen (jedes Item eines Prozessfragebogens erzeugt im Tagestakt eine Zeitreihe) zur Verfügung stellt, sind sehr vielfältig und zeigen, welche Muster und Musterveränderungen in einem psychotherapeutischen oder sonstigen Veränderungsprozess auftreten.

In verschiedenen Studien konnten wir die Selbstorganisations-
dynamik biopsychologischer Prozesse auf unterschiedlichen
Ebenen und mit unterschiedlichen Parametern erfassen. Einige
Studien konnten davon profitieren, dass es seit einigen Jahren
(in der Tat seit fast zwanzig Jahren) möglich ist, Veränderungsprozesse in der Praxis engmaschig zu erfassen, sei es in der ambulanten Therapie, in Tageskliniken und auch im vollstationären
Behandlungskontext. Wir konnten feststellen, dass in sehr vielen
Fällen diskontinuierliche Musterwechsel auftreten, wie dies von
der Synergetik postuliert wurde (Haken & Schiepek 2006). In der
Sprache der Synergetik handelt es sich um sogenannte »Phasenübergänge«, die inzwischen in Zeitreihen auch objektiviert werden können, mithilfe des kürzlich entwickelten *Pattern Transition Detection Algorithm* (Viol et al. 2022).

Psychotherapie verläuft also nicht kontinuierlich und linear,
auf »standard tracks« oder in Form sogenannter Dosis-Wir-
kungskurven. Vor den diskontinuierlichen (sprunghaften) Mus-
terwechseln treten spezifische Frühwarnindikatoren auf, etwa kritische Instabilitäten, deren Ausprägung mit dem therapeutischen
Erfolg assoziiert ist (zum Beispiel Haken & Schiepek 2006, Olthof
et al. 2020a, b). Kritische Instabilitäten – messbar mit der sogenannten Dynamischen Komplexität (Schiepek & Strunk 2010) –
treten aber auch vor suizidalen Krisen (Fartacek et al. 2016) oder
vor Sportverletzungen auf (Schiepek et al. 2023a).

In verschiedenen Studien konnten wir beobachten, dass Phasenübergänge (Musterwechsel) im therapeutischen Prozess nicht
nach, sondern vor der Hauptintervention stattfinden, bei verschiedenen Störungsbildern (zum Beispiel Schiepek et al. 2016,
Schiepek et al. 2009) und bei unterschiedlichen therapeutischen

Vorgehensweisen. In einer Studie mit 18 Patienten mit Zwangsstörungen (Heinzel et al. 2014, Schiepek et al. 2014) konnte festgestellt werden, dass die kritische Instabilität (lokaler Peak in der Dynamischen Komplexität) und auch der Symptomabfall (steilster Gradient im Rückgang von Zwangsgedanken und Zwangshandlungen) vor der Hauptintervention, nämlich der sogenannten *Exposure with Response Prevention (Flooding)* stattfand. Dies widerspricht einem interventionistischen Verständnis von Psychotherapie und stimmt sowohl überein mit den Annahmen der Selbstorganisation komplexer Systeme, die nicht von Veränderung als Reaktion auf Therapietechniken ausgehen, als auch mit dem »contextual model«, das in Metaanalysen einen geringen Impact von Therapietechniken findet (Wampold 2015, Wampold et al. 2018).

In derselben Studie konnten wir die besten Therapieergebnisse dann feststellen, wenn nicht nur eine ausgeprägte kritische Instabilität durchlaufen wurde, sondern auch eine gute Beziehungsqualität zu Therapeuten und Mitpatienten an der Tagesklinik erlebt wurde. Im Sinne eines Interaktionseffekts ist ein gutes Klima (das heißt ausgeprägtes Erleben von Stabilität) und eine phasenweise auftretende hohe Instabilität mit ausgeprägter Symptomreduktion verbunden: Therapie als Destabilisierung im Kontext von Stabilität.

Christian Schubert hat in Einzelfallstudien zum systemischen Lupus Erythematodes, einer chronisch entzündlichen Autoimmunerkrankung, auf diese Phasen kritischer Instabilität aufmerksam gemacht (Hagen et al. 2017, Schubert et al. 2003). Die Patientin sammelte täglich Urinproben, in denen unter anderem Marker der Immunaktivität (zum Beispiel Neopterin) analysiert wurden. Gleichzeitig wurden psychologische Marker der Krankheitsdynamik in Form von Selbsteinschätzungen erfasst, nämlich Stimmung, Gereiztheit und das subjektive Krankheitsgefühl. Die Dynamische Komplexität dieser Marker verlief hochsynchron, das heißt die Komplexität war bei einigen Markern entweder gleichzeitig hoch (Neopterin, Stimmung, mentale Aktiviertheit) oder entsprechend niedrig (Gereiztheit, subjektive Krankheitsaktivität). Das Auftreten dieser veränderten Komplexitätsdynamik ging mit einem hochrelevanten Lebensereignis im Leben der Patientin einher, wobei die Lebensereignisse mit regelmäßigen Life-Event-Interviews erfasst wurden. Ähnliche Befunde konnten bei einer anderen Patientin festgestellt werden, die zweimal am Tag ihren Urin gesammelt hatte. Wir konnten diese veränderten Dynamischen Komplexitäten in der Nachtaktivität und in der Tagaktivität des Neopterins sehen, auch korrespondierend zu den biologischen Rhythmen, zum Beispiel dem Schlaf-Wach-Rhythmus. Auch hier entsprachen die Veränderungen in der Dynamik psychologischer wie immunologischer Parameter wichtigen Lebensereignissen der Patientin.

Andere Studien thematisierten die neuronale Aktivität im Laufe von Psychotherapie bei Patienten mit Zwangsstörungen (neun Patienten und neun parallelisierte gesunde Kontrollpersonen). Die erste dieser Studien wurde bereits in den Jahren 2005 bis 2008 in Windach am Ammersee, an der LMU München und am AKH Wien durchgeführt. Die psychologischen Prozesse wurden mit dem Therapie-Prozessbogen (TPB, Schiepek et al. 2019) täglich erfasst, die neuronale Aktivität mithilfe von fMRT-Scans drei- bis viermal im Verlauf der stationären Psychotherapien. Die visuelle Stimulation erfolgte sowohl mit Standard-Emotionsbildern als auch mit personalisierter Symptomprovokation, also mit Bildern, die im häuslichen Umfeld der Patientinnen aufgenommen wurden und die Situationen und Gegenstände zeigten, die bei den Zwangsritualen als Auslöser eine Rolle spielten. Die Veränderung der neuronalen Aktivität trat in unterschiedlichen Hirnregionen auf, vor allem im Anterioren Cingulären Kortex und im Supplementären Motorischen Areal (ACC/SMA-Komplex), im linken und rechten Dorsolateralen Präfrontalen Kortex, in der linken und rechten Insula, im linken und rechten Parietalen Kortex sowie im Bereich des Cuneus.

Bemerkenswert war, dass die Veränderung in den Hirnarealen zwischen jeweils zwei aufeinanderfolgenden Scans besonders ausgeprägt war, wenn eine Phase kritischer Instabilität zwischen den Scans lag, also ein Marker für einen Phasenübergang. Die neuronale Veränderung war in diesem Fall deutlich größer und signifikanter als zwischen Scans, zwischen denen sich in den psychologischen Zeitreihen gewissermaßen nichts tat (also keine Destabilisierung auftrat), und auch als zwischen den aufeinanderfolgenden Scans der gesunden Kontrollpersonen (Schiepek et al. 2013).

Zusammenfassend könnte man sagen, dass Psychotherapie auch auf neuronaler Ebene im zeitlichen Verlauf dort markante Veränderungen aufweist, wo sich auch auf psychologischer Ebene kritische Instabilitäten beziehungsweise Phasenübergänge ereignen. Psychotherapie kann als Selbstorganisationsprozess aufgefasst werden, in dem neuronale und psychologische Prozesse (Phasenübergänge) synchronisiert auftreten.

In einer weiterführenden, aber ähnlichen Studie (diesmal mit 17 Patienten mit Zwangsstörungen und 17 gesunden Kontrollpersonen) wurden im Therapieverlauf (stationäre Psychotherapie über ca. drei bis vier Monate) vier bis fünf fMRT-Scans durchgeführt, wobei nicht nur mit visueller Symptomprovokation gearbeitet wurde, sondern auch mit »resting states«. Dies bedeutet, dass die Probanden zehn Minuten mit geschlossenen Augen, aber ohne einzuschlafen, im Scanner lagen und ihren Gedanken freien Lauf lassen sollten. Eine Fragestellung richtete sich darauf, ob die neuronale Flexibilität im Laufe der Therapie, das heißt über die Folge der vier bis fünf Scans, zunehmen würde (Studie in Kooperation mit der Arbeitsgruppe um Viktor Jirsa, Marseille). Operationalisiert wurde die neuronale Flexibilität durch die Korrelation zwischen den funktionellen Korrelationsmatrizen zwischen ca. 120 Hirnarealen, die jeweils zwölf Sekunden (nicht überlappend) über einen Zeitraum von zehn Minuten abdeckten. Die daraus resultierende Matrix der funktionellen Konnektivitätsdynamik (Battaglia et al. 2020) zeigte bei den Patienten eine zunehmende Flexibilisierung über den Therapieverlauf, während diese bei den gesunden Kontrollen über die parallelisierten Scans hinweg konstant blieb (Schiepek et al. 2021). Neben der therapeutischen Veränderung konnten wir auch einen Zusammenhang zwischen Symptomintensität (zum Beispiel von Zwangsgedanken und Zwangshandlungen, Depression, Angst) und niedriger Konnektivitätsdynamik, also ausgeprägter neuronaler Rigidität feststellen.

Geringe funktionelle Dynamik, also ausgeprägte Rigidität, Überstabilität oder auch pathologische Übersynchronisation (Tass & Popovych 2012) in unterschiedlichen Subsystemen eines biopsychosozialen Gesamtsystems können als generelles Merkmal von Psychopathologie gelten (Kashdan & Rottenberg 2010). In der Darstellungsweise von Potenzialtälern dominieren hierbei tiefe Täler, die ein Entkommen erschweren, oder auch breite Täler mit einem großen Einzugsbereich, zu denen es kaum Alternativen gibt. Auch die Veränderbarkeit und Entwicklung solcher Landschaften ist eingeschränkt. Hieran sieht man einmal mehr, dass es in der Funktionsweise komplexer Systeme auch im Bereich der Psychopathologie weniger um Inhalte (zum Beispiel bestimmte Kognitionen, Emotionen oder Verhaltensweisen) geht, sondern um dynamische Muster.

KONSEQUENZEN FÜR DIE PRAXIS

Was bedeutet das nun für die Praxis? Die Psychotherapie hat ebenso wie die Psychoneuroimmunologie einen Paradigmenwechsel zu einer *complexity science* vollzogen, wobei hier nicht nur das biopsychosoziale Modell im Mittelpunkt steht, sondern auch eine konsequente Prozessbetrachtung, eine Orientierung am Einzelfall und am Übergang von einem interventionistischen zu einem Modell der Selbstorganisation komplexer Systeme. Diese selbstorganisierenden Prozesse lassen sich mit dem Synergetischen Navigationssystem im laufenden Geschehen erfassen, analysieren und visualisieren. Die Orientierung am Einzelfall ist dabei sowohl inhaltlich als auch prozessual zu verstehen.

Prozessual ist ein SNS-basiertes Reflektieren der Therapie möglich, um gemeinsam, auf Augenhöhe und im Sinne eines *shared decision making* über den Stand der Entwicklung zu reden und über das weitere Vorgehen zu entscheiden. Inhaltlich ist es möglich, nicht nur Standardfragebögen für das Prozessmonitoring anzuwenden, sondern auch individuelle Fragebögen, zum Beispiel aus einer Fallkonzeption heraus zu konstruieren, wobei sich hierfür die idiografische Systemmodellierung, auf die wir noch genauer eingehen werden, anbietet. Das passiert gewissermaßen auf Augenhöhe zwischen Patient und Therapeut. Dieses Involviert-Sein, die Partizipation von Therapeut und Patient, ist eine wichtige Konsequenz aus dem Menschenbild der Selbstorganisation und ihren ethischen Reflexionen. Wenn wir gemeinsam und auf Augenhöhe die Prozesse gestalten, sind wir auf dem Weg zu einer Personalisierung der Psychotherapie, also weg von den Schulen, von Störungsbildern, von Behandlungsprogrammen, hin zu einer Individualisierung, zum einzelnen Menschen. Ich denke, nicht nur die PNI, sondern auch viele Therapierichtungen könnten inzwischen einer solchen Entwicklung zustimmen.

Konsequenzen gibt es auch für die Evaluation von Psychotherapie. Eine evidenzbasierte Psychotherapie, deren Verläufe aus den konkreten Bedingungen und deren nichtlinearen Wechselwirkungen im Einzelfall entstehen, müsste auch in jedem Einzelfall evaluiert werden (Schiepek & Oelkers-Ax 2022). Man kann dies nicht »outsourcen« auf die Evaluation von Therapieansätzen, die allgemein und in irgendwelchen Universitäten dieser Welt untersucht werden, eventuell sogar noch unter den völlig praxisfernen Bedingungen randomisierter kontrollierter Studien (RCT).

Zu diesem Paradigmenwechsel, den wir jetzt miterleben, gehört auch, dass wir in Netzwerken denken sollten, mit anderen Worten, dass wir systemisch denken sollten. Eine Umsetzung im Bereich von Fallkonzeptionen ist die bereits erwähnte idiografische Systemmodellierung, in deren Verlauf der Patient die Zusammenhänge zwischen den relevanten Variablen seines Problemsystems auf eine Flip-Chart oder auf eine elektronische Tafel malt. Er generiert auf diesem Weg ein umfassendes Systemverständnis aller relevanten Aspekte, die biopsychosozial für ihn von Bedeutung sind und zugleich als Ansatzpunkte für den Veränderungsprozess dienen können. Jedes einzelne Element ist ein psychologisches Konstrukt, das vom Patienten selbst stammt und ein potenzieller Ansatzpunkt für Veränderungen ist.

Hier geht es also nicht um »die Depression«, »den Zwang« oder »die Borderline-Störung«, sondern sehr viel spezifischer um die Wirkmechanismen und Komponenten eines Problems, die ein psychologisches Gesamtverständnis und zugleich auch Lösungsansätze liefern. Nach der ko-kreativen Entwicklung eines Systemmodells werden die Elemente (Variablen) in Fragen eines personalisierten Prozessfragebogens übertragen und können dann täglich ausgefüllt werden. Die Verläufe (multiple Zeitreihen) und ihre mitlaufenden Analysen geben die für einen Patienten relevanten Muster und ihre Veränderung dann im Detail wieder.

Wahrscheinlich sollten auch Politiker, Manager und Ärzte lernen, systemische Zusammenhänge und Verlaufsmuster besser zu verstehen. Viele Entscheidungen basieren auf der Vorstellung von linearen Wirkannahmen und gut gemeinten Aktionen wie: Wir impfen gegen Covid und erwarten, dass dann der Krankheitsverlauf leichter wird. Wir fordern die Nutzung von Masken und erwarten damit, dass das Infektionsrisiko sinkt. Was das aber sonst noch an Neben- und Folgewirkungen für die Menschen impliziert, das ist wohl nur in einem systemischen Gesamt- und gleichzeitig Detailverständnis zu erfassen.

Konkret hat die Arbeit mit dem SNS aufseiten des Klienten wie auch des Therapeuten spezifische Effekte. Dies zeigen nicht nur jahrelange Erfahrungen damit in unterschiedlichsten Kliniken und Praxen, sondern auch eine erst kürzlich durchgeführte Nutzerbefragung. So können Therapeuten und Klienten zum Beispiel Muster erkennen, die man nicht einfach direkt wahrnehmen und auch mit unserer hochgeschätzten Empathie nicht erfassen kann, unter anderem, weil diese nicht im Hier und Jetzt ablaufen, sondern sich über einen bestimmten Zeitraum hinweg erstrecken. Unser Wahrnehmungssystem ist evolutionär darauf spezialisiert, Verhalten, Emotionen und Intentionen eines Gegenübers in konkreten Situationen zu erkennen und zu interpretieren (das ist unter anderem eine Leistung des Funktionssystems der Spiegelneuronen), mittelfristige prozessuale Muster, vor allem komplexerer Art sind uns dagegen kaum zugänglich. Aufseiten der Patienten ist bedeutsam, dass sie aufgrund der rückgemeldeten und visualisierten Daten eine Bestätigung ihrer Entwicklung erfahren und Sicherheit für den Weg entwickeln, auf dem sie sich befinden. Die Rückmeldung unterstützt die Selbstwirksamkeit: Ich tue etwas, und dann kommt auch was Sinnvolles dabei heraus.

Ein weiterer Effekt ist die Validierung von Erfahrungen, das heißt, der Therapeut nimmt die eingeschätzten Emotionen und

Befindlichkeiten ernst und bezieht sich darauf. Das ist für viele Patienten mit frühen Beziehungs- und Bindungsdefiziten oft eine neue Erfahrung, denn sie haben erlebt, dass ihre zum Ausdruck gebrachten Emotionen eben nicht erkannt, ernst genommen und bestätigt wurden. Das Interesse des Therapeuten an der Entwicklung des Patienten, wie er oder sie es in den SNS-basierten Feedbackgesprächen zeigt, unterstützt auch die therapeutische Beziehung, was für manche Kolleginnen erstaunlich ist, könnte man doch meinen, dass ein Computerbildschirm und eine technische Erfassung von Therapieprozessen die Beziehung eher blockiert. Das Prozessfeedback unterstützt auch die Veränderungsmotivation und ermöglicht Selbstregulationsprozesse verschiedenster Art, unter anderem im Bereich der Emotionsregulation. All dies unterstützt auch die *mentalized affectivity*, also die Identifikation und Wahrnehmung, den Ausdruck, und die sprachliche Beschreibung emotionaler Erfahrungen im Prozess (Bateman & Fonagy 2004, Schiepek et al. 2023b).

Zusammenfassend lässt sich sagen, dass die Komplexitätswissenschaft, insbesondere der Ansatz der Selbstorganisation, einen wesentlichen Einfluss auf das Paradigma einer biopsychosozialen, prozessorientierten und nun auch personalisierten Medizin hat. Dies zeigt sich in der Psychoneuroimmunologie, in der *systems neuroscience*, das heißt in den Neurowissenschaften, die das Gehirn und seine Bezüge zur Umwelt als selbstorganisiertes System betrachten, aber auch in einer Psychotherapie und Psychosomatik, die Veränderungsprozesse und Verlaufsmuster im Einzelfall erfassen. Mögen diese und andere Konsequenzen des neuen systemischen Paradigmas in der Novelle des österreichischen Psychotherapeutengesetzes – und nicht nur dort – ihren Niederschlag finden.

KARL-HEINZ LADWIG
KAROLINE LUKASCHEK

UNENTRINNBAR ALLEIN. DIE IMMUNTOXISCHEN KONSEQUENZEN DER EINSAMKEIT

EINSAMKEIT IM ALTER UND IHR EINFLUSS AUF DIE GESUNDHEIT

WAS IST EINSAMKEIT?

WAHRSCHEINLICH HAT JEDER schon einmal das Gefühl gehabt, sich trotz der Anwesenheit vieler Menschen allein zu fühlen. In Partnerschaften kann es ebenfalls vorkommen, dass die Kommunikation und die gegenseitige Verbundenheit so stark nachlassen, dass beide Partner sich einsam fühlen, selbst wenn sie physisch zusammen sind. Einsamkeit kann daher definiert werden als »tatsächliche oder wahrgenommene Abwesenheit sozialer Beziehungen, die dazu dienen, grundlegende emotionale Bedürfnisse zu erfüllen« (Johar et al. 2021). Dadurch entsteht ein Gefühl der Leere, das mit einer tiefgreifenden Verzweiflung und dem Verlust von Lebensmut einhergehen kann (Zebhauser et al. 2014). Einsamkeit beruht damit nicht auf objektiven Faktoren wie Alleinleben oder Alleinsein, sondern beinhaltet eine Erlebnis- und Bewertungskomponente (Ladwig & Lukaschek 2020).

In modernen Gesellschaften mit fortgeschrittener Industrialisierung ist Einsamkeit ein weitverbreitetes soziales Phänomen. Es gibt in Politik und Gesellschaft ein wachsendes Verständnis für Einsamkeit im Alter. Einsamkeit und soziale Isolation treten bei bis zu 46 Prozent der älteren Erwachsenen auf (Musich et al. 2015), wobei sich 5 bis 13 Prozent oft oder immer einsam fühlen (Jansson et al. 2018). Die Anbindung älterer und alter Menschen an die nächsten Generationen gestaltet sich oft schwierig durch Arbeitsbelastung und berufliche Zwänge in den Bevölkerungsgruppen mittleren Alters. Aufgrund von Wohnungsknappheit und hohen Mietpreisen sind Mehrgenerationenarrangements heutzutage eher die Ausnahme als die Regel.

Einsame ältere Menschen ...

▶ ... können einen hohen Grad an Verbitterung haben, verbunden mit geringer Lebenszufriedenheit

▶ ... sehen sich selbst ganz anders, als andere Menschen sie beschreiben würden

▶ ... sind sehr selbstkritisch und beachten Misserfolge mehr als Erfolge

▶ … rechtfertigen sich defensiv und haben Angst vor Zurückweisung

▶ … entwerten ihr Gegenüber, aber passen sich übermäßig
an

▶ … ziehen sich schnell in sich zurück und haben wenig gut
ausgeprägte soziale Fertigkeiten

▶ … weisen oft pessimistische, irrationale und handlungs-
lähmende Denkmuster beziehungsweise Grundhaltungen
auf.

Tabelle 1 Maladaptive soziale Kognition

Zum anderen muss aus psychologischer Sicht erwähnt werden, dass es einsame Menschen einem nicht immer leicht machen, mit ihnen zu interagieren. Der »alte Griesgram« oder die »verbitterte Alte« – beide oft mit misanthropen Zügen – sind gängige Stereotypen, die wohl jeder kennt. Die Fähigkeit, Emotionen zu erkennen und sich in andere Menschen mental und emotional hineinzuversetzen, wird unter dem Oberbegriff »soziale Kognitionen« geführt. Älteren Menschen, die aufgrund maladaptiver sozialer Kognition (siehe Tabelle 1) nicht mehr gut in der Lage sind, sich mental und emotional in andere Menschen hineinzuversetzen, und somit ihr Verhalten nicht angemessen in sozialen Situationen anpassen können, fallen soziale Interaktionen oft schwer (Thoma & Teismann 2021).

Das häufige Vorkommen von Einsamkeit gerade bei alten Menschen ist kein Zufall. Eine Reihe von Faktoren, die zum Alterungsprozess fast regelhaft dazugehören, können zu Einsamkeit im Alter beitragen. Hierzu zählen:

- Der Verlust von Angehörigen und von Freunden der gleichen Generation gehört für alte Menschen zum Alterungsprozess dazu.
- Gesundheitliche Probleme: Mit dem Alter steigt oft die Wahrscheinlichkeit von gesundheitlichen Problemen, die die Mobilität und die sensorischen Fähigkeiten (sehen, hören etc.) beeinträchtigen können. Einschränkungen bei der Beweglichkeit können ältere Menschen von sozialen Aktivitäten abhalten.
- Rückgang sozialer Aktivitäten, zum Beispiel durch den Verlust einer bestimmten sozialen Rolle (»Ruhestand«) und der damit häufig verbundenen sozialen Anerkennung.
- Technologische Kluft: Ältere Menschen können möglicherweise den Anschluss an moderne Technologien und soziale Medien verlieren, was zu einer weiteren Isolation führen kann, da sie diese Technologien für mögliche Online-Kontakte nicht nutzen könnten.
- Gesellschaftliche Faktoren: Struktureller Altersrassismus und internalisierte Stigmatisierung können dazu führen, dass sich alte Menschen vernachlässigt oder nicht wertgeschätzt fühlen.

Die oben beschriebenen Faktoren führen dazu, dass sich alte Menschen nicht integriert, sondern isoliert fühlen. Allerdings ist Einsamkeit nicht nur auf Alter beschränkt; weniger bekannt ist, dass das Verhältnis zwischen Alter und Einsamkeit eine U-förmige Verteilung aufweist, wie eine Metaanalyse mit Daten von 83.679 Probanden aus 75 Langzeitstudien (Alterspanne: 6 bis 81 Jahre) zeigte (Mund et al. 2020). Das bedeutet, dass Einsamkeit nicht nur bei älteren, sondern auch bei jungen Menschen stärker ausgeprägt ist. Frauen sind meist ausgeprägter betroffen als Männer (Beutel et al. 2017, Lasgaard et al. 2016).

In der Literatur wird Einsamkeit entweder als eindimensionales Konstrukt gesehen, das ausschließlich in seiner Intensität variieren kann, oder es werden zwei Arten von Einsamkeit unterschieden: soziale Einsamkeit und emotionale Einsamkeit (del Carmen Díaz-Mardomingo et al. 2023). Soziale Einsamkeit entsteht aus der Wahrnehmung des Einzelnen, nicht Teil einer engagierten Gemeinschaft zu sein, während emotionale Einsamkeit aus dem Fehlen enger emotionaler Bindungen zu einer Bezugsperson (zum Beispiel Ehepartner/Partner, Verwandte oder enge Freunde) resultiert. Einsamkeit kann sich negativ auf verschiedene Lebensbereiche auswirken, wie in Tabelle 2 gezeigt wird.

Einsamkeit wird assoziiert mit ...

- ▶ ... geringer Lebensqualität
- ▶ ... kognitiver Beeinträchtigung
- ▶ ... subjektiv eingeschätzter schlechter Gesundheit
- ▶ ... geringer Schlafqualität
- ▶ ... Stress und depressiver Symptomatik
- ▶ ... Typ-2-Diabetes
- ▶ ... kardiovaskulärer Erkrankung
- ▶ ... Behinderung
- ▶ ... erhöhter Nutzung von Anbietern im Gesundheitswesen
- ▶ ... erhöhter Mortalität
- ▶ ... Institutionalisierung

Tabelle 2 Negative Assoziation von Einsamkeit mit verschiedenen Bereichen

Aus den vielen großangelegten Bevölkerungsstudien wird deutlich, dass Einsamkeit gerade unter älteren Menschen ein Hauptrisikofaktor für Morbidität und vorzeitige Mortalität ist (del Carmen Díaz-Mardomingo et al. 2023).

So konnten Pantell et al. in einer repräsentativen US-Stichprobe mit 16.849 Erwachsenen zeigen, dass soziale Isolation als Prädiktor für Mortalität vergleichbar war mit traditionellen (klinischen) Risikofaktoren wie Rauchen und hoher Blutdruck (Pantell et al. 2013). Besonders beeindruckend ist an dieser Studie die lange Nachverfolgungszeit von bis zu 18 Jahren.

In Europa liegen Daten aus der English Longitudinal Study of Ageing (ELSA, N = 6.500), der Amsterdam Study of the Elderly (AMSTEL, N = 4.004), der französischen PAQUID Studie (N = 3.620), der Gothenburg H70 Birth Cohort Studies (N = 778, Alter) und der Berlin Aging Study (N = 413) mit zum Teil sehr langen Nachverfolgungszeiten (> 15 Jahre) vor (Holwerda et al. 2012, Novak et al. 2023, O'Súilleabháin et al. 2019, Steptoe et al. 2013, Teguo et al. 2016). In diesen Studien waren Einsamkeit und soziale Isolation mit erhöhter Mortalität assoziiert, wobei Männer stärker betroffen waren. Frauen allerdings litten besonders stark, wenn sie sich einsam fühlten, *obwohl* sie mit jemandem zusammen lebten (Novak et al. 2023).

Eine bereits 2015 publizierte Metaanalyse zeigte für soziale Isolation, Einsamkeit und Alleinleben jeweils ein erhöhtes Mortalitätsrisiko (Holt-Lunstad et al. 2015). In einer nachfolgenden Metaanalyse, die 35 Studien mit insgesamt 77.220 Teilnehmenden umfasste, konnte gezeigt werden, dass sich Einsamkeit unabhängig von Depression negativ auf die Gesamtmortalität auswirkt (Rico-Uribe et al. 2018). Ganz aktuell weisen Ergebnisse eines systematischen Reviews mit insgesamt 90 prospektiven Kohortenstudien und 2.205.199 (!) Teilnehmenden darauf hin, dass sowohl soziale Isolation als auch Einsamkeit signifikant mit einem erhöhten Mortalitätsrisiko assoziiert sind (Wang et al. 2023).

Ein wesentlicher Treiber für das beschriebene erhebliche Gesamtmortalitätsrisiko durch soziale Isolation/Einsamkeit ist deren Einfluss auf eine erhöhte kardiovaskuläre Mortalität und Morbidität (Holt-Lunstad & Smith 2016, Wang et al. 2023).

Daten aus US-amerikanischen Studien (First National Health and Nutrition Survey, subsample, N = 3.003; Women's Health Initiative (WHI), N = 57.825) mit langen Nachverfolgungszeiten zeigten, dass besonders Frauen mit hohem Einsamkeitsgefühl oder sozialer Isolation ein erhebliches Risiko für Herzkreislauferkrankungen hatten (Golaszewski et al. 2022, Thurston & Kubzansky 2009). Aus Europa stammen Daten aus der English Longitudinal Study of Ageing, die ebenso belegen, dass Einsamkeit mit einem erhöhten Risiko für kardiovaskuläre Ereignisse assoziiert war, unabhängig von weiteren Stör- oder Risikofaktoren. Verglichen mit weniger einsamen Personen, hatten stark einsame Personen ein 30 Prozent höheres Risiko für eine kardiovaskuläre Neudiagnose und ein 48 Prozent höheres Risiko für kardiovaskulär bedingte Krankenhauseinweisungen (Bu et al. 2020).

Ein systematischer Review mit Metaanalyse von 23 Longitudinaldatenstudien konnte zeigen, dass schwache und qualitativ schlechte Beziehungen mit einem 29-prozentigen Risikoanstieg für inzidente (neu aufgetretene) koronare Herzkrankheit und einem 32-prozentigen Risikoanstieg für Schlaganfall assoziiert waren (Valtorta et al. 2016).

Auch das Risiko, an Typ-2-Diabetes zu erkranken, kann durch Einsamkeit und fehlende soziale Unterstützung negativ beeinflusst werden. Mit Daten der prospektiven, bevölkerungsbasierten MONICA/KORA-Studie (MONItoring trends and determinants in CArdiovascular disease/Kooperative Gesundheitsforschung in der Region Augsburg) mit 8.952 Teilnehmenden (47,8 Prozent Frauen; Alter: 30 bis 74 Jahre) konnte gezeigt werden, dass Teilnehmende mit schlechter sozialer Unterstützung ein höheres Risiko hatten, Typ-2-Diabetes zu entwickeln, als diejenigen mit guter sozialer Unterstützung (Altevers et al. 2016). Eine nach Geschlecht stratifizierte Untergruppenanalyse machte zudem deutlich, dass Männer mit niedrigem Ausbildungsniveau besonders gefährdet sind. Auch die Zufriedenheit mit dem jeweiligen sozialen Netzwerk hat Einfluss auf das Diabetesrisiko, und zwar abhängig davon, ob die betreffende Person objektiv allein lebt oder sich subjektiv sozial isoliert fühlt: Bei Männern mit niedriger Zufriedenheit mit ihrem sozialen Netzwerk stieg das Risiko für inzidenten Typ-2-Diabetes signifikant an (Lukaschek et al. 2017). Nach zusätzlicher Adjustierung nach sozialer Isolation oder Alleinleben war das Risiko immer noch signifikant erhöht, wenngleich der Effekt geringer war.

Besonders bemerkenswert waren die Ergebnisse der Interaktionsanalyse: Frauen, die in einer Partnerschaft lebten, aber mit ihrem sozialen Netzwerk unzufrieden waren, hatten ein höheres Risiko für inzidenten Typ-2-Diabetes als Frauen, die mit ihrem Netzwerk zufrieden waren. Eine weitere Analyse an 9.448 Teilnehmenden der MONICA/KORA-Kohorte konnte im Beobachtungszeitraum von rund 14 Jahren zeigen, dass der Body-Mass-Index (BMI) eine signifikante Rolle bei der Verbindung von sozialer Vernetzung mit Typ-2-Diabetes spielt: Das Risiko, bei geringer sozialer Vernetzung an Typ-2-Diabetes zu erkranken, war bei Teilnehmenden mit einem niedrigeren BMI wesentlich höher als bei übergewichtigen oder adipösen Teilnehmenden (Atasoy et al. 2022).

EINSAMKEIT VERSCHLECHTERT DIE PROGNOSE BEI PERSONEN MIT BEREITS VORLIEGENDER HERZERKRANKUNG

Studien in Risikopopulationen wiesen ebenfalls einen Zusammenhang zwischen sozialer Isolation und Gesundheitsfolgen nach: Bei Patientinnen und Patienten mit bestehender koronarer Herzerkrankung wirkte sich gute soziale Unterstützung günstig auf die Prognose aus (Hagstrom et al. 2018). Dementsprechend war bei ambulanten Patientinnen und Patienten mit erhöhtem Atherothrombose-Risiko (N = 4.457) – aus dem REACH (REduction of Atherothrombosis for Continued Health) Registry – Alleinleben mit einer erhöhten Mortalität verbunden (Udell et al. 2012). In einer Studie mit Daten der UK Biobank (N = 479.054) war soziale Isolation, jedoch nicht Einsamkeit, mit einer erhöhten Sterblichkeitsrate bei Teilnehmenden mit einer Vorgeschichte von akutem Myokardinfarkt oder Schlaganfall verbunden (Hakulinen et al. 2018). In dem bereits beschriebenen Mega-Review von Wang et al. (2023) aus neunzig prospektiven Kohorten-Studien mit 2.205.199 Teilnehmenden wurde gezeigt, dass auch für sozial isolierte Patienten mit bestehender koronarer Herzerkrankung ein erhöhtes Mortalitätsrisiko nachgewiesen werden konnte.

Zusammenfassend lässt sich festhalten, dass es für soziale Isolation und Einsamkeit – zentrale Bausteine dysfunktionaler sozialer Beziehungen – als Risikofaktoren für sowohl Gesamtmortalität als auch für kardiovaskuläre und metabolische Erkrankungen eine sehr hohe Evidenz durch groß angelegte Studien mit langen Nachverfolgungszeiten gibt. Allerdings sind die Rollen von Einsamkeit und sozialer Isolation nicht immer eindeutig.

PSYCHONEUROIMMUNOLOGISCHE AUSWIRKUNGEN VON EINSAMKEIT UND SOZIALER ISOLATION

ENDOKRINE UND AUTONOME REGULATION VON NEGATIVEM STRESS

Tiefgreifende und andauernde Gefühle von Einsamkeit haben – wie wir zuvor zeigen konnten – einen schädigenden Einfluss auf die Gesundheit und wurden als Mitverursachungsfaktoren für körperliche Erkrankungen – allen voran die koronare Herzerkrankung und den Diabetes mellitus – ermittelt. Welche psycho-biologischen Vermittlungswege sind ursächlich daran beteiligt? Wie gelangt also Einsamkeit – eine bedeutsame Form von psychosozialem Stress – in die Zelle?

Eine psychosoziale Stressreaktion wird wesentlich über zwei zentrale Stressachsen im menschlichen Organismus vermittelt: einmal über die neuronale, schnelle Achse des autonomen Nervensystems und zum anderen über die etwas langsamere hormonelle Hypothalamus-Hypophysen-Nebennierenrinden-Achse (hypothalamic pituitary adrenal axis [HPA]).

Das autonome Nervensystem steuert nicht nur alle unwillkürlich ablaufenden, vegetativen Körperfunktionen, wie zum Beispiel den Herzschlag, die Verdauung und Atmung, sondern es kalibriert auch gemäß den aktuellen Zustandsänderungen des Körpers die Höhe des Blutdrucks, die Schweißsekretion oder die Beschleunigung des Pulses. Die zwei zentralen Steuerungseinheiten des autonomen Nervensystems sind das sympathische Nervensystem und das parasympathische Nervensystem, die in entgegengesetzter Weise auf die Organe einwirken und damit eine wichtige Rolle im Verständnis einer nervös vermittelten Stressreaktion spielen. Während das sympathische Nervensystem in

Stresssituationen für die Aktivierung des »Kampf oder Flucht«-Systems den Energieverbrauch durch Beschleunigung des Herzschlags und der Atmung stimuliert und die Glucosefreisetzung sowie den Blutdruck erhöht, sorgt dagegen das parasympathische Nervensystem, zu dem der Nervus Vagus gehört, für das Gegenteil: Es fährt in der akuten Stresssituation alle Körperfunktionen herunter, die für eine energiekonsumierende Akut-Stresssituation nicht gebraucht oder eher störend sind, wie Hungergefühle, Verdauung etc. Das parasympathische System sorgt für die Speicherung und den Aufbau von Energie während einer Ruhe- oder Erholungsphase.

Die zwei wichtigsten Neurotransmitter im autonomen Nervensystem sind das Noradrenalin, das die Mehrzahl der postganglionären sympathischen Fasern aktiviert, und das Acetylcholin, das die synaptische Erregungsleitung in allen postganglionären parasympathischen Fasern, aber auch (als Ausnahme!) in einigen postganglionären sympathischen Fasern (vor allem Schweißdrüsen, aber auch Blutgefäße) vermittelt.

Temporäre Herzfrequenzerhöhung, Blutdruck- und Pulsfrequenzanstiege sind also per se nicht pathologisch, sondern stellen eine völlig natürliche Reaktion des Körpers dar – ein angeborenes, nervös getriggertes Reaktionsmuster (*pattern*), das angepasste biologische Reaktionen des Körpers ermöglicht. Diese basale Regulation wird substanziell durch das autonome Nervensystem über viszerale, sympathische und vagale parasympathische Impulse beeinflusst, die eine Vielzahl von Kerngebieten im Hypothalamus und Hirnstamm ansteuern. Das zentrale Nervensystem, das autonome Nervensystem und die peripheren Stoffwechselorgane regulieren in konzertanter Weise auch die Glucosehomöostase, wobei die Regulation des Glucosemetabolismus vom Gleichgewicht zwischen Glucoseproduktion und -verbrauch angetrieben wird. Der menschliche Organismus ist also bestens für die Bewältigung akuter, zeitlich eng limitierter Stressexpositionen vorbereitet. Er ist dagegen fehleranfällig in andauernden Stresssituationen, auch solchen gegenüber, die einen klinisch eher ruhigen beziehungsweise unauffälligen Verlauf haben, wie das bei dem Erleben von leidvoller Einsamkeit durchaus der Fall sein kann.

Wie definiert sich also eine stressinduzierte Regulationsstörung des autonomen Nervensystems? In der Regel gilt eine hyperaktive sympathische Reaktion (Sympathikotonie), bei gleichzeitigem Mangel an parasympathischer Aktivität, als (Haupt-) Merkmal einer pathologischen Reaktion des autonomen Nervensystems, wobei auch überaktive, parasympathische Reaktionen und – klinisch wohl am bedeutsamsten – eine Dysbalance zwischen sympathikotoner und parasympathischer Innervation vorkommen können. Bei einer lang andauernden leidvollen Belastung durch psychischen Stress kann es aber auch, insbesondere bei alten Menschen, zu herunterregulierten autonomen Reaktionen – sogenannten »blunted reactions« – kommen!

Zur Messung solcher Dysbalancen stehen gut etablierte nichtinvasive und für größere Untersuchungspopulationen einsetzbare Messinstrumente zur Verfügung. Hierzu ist an erster Stelle die Messung der Herzfrequenzvariabilität zu nennen. Darunter wird die Variation der R-Zacken im EKG bei aufeinanderfolgenden regulären Herzschlägen bezeichnet. Das Herz funktioniert nicht wie ein Metronom: Je ausgedehnter (weiter) die Variabilität der R-Zacken-Verteilung ist, umso gesünder ist das Herz. Maße für die Herzfrequenzvariabilität lassen sich als Streumaße (Mittelwert, Standardabweichung, Varianz) oder spektral im Frequenzbereich (low frequency, high frequency) ableiten.

Psychische Belastung hat in der Regel eine Erhöhung der Herzfrequenz durch vagale Dysinhibierung zur Folge, die bei Entspannung wieder zurückgeht. Dabei zeigt sich eine höhere

Anpassungsfähigkeit an Belastungen in einer größeren Variabilität der Herzfrequenz. Unter chronischer Stressbelastung ist die Herzfrequenzvariabilität dagegen wegen der beständig hohen Anspannung reduziert.

Der gegenwärtige Stand der Forschung zu pathologischen Reaktionen des autonomen Nervensystems aufgrund von Einsamkeit ist unbefriedigend. In einer narrativen Übersichtsarbeit haben Brown et al. (2018) den Forschungsstand zur Verbindung zwischen Einsamkeit und akuter Stressreaktivität bis zum Jahr 2016 zusammengefasst (Brown et al. 2018). Im Wesentlichen fanden sie bei einsamen Menschen wenige solide Befunde für erhöhte Blutdruckwerte als Antwort auf akute Stressexposition, ein ätiologischer Risikofaktor für inzidenten Bluthochdruck.

Die einzige uns gegenwärtig bekannte Studie, die in einem kontrollierten Laborversuch die vagal vermittelte Ruhe-Herzfrequenz-Variabilität sowie deren Reagibilität auf einen temporären Einsamkeitsstimulus und auf einen kognitiven Stresstest untersucht hat, stammt von Roddick & Chen (2021). In einer Untersuchungsgruppe von 316 gesunden jungen Frauen im Alter von 18 bis 28 Jahren hatten sie gezeigt, dass andauernde Einsamkeit mit niedrigerer Ruhe-Herzfrequenz-Variabilität sowie weniger ausgeprägter Reaktivität der Herzfrequenz-Variabilität assoziiert war – ein Ergebnis, das auch nach umfassender Kontrolle von Alter, BMI, Lifestyle-Faktoren wie körperliche Aktivität und Schlaf, aber auch psychologischen Faktoren wie Depression und Belastung durch allgemeinen Stress bestehen blieb und die Annahme bestätigt, dass Einsamkeit zu einer Dysregulation des autonomen Nervensystems führen kann (Roddick & Chen 2021).

Der zweite bedeutsame Vermittlungsweg zwischen körperlichen und seelischen Vorgängen ist die HPA-Achse, die tief im Hirn in bestimmten Zellstrukturen (Kernen) des Hypothalamus Erregungsimpulse aus den höchsten Regionen des zentralen

Nervensystems verarbeitet. Diese neuroendokrine Schnittstelle aktiviert über eine Kaskade von Impulsen und Hormonfreisetzungen peripher in der Nebennierenrinde das Cortisol als dem prominentesten Stresshormon des Körpers.

Die Freisetzung von Cortisol folgt einem deutlichen Tagesrhythmus, der mit einem morgendlichen raschen Anstieg (Cortisolaufwachreaktion, cortisol awakening response [CAR]) beginnt, im Tagesverlauf langsam abnimmt und zur Bettgehzeit seinen Nadir, den niedrigsten Spiegel, erreicht. Im Laufe des Tages können immer wieder kleinere stressinduzierte Einschübe (spikes) den Gesamtverlauf modifizieren. Gesund ist eine Cortisolreaktion dann, wenn sie sich insgesamt auf einem mittleren Level abspielt, vor allem aber, wenn sie eine ausgeprägte Varianz zwischen Morgenhoch und Abendtief besitzt. Letzteres Phänomen wird als Slope (niedrig = pathologisch; hoch = gesund) gemessen.

Die Forschung bezüglich Einsamkeit und täglichen Cortisolmustern hat bislang uneinheitliche Ergebnisse hervorgebracht: Während einige Untersuchungen feststellten, dass einsame Menschen höhere Morgencortisolanstiege aufwiesen als nicht einsame Menschen (Steptoe et al. 2004) oder einen insgesamt erhöhten Cortisolspiegel besaßen (Lai et al. 2018), konnten andere Untersuchungen diese Assoziation nicht bestätigen oder fanden sogar herabgesetzte (»blunted reactions«) beziehungsweise flachere Slopes (Johar et al. 2021), was für eine eingeschränkte Dynamik spricht. Männer zeigen unter Einsamkeit höhere morgendliche Cortisolwerte und allgemein einen höheren Cortisolspiegel (weiterführende Literatur in: del Carmen Díaz-Mardomingo et al. 2023).

Es besteht wenig Zweifel daran, dass interpersonelle Konflikte und Krisensituationen wie andauernde Gefühle von leidvoll erlebter Einsamkeit einen nachhaltig schädigenden Einfluss auf die körperliche und seelische Gesundheit haben.

Eine zwischenzeitlich robuste Evidenzlage über die an diesen Prozessen beteiligten psychoneuroimmunologischen Mechanismen fokussiert auf die Bedeutung von pathologisch chronifizierten Entzündungsprozessen. Dabei unterstreicht die Evidenzlage den Stellenwert des immunologischen Verursachungsweges im Zusammenspiel mit autonomen und endokrinen Mechanismen bei der Vermittlung von psychosozialem Stress (unterschiedlicher Herkunft) auf körperliche Prozesse.

Wenn Einsamkeit und soziale Isolation das Potenzial haben, immunpathologische Prozesse zu befördern, ist dies bei älteren und alten Menschen in doppelter Hinsicht eine Herausforderung: einmal, weil Menschen in dieser Altersklasse in besonderem Maße gefährdet sind, in Situationen sozialer Isolation und Einsamkeit zu geraten, und zum anderen, weil ältere Menschen nicht mehr über eine so resiliente Physiologie verfügen wie jüngere Menschen und somit auch ihr Immunsystem in aller Regel vergleichsweise deutlich schwächer ist, sie also eine geringere »Immunfitness« haben. Immunfitness bezeichnet die Kapazität des Körpers, auf potenzielle Gesundheitsschädigungen (wie Bakterien etc.) mit einer angemessenen Immunantwort zu reagieren, welche essenziell zur Aufrechterhaltung oder Wiederherstellung von Gesundheit beiträgt.

Franceschi et al. (2000) haben initial einen solchen Zustand als »*Inflammaging*«, also als eine Kombination aus persistierender subklinischer Entzündung und Altern bezeichnet. Hierbei gehen sie davon aus, dass das Einbüßen der Fähigkeit, mit einer Vielzahl von Stressoren umgehen zu können, und die mit Inflammaging assoziierten Anstiege eines pro-inflammatorischen Zustands die Hauptcharakteristika des Alterungsprozesses sind. Sie argumentieren, dass die nützlichen Effekte einer Entzündung in frühen Lebensabschnitten, die der Neutralisierung von gefährlichen und schädigenden Noxen diente, in späteren Lebensabschnitten und im Alter – das ihrer Auffassung nach nicht von der Evolution vorgesehen war –, in schädigende Effekte umschlagen.

Psychosozialer Stress, zu dessen Kanon, wie zuvor gezeigt, die Einsamkeit an prominenter Stelle gehört, beeinflusst wichtige Parameter des Immunsystems. Im Kern bedeutet eine solche Verursachungskette, dass das angeborene Immunsystem nicht nur bei der Antigenabwehr korpuskularer Noxen (wie Schmutz, Viren, Bakterien etc.), sondern auch bei externen psychosozialen Stressoren und chronischer mentaler Belastung immunologische Reaktionen hervorruft, die unter Umständen toxisch sein können. Ganz offenbar spielen bei Immunantworten also nicht nur »objektive«, sondern in gleichem Maße auch »subjektive« Antigene eine bedeutsame Rolle. Weitgehend Einigkeit besteht auch bei der Vorstellung über das zentrale Paradigma »gesunder« stressinduzierter Immunprozesse (siehe Tabelle 3), die im Kern besagt, dass ein in einer akuten Stresssituation reaktiv erhöhter Spiegel diverser immunologischer Parameter (akute Phase Proteine; pro-inflammatorische Zytokine etc.) als eine Reaktion an Ort und Stelle *(in-situ-Reaktion)* charakterisiert ist, die in Dauer und Ausprägung limitiert ist. Sie unterliegt den Gesetzmäßigkeiten gegenregulatorischer Feedbackschleifen und wird entsprechend zeitnah herunterreguliert: Was ansteigt, muss auch wieder absteigen *(what goes up, must come down …!)*.

Eine gesunde Immunreaktion:

▶ in Dauer und Ausprägung limitiert

▶ vorwiegend nützliche und protektive Aktivitäten

▶ in-situ-Reaktion; führt nicht zu einer systemischen Reaktion

Gegenregulatorische Mechanismen:

▶ anti-inflammatorische Zytokine (wie IL-10, TGF-ß)

▶ Inhibierung durch klassische Stresshormone (Glucocorticoide, Adrenalin, ACTH)

▶ cholinerger anti-inflammatorischer Vermittlungsweg

Tabelle 3 Was ist eine gesunde Immunreaktion?

Mit dieser Auflistung scheint die Definition einer *pathologischen* stressinduzierten Immunantwort auf den ersten Blick trivial zu sein: Sie ist demnach durch eine *chronisch-systemische* Immunantwort gekennzeichnet, die nicht mehr über protektive Eigenschaften verfügt und sich von der ursprünglichen Stimuluskonstellation/Gewebespezifikation entfernt hat. Also ist der Gedanke naheliegend, dass Einsamkeit mit erhöhten Spiegeln von zirkulierenden Entzündungsparametern assoziiert ist. Es gibt Befunde, die in diese Richtung zielen: So ermittelte beispielsweise die prospektive Studie von Vingeliene et al. (2019) in einer Kohorte älterer Menschen (Alter: 61 bis 70 Jahre bei Studienbeginn), dass schon der Beginn von Einsamkeit mit messbar erhöhten C-reaktiven Proteinwerten (CRP) assoziiert war (Vingeliene et al. 2019). Zu einem ähnlichen Ergebnis kommen auch Van Bogart et al. (2022), die in einer Untersuchungsgruppe alter Menschen in New York City eine signifikante Assoziation mit CRP, aber nicht mit Interleukinen zeigen konnten (Van Bogart et al. 2022).

Aber überraschenderweise ist insgesamt zu dieser Assoziation die Evidenzlage inkonsistent und uneindeutig. In einem qualitativ angelegten Review zeigten Brown et al. (2017), dass Einsamkeitsstress mit erhöhten, aber auch mit erniedrigten physiologischen Reaktionen *(»blunted reactions«)* assoziiert war (Brown et al. 2018). Zwar belegte eine ebenfalls kürzlich publizierte Metaanalyse über den Zusammenhang zwischen Einsamkeit, sozialer Isolation und Inflammation mit bevölkerungsgenerierten Daten von Menschen älter als 16 Jahre, dass Einsamkeit mit CRP und Fibrinogen, nicht aber mit Interleukin-6 verbunden war, während soziale Isolation wiederum einen signifikanten Zusammenhang mit IL-6 zeigte (Smith et al. 2020). Die Heterogenität der in der Metaanalyse eingeschlossenen Bevölkerungsstudien war allerdings so ausgeprägt und die Effektstärken so schwach, dass die Autoren vor weitergehenden Schlussfolgerungen warnen.

Ein erster Grund für diese inkonsistente Befundlage ist darauf zurückzuführen, dass die Beziehung zwischen Einsamkeit und Inflammation nicht mechanisch vermittelt ist. Wie die beiden im Folgenden exemplarisch vorgestellten experimentellen Arbeiten von Heckett et al. (2012) und Balter et al. (2019) demonstrieren, gibt es nicht den einen Wert, an dem man einsamkeitsinduzierte Immunantworten grundsätzlich festmachen könnte, vielmehr zeigt sich eine einsamkeitsinduzierte Immunveränderung in einer erhöhten Bereitschaft, auf verschiedene immunkompetente Stimuli, also Reize, die das Immunsystem aktivieren können, mit einer überschießenden Immunantwort zu reagieren.

Hackett et al. (2012) untersuchten in einer Gruppe von 524 gesunden Männern und Frauen im mittleren Alter aus der Londoner Whitehall-II-Kohorte (einer bedeutsamen epidemiologischen Studie, die auch sozioökonomisch bedingte Ungleichheiten bei der Krankheitsentstehung mitberücksichtigt), ob diejenigen Personen, die über anhaltende Gefühle von Einsamkeit berichteten, als Antwort auf einen psychomentalen Stresstest eine höhere akute Inflammationsantwort zeigten.

Dazu wurden die endokrinen Parameter im Speichel zu drei Zeitpunkten gemessen: vor dem Stresstest, unmittelbar danach und 45 Minuten später. Die Untersuchung zeigte, dass nur diejenigen weiblichen Teilnehmer, die an ausgeprägten Gefühlen von Einsamkeit litten, im Stresstest mit signifikant höheren Interleukin-Werten sowie einem erhöhten Monocyte-Chemotactic-Protein-1 (MCP-1)-Spiegel – einem wichtigen pro-inflammatorischen Chemokin – reagierten im Gegensatz zu nichteinsamen Teilnehmerinnen. Bei Männern konnte keine Assoziation festgestellt werden. Bemerkenswerterweise zeigte sich bei der Messung des Cortisols, dem zentralen Stresshormon, ein im Gegensatz zu den Befunden zu Zytokin und Chemokin gegenläufiges Ergebnis: für Frauen nahm die Wahrscheinlichkeit, im Stresstest cortisolsensitiv zu sein (Cortisol responder), um 4,2 Prozent für jede Einheit im Anstieg des Einsamkeitsratings ab. Dies hatte zur Folge, dass knapp 50 Prozent der weiblichen Teilnehmer in der niedrigsten Einsamkeitskategorie cortisolsensitiv waren, was nur bei 29 Prozent der ausgeprägt einsamen männlichen Teilnehmer der Fall war.

Auch in der experimentellen Arbeit von Balter et al. (2019) ging es nicht darum, Parameter des Immunsystems zu messen und die Höhe der Spiegel zwischen einer Indexgruppe (einsame Menschen) gegenüber einer Kontrollgruppe von unauffälligen Probanden zu vergleichen. Vielmehr untersuchten Balter et al. (2019), ob Einsamkeit in einer doppelblinden Versuchsanordnung ein unabhängiger Trigger für eine überschießende inflammatorische Regulation nach einer standardisierten Immunprovokation ist. Zu diesem Zweck wurden 40 gesunde Probanden (im mittleren Alter von 40 Jahren) mit einer für den Versuch »entschärften« intramuskulären Salmonella-Typhi-Impfung infiziert, während einer Kontrollgruppe eine Placebo (Salz)-Lösung verabreicht wurde. Unmittelbar vor der Infizierung und ca. fünf sowie acht Stunden danach wurde den Probanden Blut abgenommen und der Interleukin-6-Status erhoben. Im Resultat belegten die Befunde zunächst, dass IL-6 zur Basisuntersuchung weder mit Einsamkeit noch mit weiteren psychosozialen Faktoren assoziiert war. Allerdings zeigte sich in der IL-6-Antwort auf die bakterielle Infektion eine positive Korrelation, die in der Gruppe mit Einsamkeit vierfach höher ausfiel als in der Kontrollgruppe. Dieser Zusammenhang blieb auch bestehen, nachdem potenziell konkurrierende Wirkfaktoren wie Alter, Schlafqualität, sozioemotionale Faktoren und Faktoren des allgemeinen Gesundheitszustands statistisch kontrolliert wurden. Keine der anderen Faktoren war mit einer erhöhten IL-6-Antwort korreliert. Ebenso ergaben sich keine Effekte in der Placebogruppe.

Diese beiden experimentellen Arbeiten zeigen also, dass möglicherweise nicht der absolute Spiegel einer chronisch inflammatorischen Belastung der entscheidende Wirkfaktor im Zusammenspiel zwischen Einsamkeit und Aktivierung des Immunsystems ist, sondern das überschießende Ansprechen auf entzündungsauslösende Stimuli.

Dieses Paradigma wird auch durch grundlagenorientierte Forschungsarbeiten gestützt, die bei Probanden mit einer hohen Stressbelastung einen signifikant ausgeprägteren Anstieg in der Expression von Genprodukten, welche an der inflammatorischen Signalvermittlung in Leukocyten (NF-κB, GRβ, Mrna) beteiligt sind, zeigen konnten. Die Leukozyten der belasteten Teilnehmenden zeigten eine deutlich höhere Freisetzung von pro-inflammatorischen Zytokinen als Antwort auf eine bakterielle Stimulation (LPS) als bei unauffälligen Kontrollen. Die Basisbefunde zwischen den Untersuchungsgruppen wiesen hingegen keine messbaren Unterschiede in der immunologischen Aktivität (zum Beispiel für zirkulierendes IL-6 oder CRP) auf. Unterschiede zwischen den Gruppen ergaben sich erst, wenn die Signalvermittlungswege durch einen adäquaten Stimulus (zum Beispiel bakteriell stimulierte Produktion von IL-6) aktiviert worden war. In der Konsequenz bedeutet dies, dass – zumindest gezeigt bei jüngeren Menschen mit einem basal eher niedrigen Inflammationsspiegel – immunkompetente Stimuli dann mit einer überschießenden Entzündungsreaktion einhergehen können, wenn die Betroffenen in andauernden sozialen Konflikten gefangen sind. Die höhere einsamkeitsinduzierte pro-inflammatorische Gen-Expression spricht für die Hochregulation einer inflammatorischen Signalkette, die als Vorläufer einer systemischen Inflammation angesehen werden kann (Irwin & Cole 2011, Ligthart et al. 2018).

Die Mehrzahl der Untersuchungen deuten auf ein robusteres Ergebnis für CRP als für die ebenfalls häufig gemessenen Interleukine (zum Beispiel IL-6, TNF-α etc.) hin. Der Grund ist, dass CRP als ein zeitlich stabileres Maß für Inflammation angesehen wird, das weniger stark auf Veränderungen in akuten Stresssituationen reagiert und daher besser chronische Prozesse, die mit Stress und Krankheit einhergehen, erfassen kann. Die Verbindung zu CRP ist auch deshalb von hoher Bedeutung, weil subklinisch erhöhte CRP-Werte auf ein hohes Erkrankungsrisiko hinweisen – insbesondere, wenn sie bei kardialen Risikopatienten mit einer komorbiden Depression einhergehen (Ladwig et al. 2005). In der Untersuchung von Van Bogart et al. (2022) lagen die mittleren CRP-Werte bei 4,30 mg/L und damit deutlich über dem Grenzwert von > 3 mg/L, der als hoch riskant für eine koronare Herzkrankheit bei Männern über 45 Jahre angesehen wird.

Als Zwischenergebnis lässt sich also festhalten: Einsamkeit geht nach den hier berichteten Befunden mit einer atypischen

Immunregulation einher. Diese hat weniger mit chronisch erhöhten Inflammationsparametern zu tun, sondern vielmehr mit einer überschießenden Entzündungsreaktion auf immunkompetente Stimuli.

Was bedeuten diese experimentellen Befunde nun für den klinischen Alltag? Einsame Menschen sind nach diesen Befunden in der Gefahr, bei Exposition gegenüber milden inflammatorischen Stimuli oder emotionalem Stress – beinahe alltäglichen Bedingungen – mit repetitiven überschießenden Immunantworten zu reagieren, die keineswegs unerheblich sind. Solche inflammatorischen Stimuli können bei einsamen Menschen beispielsweise die Spiegel von IL-6 um das Vierfache hochregulieren (Balter et al. 2019). Damit legen diese Befunde nahe, dass das Immunsystem moderierend in die Architektur der Immunantworten auf biologische oder psychologische Stimuli eingreift, und weniger, dass Einsamkeit einen direkten Einfluss auf das Immunsystem besitzt und beispielsweise zu dauerhaft erhöhten Spiegeln an Immunparametern führt.

Das Immunsystem hat keine Augen und keine Ohren – es kann mit eigenen Rezeptoren den subjektiven Belastungsgrad des betroffenen Menschen nicht erkennen. Dies ist bei der an früherer Stelle dieser Arbeit besprochenen endokrinen Stressachse anders: Sie bekommt direkten Input aus den höheren Zentren des zentralen Nervensystems und moduliert über die HPA-Achse die entsprechenden peripheren Stressantworten des Körpers. Damit ist ein zweiter Grund für die Unschärfe der Assoziation zwischen Einsamkeit und den absoluten Spiegeln einer chronisch inflammatorischen Belastung genannt. Als weiterer entscheidender Wirkfaktor im Zusammenspiel zwischen Einsamkeit und Aktivierung des Immunsystems greift zentral das endokrine Stresssystem in die Steuerung inflammatorischer Antworten ein. Das Hormon Cortisol, das »Mastermind« der HPA-Achse, hat weitreichenden Einfluss auf die Herunterregulierung der systemischen Inflammation. Synthetische Glucocorticoide (»Kortison«) gehören seit Langem unangefochten zu den potentesten entzündungshemmenden Medikamenten auf dem Markt.

Damit gehört das »Zwiegespräch« *(cross talk)* zwischen dem inflammatorischen und endokrinen System zu den festen Bausteinen einer komplexen Stressantwort des Körpers auf psychosozialen Stress. Andauernde und leidvolle Gefühle von Einsamkeit sind soziale Stressoren, die zu einem Anstieg an Cortisol im Körper führen und darüber einen suppressiven Effekt auf inflammatorische Prozesse ausüben, unter anderem, indem pro-entzündliche Zytokine gehemmt und anti-entzündliche Zytokine stimuliert werden. Eine solche Feedbackschleife mag auf den ersten Blick verwirrend erscheinen, da sie im Wiederspruch zu bisherigen Vorstellungen steht: Würde demnach psychosozialer Stress über die Aktivierung der HPA-Achse und damit einhergehender Freisetzung von Cortisol aus der Nebennierenrinde inflammatorische Aktivitäten hemmen?

Tatsächlich hemmt Cortisol das Immunsystem während einer akuten Stresssituation, um in einer konzertierten Aktion alles für eine Energiefreisetzung zu mobilisieren. Dauerhafte Stressbelastung hingegen führt dazu, dass Cortisol diese Fähigkeit einbüßt, der Organismus resistent gegenüber Cortisol wird *(Glucocortikoidresistenz)* und dessen anti-inflammatorische Wirkung somit eingeschränkt wird. Aus diesem Grund wird es in Zukunft bedeutsam sein, die Chronizität der Stressexposition durch Einsamkeit noch deutlicher in Betracht zu ziehen. Hierzu passen Befunde mit Daten der ELSA-Studie, die zeigen konnten, dass für Männer der chronische Verlauf von Einsamkeit mit höheren CRP-Spiegeln einherging (Vingeliene et al. 2019).

Die bisher einzige Studie, die das Zusammenspiel von subklinischer Inflammation (IL-6) und im Speichel gemessenen

Cortisolsekretionsmustern auf glycosylierten (»verzuckerten«) roten Blutfarbstoff (Hämoglobin) (glycated Hemoglobin, HbA1c) untersucht hat, konnte für eine Stichprobe von 394 älteren Männern und 364 älteren Frauen (aus oben bereits genannter MONICA/KORA-Kohorte) zeigen, dass Personen mit auffälligem Glucosestoffwechsel (im Sinne einer Hyperglykämie) gegenüber Personen mit normal-glykämischen Reaktionsmustern erhöhte Werte von IL-6 bei gleichzeitig niedrigerem Tagesprofil (DCS) an Cortisol aufwiesen. Der Zusammenhang zwischen flachem DSC-Slope und erhöhtem HbA1c-Niveau war durch ein erhöhtes IL-6-Sekretionsmuster verursacht worden und nicht umgekehrt: ein wichtiger Baustein im Verständnis eines Paradigmas für Cortisolantwort auf den Glucosemetabolismus, die nach diesen Daten durch eine subklinisch erhöhte Inflammation gesteuert wird (Johar et al. 2021).

Bislang konnten wir zeigen, dass das Immunsystem nicht für sich genommen agiert, sondern durch das endokrine System mitgesteuert wird. Aber auch das autonome Nervensystem – als die zweite zentrale Stressachse – kommuniziert mit dem Immunsystem. In einer wegweisenden »Leuchtturmstudie« (welche übrigens als schlichter »letter to the editor«, also als Leserbrief, publiziert wurde) konnten Borovikova et al. (2000) diesen Zusammenhang erstmals belegen. Das von ihnen in der Petrischale durchgeführte Experiment, welches weitreichende Konsequenzen für ein psychosomatisches Verständnis psychoneurobiologischer Stressantworten haben sollte, sah folgendermaßen aus: Sie infizierten menschliche Monozyten mit LPS-Bakterien, die die Zellwände angreifen – und brachten auf die Hälfte dieser Exponate Acetylcholin aus, dem wichtigsten Transmitter des parasympathischen Nervensystems. Das Ergebnis war erstaunlich: Die parasympathisch aktivierten Zellkulturen entwickelten anti-inflammatorische, aber keine pro-inflammatorischen Zytokine, während dies bei den Kontrollen der Fall war (Borovikova et al. 2000). Die Autoren schlussfolgerten, dass das parasympathische Nervensystem in der Lage ist, mit entzündungshemmenden Mitteln den Organismus vor einer bakteriellen Schädigung zu schützen. Aus diesen und vielen weiteren Studien wurde der anti-inflammatorische cholinerge Reflex als zentrales Paradigma entwickelt (Tracey 2002). Im Kern beschreibt dieser Reflex die neuronale Stimulation inflammatorischer Prozesse: Vagale Afferenzen erfassen *in situ* inflammatorische Mediatoren und induzieren die Freisetzung von Acetylcholin durch efferente Nervenendigungen. Acetylcholin wiederum stimuliert Makrophagen und schwächt überschießende Immunantworten ab. Tracey konnte zudem nachweisen, dass das in den cholinergen anti-inflammatorischen Vermittlungsweg eingebundene Acetylcholin hauptsächlich von T-Lymphozyten als Antwort auf den Botenstoff Noradrenalin freigesetzt wird. Dies schlägt eine wichtige Brücke zu nachteiligen schädigenden Lebensereignissen, welche unter anderem mit einer verminderten parasympathischen Regulation kardialer Funktionen einhergeht. Die neuronale Kontrolle der Inflammation durch den anti-inflammatorischen cholinergen Reflex ist mittlerweile im Detail weiterentwickelt worden, einschließlich seiner Anwendung für die Behandlung einer Reihe von entzündungsbasierten Erkrankungen und neuropathischen Schmerzsyndromen.

STRATEGIEN ZUR VERRINGERUNG VON EINSAMKEIT IM ALTER

Einsamkeit ist ein sehr komplexes Geschehen, zu dem sowohl eine Vielzahl von subjektiven personenbezogenen wie auch gesellschaftlichen Faktoren beitragen, aber auch Einflüsse einer abweisenden Umwelt. Eine Verringerung der Einsamkeit, besonders im Alter, stellt daher eine große therapeutische Herausforderung dar.

Einsamkeit im Alter entwickelt sich langsam über die Zeit und wird durch die in dieser Arbeit beschriebenen Faktoren amplifiziert und verstärkt. Typische, bei einsamen (alten) Menschen auftretende Verhaltensweisen und Persönlichkeitsmerkmale können Hilfestellungen seitens Angehörigen, Nachbarn und Freunden erst recht erschweren.

Breit angelegte Aufklärungskampagnen bezüglich der negativen gesundheitlichen Auswirkungen von Einsamkeit und sozialer Isolation sowie auch im Hinblick auf eine Entstigmatisierung von Einsamkeit waren in einigen westeuropäischen Ländern (zum Beispiel Vereinigtes Königreich, Dänemark), Kanada und den USA erfolgreich (Cacioppo et al. 2015). Gerade für ältere Patienten kann außerdem der Hausarzt als zum Teil langjähriger Begleiter eine wichtige Vertrauensperson sein. Dieses Vertrauen kann dazu beitragen, dass ältere Menschen sich offener über ihre gesundheitlichen Probleme äußern und bereitwilliger ärztliche Hilfe in Anspruch nehmen. Zudem kennt der Hausarzt die medizinische Vorgeschichte und den Gesundheitszustand des Patienten sehr gut. Dies ermöglicht eine kontinuierliche und ganzheitliche Versorgung, da der Arzt die Entwicklung von Gesundheitsproblemen über einen längeren Zeitraum verfolgen kann. Ältere Menschen könnten aufgrund von Unsicherheit, Angst oder Unkenntnis Hemmungen haben, soziale Einrichtungen oder spezialisierte medizinische Versorgung in Anspruch zu nehmen. Der Hausarzt kann bei der Aufklärung, Beratung und Überwindung dieser Hemmschwellen eine wichtige Rolle spielen.

Ein unterstützendes soziales Netzwerk kann ebenfalls dazu beitragen, die Lebensqualität älterer Menschen zu verbessern und ihre psychische Gesundheit zu fördern.

Programme zur Verbesserung sozialer Fähigkeiten, zur Steigerung sozialer Unterstützung, zur Erhöhung von Möglichkeiten für soziale Interaktion und zur Bewältigung von Defiziten in der sozialen Kognition können mitwirken, Einsamkeit zu reduzieren. Eine Metaanalyse zeigte, dass Interventionen, die sich mit maladaptiver sozialer Kognition befassten, eine größere mittlere Effektstärke aufwiesen im Vergleich zu Interventionen, die soziale Unterstützung, soziale Fähigkeiten und Möglichkeiten für soziale Interaktionen ansprachen (Masi et al. 2011). Dieses Ergebnis steht im Einklang mit dem Modell der Einsamkeit als selbstverstärkendem Kreislauf, nach dem einsame Personen eine erhöhte Sensibilität gegenüber sozialen Bedrohungen aufweisen, bevorzugt negative soziale Informationen beachten, sich eher an die negativen Aspekte sozialer Ereignisse erinnern, mehr negative soziale Erwartungen haben und eher in einer Weise handeln, die ihre negativen Erwartungen bestätigt (Cacioppo & Hawkley 2009, Duck et al. 1994). Dieses Verhalten hat kurzfristig selbstschützende Merkmale, erhöht jedoch langfristig die kognitive Belastung, beeinträchtigt die Exekutivfunktionen und beeinflusst nachteilig die körperliche und geistige Gesundheit sowie das Wohlbefinden.

Wir haben in dieser Arbeit gezeigt, dass die Inflammation eine wichtige Rolle bei der psychoneuroimmunologischen Vermittlung spielt. Daher trägt alles, was in der Lage ist, die immunologische Belastung zu reduzieren, zu einer Verbesserung der mentalen Gesundheit bei. Psychotherapeutisch spielen sowohl die Vermittlung parasympathischer Aktivierung (zum Beispiel deep breathing-Techniken) als auch die Effekte von pharmakologischen anti-inflammatorischen Therapien eine wichtige Rolle (Kohler et al. 2016).

CHRISTINE HEIM

1 KOLLER, E. J., CHAKRABARTY, P. (2020): *Tau-Mediated Dysregulation of Neuroplasticity and Glial Plasticity*. Front Mol Neurosci. 13: 151.

2 MAY, A. (2011): *Experience-dependent structural plasticity in the adult human brain*. Trends Cogn Sci. 15: 475–482.

3 WIESEL, T. N., HUBEL, D. H. (1963): *Single-cell responses in striate cortex of kittens deprived of vision in one eye*. J Neurophysiol. 26: 1003–1017.

4 GABARD-DURNAM, L., MCLAUGHLIN, K. A. (2020): *Sensitive periods in human development: Charting a course for the future*. Curr Opin Beh Sci. 36: 120–128.

5 HEIM, C., NEMEROFF, C. B. (2001): *The role of childhood trauma in the neurobiology of mood and anxiety disorders: preclinical and clinical studies*. Biological Psychiatry. 49: 1023–1039.

6 SCHAEFER, J. D., CHENG, T. W., DUNN, E. C. (2022): *Sensitive periods in development and risk for psychiatric disorders and related endpoints: a systematic review of child maltreatment findings*. The Lancet Psychiatry. 9: 978–991.

7 HÄUSER, W., SCHMUTZER, G., BRÄHLER, E., GLAESMER, H. (2011): *Maltreatment in childhood and adolescence: Results from a survey of a representative sample of the German population*. Dtsch Ärztebl Int. 108: 287–294.

8 EDWARDS, V. J., HOLDEN, G. W., FELITTI, V.J., ANDA, R. F. (2003): *Relationship between multiple forms of childhood maltreatment and adult mental health in community respondents: Results from the Adverse Childhood Experiences study*. Am J Psychiatry. 160: 1453–1460.

9 MADIGAN, S., DENEAULT, A. A., RACINE, N., PARK, J., THIEMANN, R., ZHU, J., DIMITROPOULOS, G., WILLIAMSON, T., FEARON, P., CÉNAT, J. M., MCDONALD, S., DEVEREUX, C., NEVILLE, R. D. (2023): *Adverse childhood experiences: A meta-analysis of prevalence and moderators among half a million adults in 206 studies*. World Psychiatry. 22: 463–471.

10 FELITTI, V. J., ANDA, R. F., NORDENBERG, D., WILLIAMSON, D. P., SPITZ, A. M., EDWARDS, V. J., KOSS, M. P., MARKS, J. G. (1998):

Relationship of childhood abuse and household dysfunction to many of the leading causes of death in adults. Am J Prev Medicine. 14(4): 245–258.

11 WANG, Y. X., SUN, Y., MISSMER, S. A., REXRODE, K. M., ROBERTS, A. L., CHAVARRO J. E., RICH-EDWARDS, J. M. (2023): *Association of early life physical and sexual abuse with premature mortality among female nurses: prospective cohort study.* BMJ 381:e073613.

12 HANSON, J. L., O'CONNOR, K., ADKINS, D. J., KAHHALE, I. (2023): *Childhood adversity and COVID-19 outcomes in the UK Biobank.* J Epidemiol Community Health 1:jech-2023-221147.

13 HOLZ, N. E., BERHE, O., SACU, S., SCHWARZ, E., TESARZ, J., HEIM, C. M., TOST, H. (2023*): Early social adversity, altered brain functional connectivity, and mental health.* Biol Psychiatry. 93: 430–441.

14 WANG, X., JIANG, L., BARRY, L., ZHANG, X., VASILENKO, S. A., HEATH, R. D. (2024): *A scoping review on adverse childhood experiences studies using latent class analysis: Strengths and challenges.* Trauma Violence Abuse. 25: 1695–1708.

15 ANG, X., BROWN, D. S., FLORENCE, C. S., MERCY, J. A. (2012). *The economic burden of child maltreatment in the United States and implications for prevention.* Child Abuse & Neglect. 36(2), 156–165.

16 MOOG, N. K., HEIM, C., ENTRINGER, S., SIMHAN, H. N., WADHWA, P. D., BUSS, C. (2022): *Transmission of the adverse consequences of childhood maltreatment across generations: Focus on gestational biology.* Pharmacol Biochem Behav. 215: 173372.

17 HEIM, C., NEWPORT, D. J., MLETZKO, T., MILLER, A. H., NEMEROFF, C. B. (2008): *The link between childhood trauma and depression: Insights from HPA axis studies in humans.* Psychoneuroendocrinology. 33: 693–710.

18 MCEWEN, B. S. (1999): *Stress and hippocampal plasticity.* Ann Rev Neuroscience. 22: 105–122.

19 LUPIEN, S. J., MCEWEN, B. S., GUNNAR, M. R., HEIM, C. (2009): *Effects of stress throughout the lifespan on the brain, behavior, and cognition.* Nat Rev Neurosci. 10: 434–445.

20 OWENS, M. J., NEMEROFF, C. B. (1991): *Physiology and pharmacology of corticotropin-releasing factor.* Pharmacol Rev. 43: 425–473.

21 HEIM, C., NEWPORT, D. J., HEIT, S., GRAHAM, Y. P., WILCOX, M. M., BONSALL, R. W., MILLER, A. H., NEMEROFF, C. B. (2000): *Pituitary-adrenal and autonomic responses to stress in women after sexual and physical abuse in childhood.* JAMA. 284: 592–597.

22 HEIM, C., MLETZKO, T., PURSELLE, D., MUSSELMAN, D. L., NEMEROFF, C. B. (2008): *The dexamethasone/corticotropin-releasing factor test in men with major depression: Role of childhood trauma.* Biol Psychiatry. 63: 398–405.

23 BIERHAUS, A., WOLF, J. M., ANDRASSY, M., ROHLEDER, N., HUMPERT, P. M., PETROV, D., FERSTL, R., VON EYNATTEN, M., WENDT, T., RUDOFSKY, G., JOSWIG, M., MORCOS, M., WAISMAN, A., MCEWEN, B. S., KIRSCHBAUM, C., NAWROTH, P. P. (2003): *A mechanism converting psychosocial stress into mononuclear cell activation.* Proc Nat Acad Sci U S A. 100: 1920–1925.

24 PACE, T. W, MLETZKO, T., ALAGBE, O., MUSSELMAN, D. L., NEMEROFF, C. B., MILLER, A. H., HEIM, C. (2006): *Increased stress-Induced inflammatory responses in male patients with major depression and increased early life stress.* Am J Psychiatry. 163: 1630–1633.

25 BAUMEISTER, D., AKHTAR, R., CIUFOLINI, S., PARIANTE, C. M., MONDELLI, V. (2016): *Childhood trauma and adulthood inflammation: a meta-analysis of peripheral C-reactive protein, interleukin-6 and tumour necrosis factor-α.* Mol Psychiatry. 21: 642–649.

26 DE PUNDER, K., ENTRINGER, S., HEIM, C., DEUTER, C. E., OTTE, C., WINGENFELD, K., KUEHL, L. K. (2018): *Inflammatory measures in depressed patients with and without a history of adverse childhood experiences.* Front Psychiatry. 9: 610.

27 JAKUBOWSKI, D., PETERSON, C. E., SUN, J., HOSKINS, K., RAUSCHER, G. H., ARGOS, M. (2023): *Association between adverse childhood experiences and later-life allostatic load in UK Biobank female participants.* Women's Health. 19: 1–12.

28 HEIM, C., YOUNG, L. J., NEWPORT, D. J., MLETZKO, T. M., MILLER, A. A., NEMEROFF, C. B. (2009): *Lower CSF oxytocin concentrations in women with a history of childhood abuse.* Molecular Psychiatry. 14: 954–958.

29 MACKES, N. K., GOLM, D., SARKAR, S., KUMSTA, R., RUTTER, M., FAIRCHILD, G., MEHTA, M. A., SONUGA-BARKE, E., ERA YOUNG ADULT FOLLOW-UP TEAM (2020): *Early childhood deprivation is associated with alterations in adult brain structure despite subsequent environmental enrichment.* Proc Natl Acad Sci U S A. 117: 641–649.

30 SAMSON, S. A., NEWKIRK, T. R., TEICHER, M. H. (2024): *Practitioner review: Neurobiological consequences of childhood maltreatment – clinical and therapeutic implications for practitioners.* J Child Psychol Psychiatr. 65: 369–380.

31 CALEM, M., BROMIS, K., MCGUIRE, P., MORGAN, C., KEMPTON, M. J. (2017): *Meta-analysis of associations between childhood adversity and hippocampus and amygdala volume in non-clinical and general population samples.* NeuroImage Clinical. 14: 471–479.

32 TEICHER, M. H., ANDERSON, C. S., POLCARI, A. (2012): *Childhood maltreatment is associated with reduced volume in the hippocampal subfields CA3, dentate gyrus, and subiculum.* Proc Nat Acad Sci U S A. 109: E563–72.

33 VYTHILINGAM, M., HEIM, C., NEWPORT, J., MILLER, A. H., ANDERSON, E., BRONEN, R. A., BRUMMER, M. E., STAIB, L. H., VERMETTEN, E., CHARNEY, D. S., NEMEROFF, C. B., BREMNER, J. D. (2002): *Childhood trauma associated with smaller hippocampal volume in women with major depression.* Am J Psychiatry. 159: 2072–2080.

34 TOMODA, A., SUZUKI, H., RABI, K., SHEU, Y., POLCARI, A., TEICHER, M. H. (2009): *Reduced prefrontal cortical gray matter volume in young adults exposed to harsh corporal punishment.* NeuroImage. 47:T66–T71.

35 TREADWAY, M. T., GRANT, M. M., DING, Z., HOLLON, S. D., GORE, J. C., SHELTON, R. C. (2009): *Early Adverse Events, HPA Activity and Rostral Anterior Cingulate Volume in MDD. PLOS ONE*, 4:e4887.

36 VAN HARMELEN, A., VAN TOL, M., VAN DER WEE N. J., VELTMAN, D. J., ALEMAN, A., SPINHOVEN, P., VAN BUCHEM, M. A., ZITMAN, F. G., PENNINX, B. W., ELZINGA, B. M. (2010): *Reduced medial prefrontal cortex volume in adults reporting childhood emotional maltreatment.* Biol Psychiatry. 68: 832–838.

37 TOTTENHAM, N., HARE, T. A., MILLNER, A., GILHOOLY, T., ZEVIN, J. D., CASEY, B. C. (2011): *Elevated amygdala response to faces following early deprivation.* Dev Science. 14: 190–204.

38 TOTTENHAM, N., HARE, T. A., QUINN, B., MCCARRY, T., NURSE, M., GILHOOLY, T., MILLNER, A. J., GALVÁN, A., DAVIDSON, M. G., EIGSTI, I., THOMAS, K. M., FREED, P. J., BOOMA, E. S., GUNNAR, M. R., ALTEMUS, M., ARONSON, J., CASEY, B. C. (2010): *Prolonged institutional rearing is associated with atypically large amygdala volume and difficulties in emotion regulation.* Dev Science. 13: 46–61.

39 GRANT, M. M., CANNISTRACI, C. J., HOLLON, S. D., GORE, J. C., SHELTON, R. C. (2011): *Childhood trauma history differentiates amygdala response to sad faces within MDD.* J Psychiatr Res. 45: 886–895.

40 DANNLOWSKI, U., STUHRMANN, A., BEUTELMANN, V., ZWANZGER, P., LENZEN, T., GROTEGERD, D., DOMSCHKE, K., HOHOFF, C.,

Ohrmann, P., Bauer, J., Lindner, C., Postert, C., Konrad, C., Arolt, V., Heindel, W., Suslow, T., Kugel, H. (2012): *Limbic scars: Long-term consequences of childhood maltreatment revealed by functional and structural magnetic resonance imaging.* Biol Psychiatry 71: 286–293.

41 Ulrich-Lai, Y. M, Herman, J. G. (2009): *Neural regulation of endocrine and autonomic stress responses.* Nat Rev Neurosci. 10: 397–409.

42 Burghy, C. A., Stodola, D. E., Ruttle, P. L., Molloy, E. K., Armstrong, J. M., Oler J. A., Fox, M., Hayes, A. G., Kalin, N. H., Essex, M. J., Davidson, R. J., Birn, R. M. (2012): *Developmental pathways to amygdala-prefrontal function and internalizing symptoms in adolescence.* Nat Neurosci. 15: 1736–1741.

43 Heim, C., Mayberg, H. S., Mletzko, T., Nemeroff, C. B., Pruessner, J. C. (2013): *Decreased cortical representation of genital somatosensory field after childhood sexual abuse.* Am J Psychiatry. 170: 616–623.

44 Tomoda, A., Sheu, Y. S., Rabi, K., Suzuki, H., Navalta, C. P., Polcari, A., Teicher, M. H. (2011): *Exposure to parental verbal abuse is associated with increased gray matter Vol. in superior temporal gyrus.* NeuroImage. 54: 280–286.

45 Popovic, D., Ruef, A., Dwyer, D. B., Antonucci, L. A., Eder, J., Sanfelici, R., Kambeitz-Ilankovic, L., Faruk Oztuerk, O., Dong, M. S., Paul, R., Paolini, M., Hedderich, D., Haidl, T., Kambeitz, J., Ruhrmann, S., Chisholm, K., Schultze-Lutter, F., Falkai, P., Pergola, G., Blasi, G., Bertolino, A., Lencer, R., Dannlowski, U., Upthegrove, R., Salokangas, R. K., Pantelis, C., Meisenzahl, E., Wood, S. J., Brambilla, P., Borgwardt, S., Koutsouleris, N., PRONIA Consortium (2020): *Traces of trauma: A multivariate pattern analysis of childhood trauma, brain structure, and clinical phenotypes.* Biol Psychiatry. 88: 829–842.

46 Holz, N. E., Zabihi, M., Kia, S. M., Monninger, M., Aggensteiner, P. M., Siehl, S., Floris, D. L., Bokde, A. L. W., Desrivières, S., Flor, H., Grigis, A., Garavan, H., Gowland, P., Heinz, A., Brühl, R., Martinot, J. L., Martinot, M. P., Orfanos, D. P., Paus, T., Poustka, L., Fröhner, J. H., Smolka, M. N., Vaidya, N., Walter, H., Whelan, R., Schumann, G., Meyer-Lindenberg, A., Brandeis, D., Buitelaar, J. K., Nees, F., Beckmann, C., IMAGEN Consortium, Banaschewski, T., Marquand, A. F. (2023): *A stable and replicable neural signature of lifespan adversity in the adult brain.* Nat Neurosci. 26: 1603–1612.

47 NEMEROFF, C .B., HEIM, C., THASE, M. E., KLEIN, D. N., RUSH, A. J., SCHATZBERG A. F., NINAN, P. T., MCCULLOUGH, J. P., WEISS, P. S., DUNNER, D. L., ROTHBAUM, B. O., KORNSTEIN, S. G., KEITNER, G. I., KELLER, M. B. (2003): *Differential responses to psychotherapy versus pharmacotherapy in patients with chronic forms of major depression and childhood trauma.* Proc Nat Acad Sci U S A. 100: 14293–14296.

48 TEICHER, M. H., SAMSON, J. A. (2013): *Childhood maltreatment and psychopathology: A case for ecophenotypic variants as clinically and neurobiologically distinct subtypes.* Am J Psychiatry. 170: 1114–1133.

49 BELSKY, J. (2016): *The Differential Susceptibility Hypothesis.* JAMA Pediatrics. 170: 321.

50 CASPI, A., SUGDEN, K., MOFFITT, T. E., TAYLOR, A. M., CRAIG, I. W., HARRINGTON, H. L., MCCLAY, J. L., MILL, J., MARTIN, J., BRAITHWAITE, A. W., POULTON, R. (2003): *Influence of life stress on depression: Moderation by a polymorphism in the 5-HTT gene.* Science. 301(5631): 386–389.

51 KLENGEL, T., MEHTA, D., ANACKER, C., REX-HAFFNER, M., PRUESSNER, J. C., PARIANTE, C. M., PACE, T. W., MERCER, K. B., MAYBERG, H. S., BRADLEY, B., NEMEROFF, C. B., HOLSBOER, F., HEIM, C., RESSLER, K. J., REIN, T., BINDER, E. B. (2013): *Allele-specific FKBP5 DNA demethylation mediates gene-childhood trauma interactions.* Nat Neurosci. 16: 33–41.

52 HALLDORSDOTTIR, T., BINDER, E. B. (2017): *Gene × environment interactions: From molecular mechanisms to behavior.* Ann Rev Psychol. 68: 215–241.

53 PEYROT, W., MILANESCHI, Y., ABDELLAOUI, A., SULLIVAN, P. F., HOTTENGA, J. J., BOOMSMA, D. I., PENNINX, B. W. J. (2014): *Effect of polygenic risk scores on depression in childhood trauma.* Br J Psychiatry. 205 113–9.

54 BALDWIN, J. R., SALLIS, H. M., SCHOELER, T., TAYLOR, M. J., KWONG, A. S. F., TIELBEEK J. J., BARKHUIZEN, W., WARRIER, V., HOWE, L. D., DANESE, A., MCCRORY, E., RIJSDIJK F., LARSSON, H., LUNDSTRÖM, S., KARLSSON, R., LICHTENSTEIN, P., MUNAFÒ, M., PINGAULT, J. P. (2022): *A genetically informed Registered Report on adverse childhood experiences and mental health.* Nat Hum Behav. 7: 269–290.

55 ARCEGO, D. M., BUSCHDORF, J. P., O'TOOLE, N., WANG, Z., BARTH, B., POKHVISNEVA, I., RAYAN, N. A., PATEL, S., JOSÉ DE

Mendonça Filho, E., Lee, P., Tan, J., Koh, M. X., Sim, C. M., Parent, C., Sobreira de Lima, R. M., Clappison, A., O'Donnell, K. J., Dalmaz, C., Arloth, J., Provençal, N., Binder, E. B., Diorio, J., Silveira, P. P., Meaney, M. J. (2024): *A glucocorticoid-sensitive hippocampal gene network moderates the impact of early-life adversity on mental health outcomes*. Biol Psychiatry. 95: 48-61.

56 Weaver, I. C. G., Cervoni, N., Champagne, F. A., D'Alessio, A. C., Sharma, S., Seckl, J. R., Dymov, S., Szyf, M., Meaney, M. J. (2004): *Epigenetic programming by maternal behavior*. Nature Neurosci. 7: 847–854.

57 McGowan, P. O., Sasaki, A., D'Alessio, A. C., Dymov, S., Labonté, B., Szyf, M., Turecki, G., Meaney, M. J.(2009): *Epigenetic regulation of the glucocorticoid receptor in human brain associates with childhood abuse*. Nature Neurosci. 12: 342–348.

58 Czamara, D., Tissink, E., Tuhkanen, J., Martins, J., Awaloff, Y., Drake, A. J., Khulan, B., Palotie, A., Winter, S. M., Nemeroff, C. B., Craighead, W. E., Dunlop, B. W., Mayberg, H., Kinkead, B., Mathew, S. J., Iosifescu, D. V., Neylan, T. C., Heim, C. M., Lahti, J., Eriksson1, J. G., Räikkönen, K., Ressler, K. J., Provençal, N., Binder, E. B. (2021): *Combined effects of genotype and childhood adversity shape variability of DNA methylation across age*. Transl Psychiatry. 11: 88.

59 Shalev, I., Entringer, S., Wadhwa, P. D., Wolkowitz, O. M., Puterman, E., Lin, J., Epel, E. (2013): *Stress and telomere biology: a lifespan perspective*. Psychoneuroendocrinology. 38: 1835–42.

60 Blackburn, E. H. (2005): *Telomeres and telomerase: their mechanisms of action and the effects of altering their functions*. FEBS Letters. 579: 859–862.

61 Chen, S., Epel, E. S., Mellon, S. H., Lin, J., Reus, V. I., Rosser, R., Kupferman, E., Burke, H., Mahan, L., Blackburn, E. H., Wolkowitz, O. M. (2014): *Adverse childhood experiences and leukocyte telomere maintenance in depressed and healthy adults*. J Affect Dis. 169: 86–90.

62 Kananen, L., Surakka, I., Pirkola, S., Suvisaari, J., Lönnqvist, J., Peltonen, L., Ripatti, S., Hovatta, I. (2010): *Childhood adversities are associated with shorter telomere length at adult age both in individuals with an anxiety disorder and controls*. PLOS ONE. 5:e10826.

63 O'Donovan, A., Epel, E. S., Lin, J., Wolkowitz, O. M., Cohen, B. E., Maguen, S., Metzler, T. J., Lenoci, M., Black-

BURN, E. H., NEYLAN, T. C. (2011): *Childhood trauma associated with short leukocyte telomere length in posttraumatic stress disorder.* Biol Psychiatry. 70: 465–471.

64 RENTSCHER, K. E., CARROLL, J. E., MITCHELL, C. (2020): *Psychosocial Stressors and Telomere Length: A Current Review of the Science.* Annu Rev Publ Health. 41: 223–245.

65 YRKA, A. R., PRICE, L. H., KAO, H., PORTON, B., MARSELLA, S. A., CARPENTER, L. L. (2010): *Childhood maltreatment and telomere shortening: Preliminary support for an effect of early stress on cellular aging.* Biol Psychiatry. 67: 531–534.

66 SURTEES, P. G., WAINWRIGHT, N. B., POOLEY, K. A., LUBEN, R., KHAW, K., EASTON, D. F., DUNNING, A. M. (2011): *Life stress, emotional health, and mean telomere length in the European Prospective Investigation into Cancer (EPIC)-Norfolk Population Study.* J Gerontology. 66A: 1152–1162.

67 MAYER, S. E., PRATHER, A. A., EPEL, E. S., LIN, J., ARENANDER, J., COCCIA, M., SHIELDS, G. S., SLAVICH, G. M., EPEL, E. S. (2019): *Cumulative lifetime stress exposure and leukocyte telomere length attrition: The unique role of stressor duration and exposure timing.* Psychoneuroendocrinology. 104: 210–218.

68 RIDOUT, K. K., LEVANDOWSKI, M. L., RIDOUT, S. J., GANTZ, L., GOONAN, K. A., PALERMO, D., PRICE, L. H., TYRKA, A. R. (2018): *Early life adversity and telomere length: a meta-analysis.* Mol Psychiatry. 23: 858–871.

69 HORVATH, S. (2013): *DNA methylation age of human tissues and cell types.* Genome Biology. 14: R115.

70 AUSTIN, M. K., CHEN, E., ROSS, K. M., McEWEN, L. M., MACISAAC, J. L., KOBOR, M. S., MILLER, G. E.(2018): *Early-life socioeconomic disadvantage, not current, predicts accelerated epigenetic aging of monocytes.* Psychoneuroendocrinology. 97: 131–134.

71 HAMLAT, E. J., PRATHER, A. A., HORVATH, S., BELSKY, J., EPEL, E. S. (2021): *Early life adversity, pubertal timing, and epigenetic age acceleration in adulthood.* Dev. Psychobiol. 63: 890–902.

72 HEIM, C., ENTRINGER, S., BUSS, C. (2019): *Translating basic research knowledge on the biological embedding of early-life stress into novel approaches for the developmental programming of lifelong health.* Psychoneuroendocrinology. 105: 123–137.

73 WINTER, S., DITTRICH, K., DÖRR, P., OVERFELD, J., MOEBUS, I., MURRAY, E. C., KARABOYCHEVA, G., ZIMMERMANN, C., KNOP, A.,

Voelkle, M. C., Entringer, S., Buss, C., Haynes, J. A., Binder, E. B., Heim, C. (2022): *Immediate impact of child maltreatment on mental, developmental, and physical health trajectories.* J Child Psychol Psychiatry. 63: 1027–1045.

74 Entringer, S., de Punder, K., Overfeld, J., Karaboycheva, G., Dittrich, K., Buss, C., Winter, S. M., Binder, E. B., Heim, C. (2020): *Immediate and longitudinal effects of maltreatment on systemic inflammation in young children.* Dev Psychopathol. 32: 1725–1731.

75 Desai, H. D., Jann, M. W. (2020): *Women's health series major depression in women: A review of the literature.* J Am Pharmaceutic Assoc. 40: 525–537.

76 Ho, T. C., King, L. S. (2021): *Mechanisms of neuroplasticity linking early adversity to depression: developmental considerations.* Transl Psychiatry. 11: 517.

77 Joseph, J., Buss, C., Knop, A., de Punder, K., Winter, S. M., Spors, B., Binder, E., Haynes, J. D., Heim, C. (2023): *Greater maltreatment severity is associated with smaller brain volume with implication for intellectual ability in young children.* Neurobiol Stress. 27: 100576.

78 Chan, S. Y., Ngoh, Z. M., Ong, Z. Y., The, A. L., Kee, M. Z., Zhou, J. H., Fortier, M. V., Yap, F., MacIsaac, M. L., Kobor, M. S., Silveira, P. P., Meaney, M. J., Tan, A. P. (2024): *The influence of early-life adversity on the coupling of structural and functional brain connectivity across childhood.* Nat Ment Health. 2: 52–62.

79 Jovanovic, T., Vance, L. A., Cross, D., Kilaru, V., Michopoulos, V., Klengel, T., Smith, A. K. (2017): *Exposure to violence accelerates epigenetic aging in children.* Scientific Rep. 7: 8962.

80 Marini, S., Davis, K. A., Soare, T. W., Zhu, Y., Suderman, M., Simpkin, A. J., Smith, A., Wolf, E. J., Relton, C. L., Dunn, E. C. (2020): *Adversity exposure during sensitive periods predicts accelerated epigenetic aging in children.* Psychoneuroendocrinology. 113: 104484.

81 Sumner, J. A., Colich, N. L., Uddin, M., Armstrong, D., McLaughlin, K. A. (2019): *Early experiences of threat, but not deprivation, are associated with accelerated biological aging in children and adolescents.* Biol Psychiatry. 85(3): 268–278.

82 McEwen, L. M., O'Donnell, K., McGill, M. G., Edgar, R. D., Jones, M. J., MacIsaac, J. L., Lin, D., Ramadori, K. E., Morin, A. M., Gladish, N., Garg, E., Unternaehrer, E., Pokhvisneva, I., Karnani, N., Kee, M. Z. L., Klengel, T., Adler, N. E., Barr, R. D., Letourneau, N., Giesbrecht, G. F.,

Reynolds, J. N., Czamara, D., Armstrong, J. M., Essex, M. J., de Weerth, C., Beijers, R., Tollenaar, M. S., Bradley, B., Jovanovic, T., Ressler, K. J., Steiner, M., Entringer, S., Wadhwa, M. J., Horvath, S., Kobor, M. S. (2020): *The PedBE clock accurately estimates DNA methylation age in pediatric buccal cells.* Proc Nat Acad Sci U S A. 117(38): 23329–23335.

83 Dammering, F., Martins, J., Dittrich, K., Czamara, D., Rex-Haffner, M., Overfeld J., de Punder, K., Buss, C., Entringer, S., Winter, S. M., Binder, E. B., Heim, C. F (2021): *The pediatric buccal epigenetic clock identifies significant ageing acceleration in children with internalizing disorder and maltreatment exposure.* Neurobiol Stress. 15: 100394.

84 Martins, J., Czamara, D., Sauer, S., Rex-Haffner, M., Dittrich, K., Dörr, P., de Punder, K., Overfeld, J., Knop, A., Dammering, F., Entringer, S., Winter, S., Buss, C., Heim, C., Binder, E. B. (2012): *Childhood adversity correlates with stable changes in DNA methylation trajectories in children and converges with epigenetic signatures of prenatal stress.* Neurobiol Stress. 15: 100336.

85 Moog, N. K., Cummings, P. D., Jackson, K. L., Aschner, J. L., Barrett, E. S., Bastain, T. M., Blackwell, C. K., Bosquet Enlow, M., Breton, C. V., Bush, N. R., Deoni, S. C. L., Duarte, C. S., Ferrara, A., Grant, T. L., Hipwell, A. E., Jones, K., Leve, L. D., Lovinsky-Desir, S., Miller, R. K., Monk, C., Oken, E., Posner, J., Schmidt, R. J., Wright, R. J., Entringer, S., Simhan, H. N., Wadhwa, P. D., O'Connor, T. G., Musci, R. J., Buss, C., ECHO collaborators (2023): *Intergenerational transmission of the effects of maternal exposure to childhood maltreatment in the USA: a retrospective cohort study.* Lancet Public Health. 8(3): e226-e237.

86 Moog, N. K., Entringer, S., Rasmussen, J. M., Styner, M., Gilmore, J. H., Kathmann, N., Heim, C., Wadhwa, P. D., Buss, C. (2018): *Intergenerational effect of maternal exposure to childhood maltreatment on newborn brain anatomy.* Biological Psychiatry. 83: 120–127.

87 Moog, N. K., Buss, C., Entringer, S., Shahbaba, B., Gillen, D. L., Hobel, C. J., Wadhwa, P. D. (2016): *Maternal exposure to childhood trauma is associated during pregnancy with placental-fetal stress physiology.* Biol Psychiatry. 79: 831–839.

88 Kleih, S. E., Entringer, S., Scholaske, L., Kathmann, N., de Punder, K., Heim, C. H., Wadhwa, P. D., Buss, C. (2022): *Exposure to childhood maltreatment and systemic inflammation across pregnancy:*

The moderating role of depressive symptomatology. Brain Beh Imm. 101: 397–409.

89 PAREL, S. T., BENNETTA, S. N., CHENG, C. J., TIMMERMANS, O., FIORI, L. M., TURECKI, G., PEÑA, C. J. (2023): *Transcriptional signatures of early-life stress and antidepressant treatment efficacy.* Proc Nat Acad Sci U S A. 120: 49 e2305776120.

90 GAALI, S., KIRSCHNER, A. K. T., CUBONI, S., HARTMANN, J., KOZANY, C., BALSEVICH, G., NAMENDORF, C., FERNANDEZ-VIZARRA, P., SIPPEL, C., ZANNAS, A. S., DRAENERT, R., BINDER, E. B., ALMEIDA, O. F. X., RÜHTER, G., UHR, M., SCHMIDT, M. V., TOUMA, C., BRACHER, A., HAUSCH, F. (2015): *Selective inhibitors of the FK506-binding protein 51 by induced fit.* Nat Chem Biol. 11: 33–37.

ANNA BUCHHEIM

AINSWORTH, M. D. S., BLEHAR, M. C., WATERS, E., WALL S. (1978): *Patterns of attachment. A psychological study of the strange situation.* Hillsdale, New Jersey: Erlbaum.

ATKINSON, L., PAGLIA, A., COOLBEAR, J., NICCOLS, A., PARKER, K.C., GUGER, S. (2000): *Attachment security: a meta-analysis of maternal mental health correlates.* Clin Psychol Rev. 20(8): 1019–40. doi: 10.1016/s0272-7358(99)00023-9. PMID: 11098398.

BAKERMANS-KRANENBURG, M. J. & VAN IJZENDOORN, M. H. (2009): *The first 10,000 Adult Attachment Interviews: Distribution of adult attachment representations in clinical and non-clinical groups.* Attachment and Human Development, 11 (3), 223–263.

BAKERMANS-KRANENBURG, M. J., & VAN IJZENDOORN, M. H. (2015): *The hidden efficacy of interventions: gene×environment experiments from a differential susceptibility perspective.* Ann. Rev. Psychol. 66, 381–409. doi: 10.1146/annurev-psych-010814-015407.

BALDWIN J. R., WANG B., KARWATOWSKA L., SCHOELER T., TSALIGOPOULOU A., MUNAFÒ M. R., PINGAULT J. B. (2023): *Childhood Maltreatment and Mental Health Problems: A Systematic Review and Meta-Analysis of Quasi-Experimental Studies.* Am J Psychiatry. 180(2): 117–126. doi: 10.1176/appi.ajp.20220174. Epub 2023 Jan 11. PMID: 36628513; PMCID: PMC7614155.

BAUMEISTER, D., AKHTAR, R., CIUFOLINI, S. et al. (2016): *Childhood trauma and adulthood inflammation: a meta-analysis of peripheral C-reactive protein, interleukin-6 and tumour necrosis factor-α.* Mol Psychiatry 21, 642–649. doi: 10.1038/mp.2015.67.

BAURIEDL-SCHMIDT, C., JOBST, A., GANDER, M., SEIDL, E., SABASS, L., SARUBIN, N., et al. (2017): *Attachment representations, patterns of emotion regulation, and social exclusion in patients with chronic and episodic depression and healthy controls.* J. Affect. Dis. 210, 130–138. doi: 10.1016/j.jad.2016.12.030.

BEHRENS, K. Y., HALTIGAN, J. D., AND BAHM, N. I. G. (2016): *Infant attachment, adult attachment, and maternal sensitivity: revisiting the intergenerational transmission gap.* Attach. Hum. Dev. 18, 337–353. doi: 10.1080/14616734.2016. 1167095.

BELSKY, J., VAN IJZENDOORN, M. H. (2017): *Genetic differential susceptibility to the effects of parenting.* Curr. Opin. Psychol. 15, 125–130. doi: 10.1016/j.copsyc. 2017.02.021.

BENOIT, D., PARKER, K. C. (1994): *Stability and transmission of attachment across three generations.* Child. Dev. 65, 1444–1456. doi: 10.1111/j.1467-8624.1994. tb00828.x

BERNHEIM, D., BUCHHEIM, A., DOMIN, M., MENTEL, R., LOTZE, M. (2022): *Neural correlates of attachment representation in patients with Borderline Personality Disorder using a personalized fMRI task.* Frontiers in Human Neuroscience, 16, 810417. doi: 10.3389/fnhum.2022.810417.

BUCHHEIM, A. (2016): *Bindung und Exploration. Ihre Bedeutung im klinischen und psychotherapeutischen Kontext.* (Reihe »Lindauer Beiträge zur Psychotherapie und Psychosomatik«.) Stuttgart: Kohlhammer Verlag.

BUCHHEIM, A. (2018): *Bindungsforschung und psychodynamische Psychotherapie.* Göttingen: Vandenhoeck & Ruprecht. doi: 10.13109/9783666640612.

BUCHHEIM, A., DIAMOND, D. (2018): *Attachment and Borderline Personality Disorder.* Psychiatric Clinics of North America, 41/4, 651–668. doi: 10.1016/j.psc.2018.07.010.

BUCHHEIM, A., ERK, S., GEORGE, C., KÄCHELE, H., KIRCHER, T., MARTIUS, P., POKORNY, D., RUCHSOW, M., SPITZER, M., WALTER, H. (2008): *Neural correlates of attachment trauma in borderline personality disorder: A functional magnetic resonance imaging study. Psychiatry Research.* Neuroimaging, 163 (3), 223–235.

Buchheim, A., George, C., Erk, S., Kächele, H., Walter, H. (2006): *Measuring attachment representation in an fMRI environment: Concepts and assessment.* Psychopathology, 39, 136-14.

Buchheim, A., Senf-Beckenbach, P. (2020): *Bindung.* In: W. Senf, M. Broda, D. Voos, M. Neher (Hrsg.) *Praxis der Psychotherapie: Ein integratives Lehrbuch.* Stuttgart: Thieme Verlag, 114–121.

Buchheim, A., Ziegenhain, U., Kindler, H., Waller, C., Gündel, H., Karabatsiakis, A., Fegert, J. (2022): *Identifying risk and resilience factors in the intergenerational cycle of maltreatment: Results from the TRANS-GEN study investigating the effects of maternal attachment and social support on child biological susceptibility focusing attachment and cardiovascular stress physiology,* Frontiers in Human Neuroscience, 16, 890262. doi: 10.3389/fnhum.2022.890262

Buchheim, A., Diamond, D. (2018): *Attachment and borderline personality disorder.* Psychiat. Clin. North Am. 41, 651–668.
doi: 10.1016/j.psc.2018.07.010.

Buchheim, A., Hörz-Sagstetter, S., Doering, S., Rentrop, M., Schuster, P., Buchheim, P., et al. (2017): *Change of unresolved attachment in borderline personality disorder: RCT study of transference-focused psychotherapy.* Psychother. Psychosom. 86, 314–316.
doi: 10.1159/000460257.

Colman, R. A., Widom, C. S. (2004): *Childhood abuse and neglect and adult intimate relationships: a prospective study.* Child Abuse Neglect, 28, 1133–1151. doi: 10.1016/j.chiabu.2004.02.005.

Coulombe, B. R., Yates, T. M. (2022): *Attachment security predicts adolescents' prosocial and health protective responses to the COVID-19 pandemic.* Child Dev. 93(1): 58–71. doi: 10.1111/cdev.13639. Epub 2021 Aug 12. PMID: 34383292; PMCID: PMC8444880.

Egle, U. T., Hoffmann, S. O. & Steffens, M. (1997): *Psychosocial risk and protective factors in childhood and adolescence as predisposition for psychiatric disorders in adulthood.* Current status of research. Nervenarzt, 68, 683-695.

Ellis, B. J., Boyce, W. T., Belsky, J., Bakermans-Kranenburg, M. J., and van IJzendoorn, M. H. (2011): *Differential susceptibility to the environment: an evolutionary–neurodevelopmental theory.* Dev. Psychopathol. 23, 7–28. doi: 10. 1017/S0954579410000611.

Feldman, R. (2017): *The Neurobiology of Human Attachments.* Trends in Cognitive Sciences, 21: 80–99. PMID 28041836
doi: 10.1016/J.Tics.2016.11.007.

Feldman, R. (2020): *What is resilience: an affiliative neuroscience approach.* World Psychiatry: Official Journal of the World Psychiatric Association (Wpa). 19: 132–150. PMID 32394561 doi: 10.1002/Wps.20729.

Flechsig, A., Bernheim, D., Buchheim, A., Domin, M., Mentel, R., Lotze, M. (2023): *One year of outpatient dialectical behavioral therapy and its impact on neuronal correlates of attachment representation in patients with borderline personality disorder using a personalized fMRI task.* Brain Sciences, 13(7), 1001. doi: 10.3390/brainsci13071001.

Fonagy, P., Steele, H., and Steele, M. (1991): *Maternal representations of attachment during pregnancy predict the organization of infant-mother attachment at one year of age.* Child. Dev. 62: 891. doi: 10.2307/11 31141.

Köhler-Dauner, F., Fegert, J. M., Buchheim, A., Krause, S., Gündel, H. et al. (2019): *Maternal Behavior Affects Child's Attachment-Related Cortisol Stress Response.* Journal of Child and Adolescent Psychiatry, 1(1): 46–60. doi: 10.14302/issn.2643-6655.jcap-19-273.

Gander, M., Karabatsiakis, A., Nuderscher, K., Bernheim, D., Doyen-Waldecker, C., Buchheim, A. (2022): *Secure attachment representation in adolescence buffers heart-rate reactivity in response to attachment-related stressors.* Frontiers in Human Neuroscience, 16, 806987. doi: 10.3389/fnhum.2022.806987.

Gander, M., Buchheim, A., Bock, A., Steppan, M., Sevecke, K., Goth, K. (2020): *Unresolved attachment mediates the relationship between childhood trauma and impaired personality functioning in adolescence.* J. Pers Dis. 34, 84–103. doi: 10.1521/pedi_2020_34_468.

George, C., Kaplan, N., Main, M. (1985): *The Adult Attachment Interview.* Unpublished Manuscript. University of California, Berkeley.

George, C., West, M. (2012): *The Adult Attachment Projective Picture System.* New York: Guilford Press.

Herpertz, S. C., Bertsch, K. A. (2015): *New perspective on the pathophysiology of borderline personality disorder: A model of the role of oxytocin.* American Journal of Psychiatry, 172: 840–51.

Thompson, R. J., Parker, K. J., Hallmayer, J. F., Waugh, C. E., Gotlib, I. H. 2011): *Oxytocin receptor gene polymorphism (rs2254298) interacts with familial risk for psychopathology to predict symptoms of depression and anxiety in adolescent girls.* Psychoneuroendocrinology, 36, 144–147. doi: 10.1016/ j.psyneuen.2010.07.003.

Jobst, A., Albert, A., Bauriedl-Schmidt, C., Mauer, M. C., Renneberg, B., Buchheim, A., Sabass, L., Falkai, P., Zill, P. &

Padberg, F. (2014): *Social exclusion leads to divergent changes of oxytocin levels in borderline patients and healthy subjects.* Psychotherapy & Psychosomatics, 834, 252–4.

Jobst, A., Padberg, F., Mauer, M. C., Daltrozzo, T., Bauriedl-Schmidt, C., Sabass, L., Sarubin, N., Falkai, P., Renneberg, B., Zill, P., Gander, M., Buchheim, A. (2016): *Lower oxytocin plasma levels in borderline patients with unresolved attachment representations.* Frontiers in Human Neuroscience, 10: 125.

Juen, F., Arnold, L., Meissner, D., Nolte, T., Buchheim, A. (2013): *Attachment Disorganization in different clinical groups: What underpins unresolved attachment?* Psihologija, 46(2), 127–141. doi: 10.2298/PSI1302127J.

Logan-Greene, P., Green, S., Nurius, P. S., Longhi, D. (2014): *Distinct contributions of adverse childhood experiences and resilience resources: a cohort analysis of adult physical and mental health.* Soc. Work Health Care, 53, 776–797. doi: 10.1080/00981389.2014.944251.

Marusak, H. A., Furman, D. J., Kuruvadi, N., Shattuck, D. W., Joshi, S. H., Joshi, A. A., et al. (2015): *Amygdala responses to salient social cues vary with oxytocin receptor genotype in youth.* Neuropsychologia, 79, 1–9. doi: 10.1016/j. neuropsychologia.2015.10.015.

Milner, J. S., Crouch, J. L., McCarthy, R. J., et al. (2022): *Child physical abuse risk factors: A systematic review and a meta-analysis.* PsyArXiv, doi: 10.31234/osf.io/z5ufh.

Müller, L. E., Bertsch, K., Bülau, K., Herpertz, S. C., Buchheim, A. (2019): *Emotional neglect in childhood shapes social dysfunctioning in adults by influencing the oxytocin and the attachment system: results from a population-based study.* Int. J. Psychophysiol. 136, 73–80. doi: 10.1016/j.ijpsycho.2018.05. 011.

Pfänder, S., Ziegenhain, U., Behrend, H., Lahmann, C., Gülich, E., Knöbel, A., Mandel, D., Scheidt, C., Buchheim, A. (in Vorbereitung): *Achieving synchrony in challenging interactions.*

Salazar, A. M., Keller, T. E., Courtney, M. E. (2011): *Understanding social support's role in the relationship between maltreatment and depression in youth with foster care experience.* Child Maltreat 16, 102–113. doi: 10.1177/1077559511402985.

Schury, K., Koenig, A. M., Isele, D., Hulbert, A.L., Krause, S. et al. (2017): *Alterations of hair cortisol and dehydroepiandrosterone in mother-infant-dyads with maternal childhood maltreatment.* BMC Psychiatry. 17(213). doi: 10.1186/ s12888-017-1367-2.

Steele, H., Steele, M. (2019): Attachment Based Interventions. New York: Guilford Press.

Subic-Wrana, C., Beetz, A., Wiltink, J., Beutel, M. E. (2011): *Aktuelles Bindungstrauma und retrospektiv erinnerte Kindheitstraumatisierung bei Patienten in psychosomatischer Akutbehandlung.* Zeitschrift Für Psychos. Med. Und Psychother. 57, 325–342.
doi: 10.13109/zptm.2011.57.4.325.

Suess, G. J., Mali, A., Reiner, I., Fremmer-Bombik, E., Schieche, M., Suess, E. S. (2015): *Attachment representations of professionals _ Influence on intervention and implications for clinical training and supervision.* Mental Health & Prevention, 3: 129–134.

van IJzendoorn, M. H., Bakermans-Kranenburg, M. J. (2019): *Bridges across the intergenerational transmission of attachment gap.* Curr Opin Psychol. 25, 31–36. doi: 10.1016/j.copsyc.2018.02.014.

van IJzendoorn, M. H., Schuengel, C., Bakermans–Kranenburg, M. J. (1999): *Disorganized attachment in early childhood: Meta-analysis of precursors, concomitants, and sequelae.* Develop. Psychopathol. 11, 225–250. doi: 10.1017/ S0954579499002035.

Vranceanu, A.-M., Hobfoll, S. E., Johnson, R. J. (2007): *Child multi-type maltreatment and associated depression and PTSD symptoms: the role of social support and stress.* Child Abuse Negl. 31, 71–84.
doi: 10.1016/j.chiabu.2006.04. 010.

Witt, A., Brown, R. C., Plener, P. L., Brähler, E., Fegert, J. M. (2017): *Child maltreatment in Germany: prevalence rates in the general population.* Child Adolesc Psychiatry Ment Health, 11, 47.
doi: 10.1186/s13034-017-0 185-0.

HEINER KEUPP

Antonovsky, A. (1997): *Salutogenese. Zur Entmystifizierung der Gesundheit.* A. Franke (Hrsg.). Tübingen: dgvt.

Bader, K. & Weber, K. (Hrsg.) (2016): *Alltägliche Lebensführung* (Bd. 6). Hamburg: Argument Verlag.

Behringer, L. (1998): *Lebensführung als Identitätsarbeit. Der Mensch im Chaos des modernen Alltags.* Frankfurt a. M.: Campus.

Bethmann, S., Helfferich, C., Hoffmann, H. & Niermann, D. (Hrsg.) (2012): *Agency. Qualitative Rekonstruktionen und gesellschafts-*

theoretische Bezüge von Handlungsmächtigkeit (Edition Soziologie). Weinheim: Beltz Juventa.

BÖHNISCH, L. (2016): *Lebensbewältigung. Ein Konzept für die Soziale Arbeit.* Weinheim: Beltz Juventa.

BUDE, H., LANTERMANN, E.-D. (2006): *Soziale Exklusion und Exklusionsempfinden.* Kölner Zeitschrift für Soziologie und Sozialpsychologie, 58 (2), 233–252.

CALHOUN, L. G., TEDESCHI, R. G. (2006): *The foundations of posttraumatic growth: An expanded framework.* In: L. G. CALHOUN & R. G. TEDESCHI (Hrsg.), *Handbook of posttraumatic growth. Research and practice,* 3–23. Mahwah, NJ: Erlbaum.

CALHOUN, L. G. & TEDESCHI, R. G. (Hrsg.) (2006): *Handbook of posttraumatic growth. Research and practice.* Mahwah, NJ: Erlbaum. Verfügbar unter http://www.loc.gov/catdir/enhancements/fy0702/2005029300-b.html.

CALHOUN, L. G. & TEDESCHI, R. G. (Hrsg.) (2013): *Posttraumatic growth in clinical practice,* New York, NY: Routledge.

CARR, A., DOOLEY, B., FITZPATRICK, M., FLANAGAN, E., FLANAGAN-HOWARD, R., TIERNEY, K. et al. (2010): *Adult adjustment of survivors of institutional child abuse in Ireland.* Child Abuse & Neglect, 34 (7), 477–489.

CASPARI, P. (2021): *Sexualisierte Gewalt. Aufarbeitung und Bewältigung aus einer reflexiv-sozialpsychologischen Perspektive.* Tübingen: dgvt-Verlag.

DEUTSCHER BUNDESTAG (Bundesministerium für Familie, Senioren, Frauen und Jugend, Hrsg.) (2009): *Mehr Chancen für gesundes Aufwachsen. Gesundheitsbezogene Prävention und Gesundheitsförderung in der Kinder- und Jugendhilfe.* Verfügbar unter http://www.bmfsfj.de/RedaktionBMFSFJ/Broschuerenstelle/Pdf-Anlagen/13-kinder-jugendbericht,property=pdf,bereich=bmfsfj,sprache=de,rwb=true.pdf.

DONG, M., ANDA, R. F., FELITTI, V. J., DUBE, S. R., WILLIAMSON, D. F., THOMPSON, T. J. et al. (2004): *The interrelatedness of multiple forms of childhood abuse, neglect, and household dysfunction.* Child Abuse & Neglect, 28 (7), 771–784.

GAHLEITNER, S. B. (2008): *Geschlechtsspezifische Verarbeitung sexueller Gewalt* – Salutogenetische Perspektiven. In: S. B. GAHLEITNER, S. GERULL, C. LANGE, L. SCHAM-BACH-HARDTKE, B. PETUYA ITUARTE & C. STREBLOW (Hrsg.), *Sozialarbeitswissenschaftliche Forschung – Einblicke in aktuelle Themen.* 31–40. Opladen & Farmington Hills: Budrich UniPress Ltd.

GAHLEITNER, S. B. (2000): *Sexueller Missbrauch und seine geschlechts-spezifischen Auswirkungen.* Marburg: Tectum.

GAHLEITNER, S. B., LENZ, H.-J. (2007): *Gewalt und Geschlechterverhältnis. Interdisziplinäre und geschlechtssensible Analysen und Perspektiven.* Weinheim und München: Juventa.

GERGEN, K. J. (1996): *Das übersättigte Selbst. Identitätsprobleme im heutigen Leben.* Heidelberg: Carl-Auer-Systeme.

GIGLIOLI, D. (2016): *Die Opferfalle. Wie die Vergangenheit die Zukunft fesselt.* Berlin: Matthes & Seitz.

GOLTERMANN, S. (2017): *Opfer – Die Wahrnehmung von Krieg und Gewalt in der Moderne.* Frankfurt a. M.: S. Fischer.

GRAVE, T., DECKER, O., GIESSLER, H. et al. (Hrsg.) (2017): *Opfer: Kritische Theorie und Psychoanalytische Praxis.* Gießen: Psychosozial.

HELFFERICH, C., KAVEMANN, B., KINDLER, H. (Hrsg.) (2016): *Forschungsmanual Gewalt. Grundlagen der empirischen Erhebung von Gewalt in Paarbeziehungen und sexualisierter Gewalt.* Wiesbaden: Springer VS.

HELLMANN, D. F., DINKELBORG, L. M., FERNAU, S. (2014): *Psychosoziale Folgen sexuellen Missbrauchs durch katholische Geistliche.* In: S. FERNAU & D. F. HELLMANN (Hrsg.), *Sexueller Missbrauch Minderjähriger durch katholische Geistliche in Deutschland.* Interdisziplinäre Beiträge zur Kriminologischen Forschung, Bd. 45, 1. Aufl., 185–234. Baden-Baden: Nomos.

HELMING, E., KINDLER, H., LANGMEYER, A., MAYER, M., ENTLEITNER, C., MOSSER, P. et al. (Hrsg.) (2011): *Sexuelle Gewalt gegen Mädchen und Jungen in Institutionen.* München. Verfügbar unter http://www.dji.de/bibs/DJIAbschlussbericht_Sexuelle_Gewalt.pdf.

HÖFER, R. (2015): *Handlungsbefähigung als Konzept zur Stärkung benachteiligter junger Menschen.* In: Armut und Gesundheit http://www.ipp-muenchen.de/texte/2015_03_hoefer_berlin.pdf. (Abruf Juni 2016).

HÖFER, R., SIEVI, Y., STRAUS, F. & TEUBER, K. (2017): *Verwirklichungschance Kinderdorf. Handlungsbefähigung und Wege in die Selbstständigkeit.* Opladen: Barbara Budrich.

HOLZKAMP, K. (1995): *Alltägliche Lebensführung als subjektwissenschaftliches Grundkonzept.* Das Argument, 212, 817–846.

JOHNSON, J. & STEWART, D. E. (2010): *DSM-V: toward a gender sensitive approach to psychiatric diagnosis.* Archives of women's mental health, 13 (1), 17–19.

JOSEPH, S. (2015): *Was uns nicht umbringt. Wie es Menschen gelingt, aus Schicksalsschlägen und traumatischen Erfahrungen gestärkt hervorzugehen.* Berlin: Springer Spektrum.

JURCZYK, K., RERRICH, M. S. (Hrsg.) (1993): Die Arbeit des Alltags. Beiträge zu einer Soziologie der alltäglichen Lebensführung. Freiburg i. Br: Lambertus.

KAST, V. (2019): *Abschied von der Opferrolle: Das eigene Leben leben.* Freiburg: Herder.

KAVEMANN, B., GRAF-VAN KESTEREN, A., ROTHKEGEL, S., NAGEL, B. (2016): *Erinnern, Schweigen und Sprechen nach sexueller Gewalt in der Kindheit: Ergebnisse einer Interviewstudie mit Frauen und Männern, die als Kind sexuelle Gewalt erlebten.* Wiesbaden: Springer VS.

KEUPP, H. (1997): *Ermutigung zum aufrechten Gang.* Tübingen: dgvt.

KEUPP, H. (2010): *Labeling: Der Trichter der Exklusion.* In: H. KEUPP, H. RUDECK, H. SCHRÖER, M. SECKINGER & F. STRAUS (Hrsg.), *Armut und Exklusion.* Gemeindepsychologische Analysen und Gegenstrategien. Fortschritte der Gemeindepsychologie und Gesundheitsförderung, 21, 103–108. Tübingen: dgvt.

KEUPP, H. (2013): *Heraus aus der Ohnmachtsfalle.* Psychologische Einmischungen. Tübingen: dgvt.

KEUPP, H. (2023): *Ein Konstrukt im Werden: Saugwurzeln der Handlungsbefähigung.* In: Forum Gemeindepsychologie (i. E.).

KEUPP, H., AHBE, T., GMÜR, W., HÖFER, R., MITZSCHERLICH, B., KRAUS, W. et al. (Hrsg.). (2013): *Identitätskonstruktionen. Das Patchwork der Identitäten in der Spätmoderne.* Reinbek bei Hamburg: Rowohlt.

KEUPP, H., RUDECK, H., SCHRÖER, H., SECKINGER, M. & STRAUS, F. (Hrsg.) (2010): *Armut und Exklusion.* Gemeindepsychologische Analysen und Gegenstrategien. Fortschritte der Gemeindepsychologie und Gesundheitsförderung, 21. Tübingen: dgvt.

KEUPP, H., STRAUS, F., MOSSER, P. GMÜR, W., HACKENSCHMIED, G. (2017a): *Sexueller Missbrauch und Misshandlungen in der Benediktinerabtei Ettal: Ein Beitrag zur wissenschaftlichen Aufarbeitung.* Wiesbaden: Springer VS.

KEUPP, H., STRAUS, F., MOSSER, P., GMÜR, W. HACKENSCHMIED, G. (2017b): *Schweigen – Aufdeckung – Aufarbeitung: Sexualisierte, psychische und physische Gewalt im Benediktinerstift Kremsmünster.* Wiesbaden: Springer VS.

KEUPP, H., MOSSER P., BUSCH, B., HACKENSCHMIED, G., STRAUS, F. (2019): *Die Odenwaldschule als Leuchtturm der Reformpädagogik und als Ort sexualisierter Gewalt. Eine sozialpsychologische Perspektive.* Wiesbaden: Springer VS.

KNEFEL, M., LUEGER-SCHUSTER, B. (2013): *An evaluation of ICD-11 PTSD and complex PTSD criteria in a sample of adult survivors of childhood institutional abuse.* European J. of Psychotraumatology, 4.

KRAUS, W. (1996): *Das erzählte Selbst. Die narrative Konstruktion von Identität in der Spätmoderne.* Münchner Studien zur Kultur- und Sozialpsychologie, 8. Pfaffenweiler: Centaurus-Verl.-Ges.

KUDERA, W. (Hrsg.) (2000): *Lebensführung und Gesellschaft. Beiträge zu Konzept und Empirie alltäglicher Lebensführung.* Opladen: Leske + Budrich.

KÜHNER, A. (2008): *Trauma und kollektives Gedächtnis.* Gießen: Psychosozial.

LANGER, P. C. (2009): *Beschädigte Identität. Dynamiken des sexuellen Risikoverhaltens schwuler und bisexueller Männer.* Wiesbaden: VS Verlag.

LAZARUS, R. S. (1999): Stress and emotion. A new synthesis. New York: Springer.

LUCIUS-HOENE, G., DEPPERMANN, A. (2004): *Rekonstruktion narrativer Identität. Ein Arbeitsbuch zur Analyse narrativer Interviews.* Wiesbaden: Springer VS.

LUEGER-SCHUSTER, B., KANTOR, V., WEINDL, D., KNEFEL, M., MOY, Y., BUTOLLO, A. et al. (2014): *Institutional abuse of children in the Austrian Catholic Church: types of abuse and impact on adult survivors' current mental health.* Child Abuse & Neglect, 38 (1), 52–64.

MAERCKER, A. (2006): *Psychotherapie der posttraumatischen Belastungsstörungen. Krankheitsmodelle und Therapiepraxis – störungsspezifisch und schulenübergreifend* (Lindauer Psychotherapie-Module). Stuttgart: Georg Thieme Verlag.

MAERCKER, A., ZÖLLNER, T. (2004): *The Janus Face of Self-Perceived Growth: Toward a Two-Component Model of Posttraumatic Growth.* Psychological Inquiry, 15, 41–48.

MAY, A., REMUS, N., BAG Prävention & Prophylaxe (Hrsg.) (2003): *Jungen und Männer als Opfer von (sexualisierter) Gewalt.* Schriftenreihe gegen sexualisierte Gewalt, 5. Berlin: Jonglerie.

MCNALLY, R. J. (2005): *Debunking myths about trauma and memory.* Canadian Journal of Psychiatry, 50 (13), 817–822.

MEUTER, N. (1995): *Narrative Identität. Das Problem der personalen Identität im Anschluß an Ernst Tugendhat, Niklas Luhmann und Paul Ricoeur.* Stuttgart: M und P Verl. für Wiss. und Forschung.

MOSSER, P. (2006): *Sexueller Missbrauch als möglicher biographischer Hintergrund verhaltensauffälliger Jungen*. In: W. WIATER & D. MENZEL (Hrsg.), *Kinder und Jugendliche mit Förderbedarf in der Regelschule*, 3, 286–306. Donauwörth: Auer.

MOSSER, P. (2008): *Was aus ihnen geworden sein wird – prospektive Identitätsarbeit mit Jungen, die sexualisierte Gewalt erlebt haben*. Prävention, 11 (2), 19–22.

MOSSER, P. (2009): *FC Bayern? – Experimentelle Bemerkungen zu einer »männlichen Dissoziation«*. In: T. RODE & WILDWASSER Marburg e.V. (Hrsg.), *Bube, Dame, König – DIS. Dissoziation als Überlebensstrategie im Geschlechterkontext*, 57–61. Köln: Mebes & Noack.

MOSSER, P. (2009): *Wege aus dem Dunkelfeld. Aufdeckung und Hilfesuche bei sexuellem Missbrauch an Jungen*. Wiesbaden: VS Verlag für Sozialwissenschaften. Verfügbar unter doi: 10.1007/978-3-531-91364-3.

MOSSER, P. (2009): *Wege aus dem Dunkelfeld*. Wiesbaden: VS Verlag für Sozialwissenschaften.

MOSSER, P. (2015): *Jungen und Männer als Opfer und/oder Täter sexualisierter Gewalt*. Literaturreview. In: J. FEGERT & M. WOLFF (Hrsg.), *Kompendium sexueller Missbrauch in Institutionen*, 295–311. Weinheim: Beltz.

MOSSER, P. (2016): *Erhebung (sexualisierter) Gewalt bei Männern*. In: C. HELFFERICH, B. KAVEMANN & H. KINDLER (Hrsg.), *Forschungsmanual Gewalt. Grundlagen der empirischen Erhebung von Gewalt in Paarbeziehungen und sexualisierter Gewalt*, 177–190. Wiesbaden: Springer VS.

MOSSER, P. (2018): *Folgen und Nachwirkungen sexualisierter Gewalt*. In: A. RETKOWSKI, E. TUIDER & A. TREIBEL (Hrsg.), *Handbuch sexualisierte Gewalt*. Praxis-Forschung-Theorie. Weinheim: Beltz Juventa, 822–831.

MOSSER, P., GMÜR, W., HACKENSCHMIED, G. (2016): *Sozialwissenschaftliche Studien als Instrument zur Aufarbeitung sexualisierter Gewalt in Institutionen*. In: A. RETKOWSKI, E. TUIDER & A. TREIBEL (Hrsg.), *Handbuch sexualisierte Gewalt*. Praxis-Forschung-Theorie. Weinheim: Beltz Juventa.

MOSSER, P., HACKENSCHMIED, G., KEUPP, H. (2016): *Strukturelle und institutionelle Einfallstore in katholischen Einrichtungen. Eine reflexive Betrachtung von Aufarbeitung sexueller Gewalt in katholischen Klosterinternaten*. Zeitschrift für Pädagogik, 5.

MOSSER, P., HELMING, E. (2011): *Wenn Betroffene sprechen. Wie erleben Betroffene ihre Situation und die öffentliche Diskussion über sexuellen*

Missbrauch? Eindrücke aus Gruppengesprächen. DJI Impulse (3), 11–13. Verfügbar unter http://www.dji.de/bulletin/d_bull_d/bull95_d/DJIB_95.pdf

MOSSER, P., KEUPP, H. (2015): *Sexualisierte Gewalt und Misshandlung in kirchlichen Kontexten.* Nervenheilkunde, 34 (7), 536–540.

MOSSER, P., SCHLINGMANN, T. (2013): *Plastische Chirurgie an den Narben der Gewalt – Bemerkungen zur Medizinisierung des Traumabegriffs.* Forum Gemeindepsychologie, 18 (1). Verfügbar unter http://www.gemeindepsychologie.de/fg-1-2013_04.html.

NISHINA, A., JUVONEN, J. (2005): *Daily reports of witnessing and experiencing peer harassment in middle school.* Child Development, 76 (2), 435–450.

NOLL, J. G., TRICKETT, P. K., HARRIS, W. W., PUTNAM, F. W. (2009): *The cumulative burden borne by offspring whose mothers were sexually abused as children: descriptive results from a multigenerational study.* Journal of interpersonal violence, 24 (3), 424–449.

NUNNO, M. A. (1997): *Institutional Abuse. The Role of Leadership, Authority and the Environment in the Social Sciences Literature.* Early Child Development and Care, 133 (1), 21–40.

PAUL, C. (2016): *Scham nach sexualisierter Gewalt in Kindheit und Jugend als Folge öffentlicher Zuschreibungen.* Forum Gemeindepsychologie, 21 (1). Verfügbar unter http://www.gemeindepsychologie.de/fg-1-2016_05.html.

RAITHELHUBER, E. (2011): *Übergänge und Agency. Eine sozialtheoretische Reflexion des Lebenslaufkonzepts.* Opladen: Budrich.

ROSA, H. (2016): *Resonanz. Eine Soziologie der Weltbeziehung,* 2. Aufl., Berlin: Suhrkamp.

ROSA, H., ENDRES, W. (2016): *Resonanzpädagogik. Wenn es im Klassenzimmer knistert.* Weinheim: Beltz Juventa.

RYTILA-MANNINEN, M., LINDBERG, N., HARAVUORI, H., KETTUNEN, K., MARTTUNEN, M., JOUKAMAA, M. et al. (2014): *Adverse childhood experiences as risk factors for serious mental disorders and inpatient hospitalization among adolescents.* Child Abuse & Neglect, 38 (12), 2021–2032.

SCHLINGMANN, T. (2009a): *Die gesellschaftliche Bedeutung sexueller Gewalt und ihre Auswirkungen auf männliche Opfer.* In: BUSCH (Hrsg.), *»Es kann sein, was nicht sein darf…« – Jungen als Opfer sexualisierter Gewalt.* Dokumentation der Fachtagung am 19./20.11. 2009 in München, 122–134. Norderstedt: Books on Demand.

SCHLINGMANN, T. (2009b): *Sexuelle Gewalt, Männlichkeit und Handlungsfähigkeit. Ein Modell zum besseren Verständnis von Männern, die als Junge sexuell missbraucht wurden* (unveröffentlichte Diplomarbeit).

SCHNEIDER, B. (2009): *Narrative Kunsttherapie. Identitätsarbeit durch Bild-Geschichten; ein neuer Weg in der Psychotherapie.* Reflexive Sozialpsychologie, 4. Bielefeld: Transcript-Verl.

STRAUS (2015): *Schlüsselkompetenzen für ein gelingendes Leben. Handlungsbefähigung als Konzept zur Stärkung junger Menschen.* In: DVJJ (Hrsg.) *Jugend ohne Rettungsschirm.* Godesberg: Forum Verlag, 295–303.

STRAUS, F. (2011): *Handlungsbefähigung als Konzept zur Stärkung junger Menschen.* In: SPI des SOS Kinderdorf (Hrsg.), *Fertig sein mit 18.* Heft 8, München: SOS Verlag, 110–130.

TEDESCHI, R. G., CALHOUN, L. G. (1995): *Trauma and transformation: Growing in the aftermath of suffering.* Thousand Oaks, CA: Sage.

TEDESCHI, R. G., CALHOUN, L. G. (1996): *The posttraumatic growth inventory: Measuring the positive legacy of trauma.* Journal of Traumatic Stress, 9, 455–471.

TEDESCHI, R. G., CALHOUN, L. G. (2004): *Posttraumatic growth: Conceptual foundations and empirical evidence.* Psychological Inquiry, 15 (1), 1–18.

VOSS, G. G., WEIHRICH, M. (Hrsg.). (2001). *Tagaus – Tagein. Neue Beiträge zur Soziologie alltäglicher Lebensführung* (Arbeit und Leben im Umbruch, Bd. 1). München: R. Hampp Verlag.

WALSH, K., FORTIER, M. A. & DILILLO, D. (2010): *Adult Coping with Childhood Sexual Abuse: A Theoretical and Empirical Review.* Aggression and violent behavior, 15 (1), 1–13.

WIATER, W. & MENZEL, D. (Hrsg.) (2006): *Kinder und Jugendliche mit Förderbedarf in der Regelschule.* Donauwörth: Auer.

WIDOM, C. S., DuMONT, K. & CZAJA, S. J. (2007): *A prospective investigation of major depressive disorder and comorbidity in abused and neglected children grown up.* Archives of general psychiatry, 64 (1), 49–56.

WOLFE, D. A., FRANCIS, K. J., STRAATMAN, A.-L. (2006): *Child abuse in religiously-affiliated institutions: long-term impact on men's mental health.* Child Abuse & Neglect, 30 (2), 205–212.

ZÖLLNER, T., CALHOUN, L. G., TEDESCHI, R. T. (2006): *Trauma und persönliches Wachstum.* In: A.MAERCKER, R.ROSNER (Hrsg.): *Psychotherapie der posttraumatischen Belastungsstörungen.* Stuttgart: Thieme Verlag, 36–45.

Bystrova, K. (2009): *Novel mechanism of human fetal growth regulation. A potantial role of lanugo, vernix caseosa and a second tactile system on unmyelinated low-threshold C-afferents.* Medical Hypotheses, 72, 143–146.

Craig, A. D. (2015): *How do you feel? An interoceptive moment with your neurobiological self.* Princeton: University Press.

Fritsch, P., Schwarz, T. (2018): *Dermatologie Venerologie. Grundlagen Klinik-Atlas,* 3. Aufl. Berlin, Heidelberg: Springer.

Grunwald, M.: (2001): *Begriffsbestimmungen zwischen Psychologie und Physiologie.* In: Grunwald M. & Beyer L. (Hrsg.), *Der bewegte Sinn. Grundlagen und Anwendungen zur haptischen Wahrnehmung.* Basel: Birkhäuser.

Grunwald, M. (2017): *Homo Hapticus.* München: Droemer Knaur.

Hepper, P. G. (2008): *Haptic perception in the human foetus.* In: Grunwald M. (Hrsg.), *Human haptic perception.* Basel, Boston, Berlin: Birkhäuser.

Croy, I., Fairhurst, M. T., McGlone, F. (2021): *The role of C-tactile nerve fibers in human social development.* Current Opinion in Behavioral Sciences, 44: 20–26.

Holt-Lunstad, J. (2018): *Why social relationships are important for physical health: A systems approach to understanding and modifying risk and protection.* Annu. Rev. Psychol. 69: 437–58.

Lecanuet, J. P., Schaal, B. (1996): *Fetal sensory competencies.* European Journal of Obstetrics Gynegology and Reproductive Biologie, 68.

Meier, L. L. et al. (2022): *Neural basis of affective touch and pain: A novel model suggests possible targets for pain amelioration.* Journal of Neuropsychology, 16, 38–53.

Oerlinghausen, B. M. et al. (2021): *Berührungsmedizin – ein komplementärer therapeutischer Ansatz unter besonderer Berücksichtigung der Depressionsbehandlung.* DMW – Deutsche Medizinische Wochenschrift.

Püschel. I. et al. (2022): *Gentle as a mother's touch: C-tactile touch promotes autonomic regulation in preterm infants.* Physiology & Behavior, 257. 113991.

Reissland, N. et al. (2015): *Laterality of foetal self-touch in relation to maternal stress.* Laterality, 20 (1), 82–94.

Schirmer A., Croy, I., Ackerley, R. (2023): *What are C-tactile afferents and how do they relate to «affective touch»?* Neuroscience and Biobehavioral Reviews, 151, 105236.

Strüber, N. (2016): *Die erste Bindung. Wie Eltern die Entwicklung des kindlichen Gehirns prägen.* Stuttgart: Klett-Cotta.

Teuchert-Noodt, G. (2015): In: Lembke G. & Leipner I., *Die Lüge der digitalen Bildung.* Warum unsere Kinder das Lernen verlernen. München: Redline Verlag.

CHRISTIAN HERDER

1 Lindekilde, N., Rutters, F., Erik Henriksen, J., Lasgaard, M., Schram, M. T., Rubin, K. H., Kivimäki, M., Nefs, G., Pouwer, F. (2021): *Psychiatric disorders as risk factors for type 2 diabetes: An umbrella review of systematic reviews with and without meta-analyses.* Diabetes Res Clin Pract. 176: 108855.

2 Nouwen, A., Winkley, K., Twisk, J., Lloyd, C. E., Peyrot, M., Ismail, K., Pouwer, F., European Depression in Diabetes (EDID) Research Consortium (2010): *Type 2 diabetes mellitus as a risk factor for the onset of depression: a systematic review and meta-analysis.* Diabetologia, 53: 2480–2486.

3 Nielsen, J., Cunningham, S. A., Ali, M. K., Patel, S. A. (2021): *Spouse's Diabetes Status and Incidence of Depression and Anxiety: An 18-Year Prospective Study.* Diabetes Care, 44: 1264–1272.

4 Schram, M. T., Assendelft, W. J. J., van Tilburg, T. G. (2021): *Dukers-Muijrers NHTM. Social networks and type 2 diabetes: a narrative review.* Diabetologia, 64: 1905–1916.

5 Furman, D., Campisi, J., Verdin, E., Carrera-Bastos, P., Targ, S., Franceschi, C., Ferrucci, L., Gilroy, D. W., Fasano, A., Miller, G. W., Miller, A. H., Mantovani, A., Weyand, C. M., Barzilai, N., Goronzy, J. J., Rando, T. A., Effros, R. B., Lucia, A., Kleinstreuer, N., Slavich, G. M. (2019): *Chronic inflammation in the etiology of disease across the life span.* Nat Med. 25: 1822–1832.

6 Herder, C., Dalmas, E., Böni-Schnetzler, M., Donath, M. Y. (2015): *The IL-1 Pathway in Type 2 Diabetes and Cardiovascular Complications. Trends Endocrinol Metab.* 26: 551–563.

7 Rohm, T.V., Meier, D. T., Olefsky, J. M., Donath, M. Y. (2022): *Inflammation in obesity, diabetes, and related disorders.* Immunity, 55: 31–55.

8 HERDER, C., BRUNNER, E. J., RATHMANN, W., STRASSBURGER, K., TABÁK, A. G., SCHLOOT, N. C., WITTE, D. R. (2009): *Elevated levels of the anti-inflammatory interleukin-1 receptor antagonist precede the onset of type 2 diabetes: the Whitehall II study.* Diabetes Care, 32: 421–423.

9 MILLER, A. H., RAISON, C. L. (2016): *The role of inflammation in depression: from evolutionary imperative to modern treatment target.* Nat Rev Immunol. 16: 22–34.

10 FELGER, J. C., HAROON, E., PATEL, T. A., GOLDSMITH, D. R., WOMMACK, E. C., WOOLWINE, B. J., LE N. A., FEINBERG, R., TANSEY, M. G., MILLER, A. H. (2020): *What does plasma CRP tell us about peripheral and central inflammation in depression?* Mol Psychiatry. 25: 1301–1311.

11 OSIMO, E. F., PILLINGER, T., RODRIGUEZ, I. M., KHANDAKER, G. M., PARIANTE, C. M. (2020): *Howes OD. Inflammatory markers in depression: A meta-analysis of mean differences and variability in 5,166 patients and 5,083 controls.* Brain Behav Immun. 87: 901–909.

12 HERDER, C., HERMANNS, N. (2019): *Subclinical inflammation and depressive symptoms in patients with type 1 and type 2 diabetes.* Semin Immunopathol. 41: 477–489.

13 NGUYEN, M. M., PERLMAN, G., KIM, N., WU, C. Y., DAHER, V., ZHOU, A., MATHERS, E. H., ANITA, N. Z., LANCTÔT, K. L., HERRMANN, N., PAKOSH, M., SWARDFAGER, W. (2021): *Depression in type 2 diabetes: A systematic review and meta-analysis of blood inflammatory markers.* Psychoneuroendocrinology, 134: 105448.

14 HERDER, C., SCHMITT, A., BUDDEN, F., REIMER, A., KULZER, B., RODEN, M., HAAK, T., HERMANNS, N. (2018): *Association between pro- and anti-inflammatory cytokines and depressive symptoms in patients with diabetes-potential differences by diabetes type and depression scores.* Transl Psychiatry. 7: 1.

15 HERDER, C., SCHMITT, A., BUDDEN, F., REIMER, A., KULZER, B., RODEN, M., HAAK, T., HERMANNS, N. (2018): *Longitudinal associations between biomarkers of inflammation and changes in depressive symptoms in patients with type 1 and type 2 diabetes.* Psychoneuroendocrinology, 91: 216–225.

16 KÖHLER-FORSBERG, O. N., LYDHOLM, C., HJORTHØJ, C., NORDENTOFT, M., MORS, O., BENROS, M. E. (2019): *Efficacy of anti-inflammatory treatment on major depressive disorder or depressive symptoms: meta-analysis of clinical trials.* Acta Psychiatr Scand. 139: 404–419.

17 DREVETS, W. C., WITTENBERG, G. M., BULLMORE, E. T., MANJI, H. K. (2022): *Immune targets for therapeutic development in depression: towards precision medicine.* Nat Rev Drug Discov. 21: 224–244.

18 SHAKYA, P. R., MELAKU, Y. A., SHIVAPPA, N., HÉBERT, J. R., ADAMS, R. J., PAGE, A. J., GILL, T. K. (2021): *Dietary inflammatory index (DII®) and the risk of depression symptoms in adults.* Clin Nutr. 40: 3631–3642.

19 MOLENDIJK, M., MOLERO, P., ORTUÑO SÁNCHEZ-PEDREÑO, F., VAN DER DOES, W., ANGEL MARTÍNEZ-GONZÁLEZ, M. (2018): Diet quality and depression risk: A systematic review and dose-response meta-analysis of prospective studies. J Affect Disord. 226: 346–354.

20 JAYEDI, A., SOLTANI, S., ABDOLSHAHI, A., SHAB-BIDAR, S. (2020): *Healthy and unhealthy dietary patterns and the risk of chronic disease: an umbrella review of meta-analyses of prospective cohort studies.* Br J Nutr. 124: 1133–1144.

21 CHOW, L. S., GERSZTEN, R. E., TAYLOR, J. M., PEDERSEN, B. K., VAN PRAAG, H., TRAPPE, S., FEBBRAIO, M. A., GALIS, Z. S., GAO, Y., HAUS, J. M., LANZA, I. R., LAVIE, C. J., LEE, C. H., LUCIA, A., MORO, C., PANDEY, A., ROBBINS, J. M., STANFORD, K. I., THACKRAY, A. E., VILLEDA, S., WATT, M. J., XIA, A., ZIERATH, J. R., GOODPASTER, B. H., SNYDER, M. P. (2022): *Exerkines in health, resilience and disease.* Nat Rev Endocrinol. 18: 273–289.

22 HERDER, C., RODEN, M. (2022): *A novel diabetes typology: towards precision diabetology from pathogenesis to treatment.* Diabetologia, 65: 1770–1781.

23 HERDER, C., MAALMI, H., STRASSBURGER, K., ZAHARIA, O. P., RATTER, J. M., KARUSHEVA, Y., ELHADAD, M. A., BÓDIS, K., BONGAERTS, B. W. C., RATHMANN, W., TRENKAMP, S., WALDENBERGER, M., BURKART, V., SZENDROEDI, J., RODEN, M. GDS GROUP (2021): *Differences in Biomarkers of Inflammation Between Novel Subgroups of Recent-Onset Diabetes.* Diabetes, 70: 1198–1208.

24 RATTER-RIECK, J. M., MAALMI, H., TRENKAMP, S., ZAHARIA, O. P., RATHMANN, W., SCHLOOT, N. C., STRASSBURGER, K., SZENDROEDI, J., HERDER, C., RODEN, M., GERMAN DIABETES STUDY (GDS) GROUP (2021): *Leukocyte Counts and T-Cell Frequencies Differ Between Novel Subgroups of Diabetes and Are Associated With Metabolic Parameters and Biomarkers of Inflammation.* Diabetes, 70: 2652–2662.

AICKIN, M. (1983): *Some large trial properties of minimum likelihood allocation.* Journal of Statistical Planning and Inference, 8, 11–20.

AICKIN, M. (2004): *Bayes without priors.* Journal of Clinical Epidemiology, 57, 4–13.

BLACK, N. (1996): *Why we need observational studies to evaluate the effectiveness of health care.* British Medical Journal, 312, 1215–1218.

BLACK, N. (1998): *Why we need observational studies to evaluate the effectiveness of health care.* In: U. ABEL & A. KOCH (Eds.), *Nonrandomized Comparative Clinical Studies,* 15–25. Düsseldorf: Symposion Publishing.

CONCATO, J. & HORWITZ, R. I. (2004): *Beyond randomised versus observational studies.* Lancet, 363, 1660–1661.

CONFERENCES ON THERAPY (1946): *The use of placebos in therapy.* New York Journal of Medicine, 46, 1718–1727.

CONFERENCES ON THERAPY (1954): *How to evaluate a new drug.* American Journal of Medicine, 17, 722–727.

COOK, T. D. & MATT, G. E. (1990): *Theorien der Programmevaluation – Ein kurzer Abriß.* In: U. KOCH & W. W. WITTMANN (Eds.), *Evaluationsforschung. Bewertungsgrundlage von Sozial- und Gesundheitsprogrammen,* 15–38. Berlin: Springer.

DIENER, H. C., KRONFELD, K., BOEWING, G., LUNGENHAUSEN, M., MAIER, C., MOLSBERGER, A., GROUP, F. T. G. M. S. (2006): *Efficacy of acupuncture for the prophylaxis of migraine: A multicentre randomised controlled clinical trial.* Lancet Neurology, 5, 310–316. doi: 10.1016/S1474-4422(06)70382-9.

EVERS, A. W. M., COLLOCA, L., BLEASE, C., ANNONI, M., ATLAS, L. Y., BENEDETTI, F., KELLEY, J. M. (2018): *Implications of Placebo and Nocebo Effects for Clinical Practice: Expert Consensus.* Psychotherapy and Psychosomatics, 87(4), 204–210. doi: 10.1159/000490354.

GØTZSCHE, P. C. (2015): *Deadly Psychiatry and Organised Denial.* Copenhagen: People's Press.

GUYATT, G. H., OXMAN, A. D., VIST, G. E., KUNZ, R., FALCK-YTTER, Y., ALONSO-COELLO, P., GROUP, G. W. (2008): *GRADE: an emerging consensus on rating quality of evidence and strength of recommendations.* British Medical Journal, 336, 924. doi: 10.1136/bmj.39489.470347.AD.

HAAKE, M., MULLER, H. H., SCHADE-BRITTINGER, C., BASLER, H. D., SCHAFER, H., MAIER, C., MOLSBERGER, A. (2007): *German Acupuncture Trials (GERAC) for chronic low back pain: randomized, multicenter, blinded, parallel-group trial with 3 groups.* Archives of Internal Medicine, 167(17), 1892–1898.

HOWARD, K. I., COX, W. M. & SAUNDERS, S. M. (1990): *Attrition in substance abuse comparative treatment research: The illusion of randomization.* In: L. S. ONKEN & J. D. BLAINE (Eds.), *Psychotherapy and Counseling in the Treatment of Drug Abuse,* 66–79. Rockville: National Institute of Drug Abuse.

HOWICK, J., KOLETSI, D., IOANNIDIS, J. P. A., MADIGAN, C., PANDIS, N., LOEF, M., SCHMIDT, S. (2022): *Most healthcare interventions tested in Cochrane Reviews not effective according to high quality evidence: a systematic review and meta-analysis.* Journal of Clinical Epidemiology, 148, 160–169. doi: 10.1016/j.jclinepi.2022.04.017.

JAYNES, E. T. (1976): *Confidence intervals vs. Bayesian intervals.* In: W. L. HARPER (Ed.), *Foundations of Probability Theory, Statistical Inference, and Statistical Theories of Science,* 2, 175–257. Dordrecht: Reidel.

KAPTCHUK, T. J. (1998): *Intentional ignorance: A history of blind assessment and placebo controls in medicine.* Bulletin of the History of Medicine, 72, 389–433.

KIRK-SMITH, M. D. & STRETCH, D. D. (2001): *Evidence-based medicine and randomised double-blind clinical trials: A study of flawed implementation.* Journal of Evaluation in Clinical Practice, 7, 119-124.

KLEMENT, R., BANDYOPADHYAY, P. S., CHAMP, C. E. & WALACH, H. (2018): *Modelling the effects of ketogenic therapy on survival in patients with high grade glioma using Bayesian evidence synthesis.* Paper presented at the »Ernährung 2018«.

KLEMENT, R. J., BANDYOPADHYAY, P. S., CHAMP, C. E. & WALACH, H. (2018): *Application of Bayesian evidence synthesis to modelling the effect of ketogenic therapy on survival of high grade glioma patients.* Theoretical Biology and Medical Modelling, 15(12). doi: 10.1186/s12976-018-0084-y.

LLOYD-WILLIAMS, F., MAIR, F., SHIELS, C., HANRATTY, GOLDSTEIN, P., BEATON, S., CONNELLY, D. (2003): *Why are patients in clinical trials of heart failure not like those we see in everyday practice?* Journal of Clinical Epidemiology, 56, 1157–1162.

LU, G. & ADES, A. E. (2004): *Combination of direct and indirect evidence in mixed treatment comparisons.* Statistics in Medicine, 23(20), 3105–3124. doi: 10.1002/sim.1875

MARTINI, P. (1932): *Methodenlehre der therapeutischen Untersuchung.* Berlin: Springer.

McQUAY, H., CARROLL, D. & MOORE, A. (1996): *Variation in the placebo effect in randomised controlled trials of analgesics: all is blind as it seems.* Pain, 64, 331–335.

MEISSNER, K., FÄSSLER, M., KLEIJNEN, J., HRÓBJARTSSON, A., SCHNEIDER, A., ANTES, G. & LINDE, K. (2013): *Differential effectiveness of placebo treatments: A systematic review of migraine prophylaxis.* JAMA Internal Medicine, 173, 1941–1951.

MILLER, S. W., SINHA, D., SLATE, E. H., GARROW, D. & ROMAGNUOLO, J. (2009): *Bayesian Adaptation of the Summary ROC Curve Method for Meta-analysis of Diagnostic Test Performance.* Journal of data science : JDS, 7(3), 349–364.

MOLSBERGER, A., DIENER, H.-C., KRÄMER, J., MICHAELIS, J., SCHÄFER, H., TRAMPISCH, H. J., ZENZ, M. (2002): *GERAC-Akupunktur-Studien: Modellvorhaben zur Beurteilung der Wirksamkeit.* Deutsches Ärzteblatt, 99, A 1819–1824.

PREFERENCE COLLABORATIVE REVIEW GROUP (2008): *Patients' preferences within randomised trials: systematic review and patient level meta-analysis.* BMJ, 337, a1864-a1864. doi: 10.1136/bmj.a1864.

RESCH, K.-L. (1998): *Pragmatic randomised controlled trials for complex therapies.* Forschende Komplementärmedizin, 5(suppl. 1), 136–139.

RIEF, W. & GAAB, J. (2016): *Die dunkle Seite der Intervention – was hat Placebo mit Psychotherapie zu tun?* Verhaltenstherapie, 26, 6–7.

SACKETT, D. L. (1997): *Evidence Based Medicine: How to Practice and Teach EBM.* New York: Churchill Livingstone.

SALANTI, G. (2012): *Indirect and mixed-treatment comparison, network, or multiple-treatments meta-analysis: many names, many benefits, many concerns for the next generation evidence synthesis tool.* Research Synthesis Methods, 3(2), 80–97. doi: 10.1002/jrsm.1037

SCHARF, H.-P., MANSMANN, U., STREITBERGER, K., WITTE, S., KRÄMER, J., MAIER, C., VICTOR, N. (2006): *Acupuncture and knee osteoarthritis.* Annals of Internal Medicine, 145, 12–20.

VANDER HEIDEN, M. G., CANTLEY, L. C. & THOMPSON, C. B. (2009): *Understanding the Warburg effect: the metabolic requirements of cell proliferation.* Science, 324, 1029–1033.

WALACH, H. (2001a): *Das Wirksamkeitsparadox in der Komplementärmedizin.* Forschende Komplementärmedizin und Klassische Naturheilkunde, 8, 193–195.

WALACH, H. (2001b): *The efficacy paradox in randomized controlled trials of CAM and elsewhere: Beware of the placebo trap.* Journal of Alternative & Complementary Medicine, 7, 213–218.

WALACH, H. (2004a): *Zirkulär statt hierarchisch – Editorial.* Forschende Komplementärmedizin und Klassische Naturheilkunde, 11, 205–206.

WALACH, H. (2004b): *Zirkulär statt hierarchisch: Methodische Prinzipien bei der Evaluation der therapeutischen Effekte von Komplementärmedizin und anderer komplexer Massnahmen. Informatik, Biometrie und Epidemiologie.* Medizin und Biologie, 35, 229–242.

WALACH, H. (2011): *Placebo controls: historical, methodological and general aspects.* Philosophical Transactions of the Royal Society Biological Sciences, 366, 1870–1878.

WALACH, H. (2013): *Placebo effects in Complementary and Alternative Medicine: The selfhealing response.* In: L. COLLOCA, M. A. FLATEN, & K. MEISSNER (Eds.), *Placbo and Pain: From Bench to Bedside,* 189–202. Amsterdam: Elsevier-Academic Press.

WALACH, H. (2015a): *Placebo studies (double-blind studies).* In: J. D. WRIGHT (Ed.), *International Encyclopedia of the Social & Behavioral Sciences,* 2nd Edition ed., Vol. 18, 157–163. Oxford: Elsevier.

WALACH, H. (2015b): *Reconstructing the meaning effect – The capacity to self-heal emerges from the placebo concept.* Tidsskrift for Forskning i Sygdom og Samfund, 23, 111–139.

WALACH, H. (2016): *The efficacy paradox and its consequences for research in psychotherapy (and elsewhere).* Psychology of Consciousness: Theory, Research, and Practice, 3(2), 154–161.

WALACH, H. (2017): *Der Minderwertigkeitskomplex der Psychotherapie oder die Frage nach dem Placebo: Einige Gedanken zur derzeitigen Diskussion.* Verhaltenstherapie, 27, 53–56. doi: 10.1159/000453050.

WALACH, H., FALKENBERG, T., FONNEBO, V., LEWITH, G., & JONAS, W. (2006): *Circular instead of hierarchical – Methodological principles for the evaluation of complex interventions.* BMC Medical Research Methodology, 6(29). doi: 10.1186/1471-2288-6-29.

WALACH, H., & LOEF, M. (2015): *Using a matrix-analytical approach to synthesizing evidence solved incompatibility problem in the hierarchy of evidence.* Journal of Clinical Epidemiology, 68, 1251–1260. doi: 10.1016/j.jclinepi.2015.03.027.

WALACH, H., SADAGHIANI, C., DEHM, C., & BIERMAN, D. J. (2005): *The therapeutic effect of clinical trials: understanding placebo response rates in clinical trials – A secondary analysis.* BMC Medical Research Methodology, 5, 26.

WARBURG, O., POSENER, K. & NEGELEIN, E. (1924): *Über den Stoffwechsel der Tumoren.* Biochemische Zeitschrift, 152, 319–344.

WARE, J. H., & HAMEL, M. B. (2011): *Pragmatic trials – guides to better patient care?* New England Journal of Medicine, 364, 1685–1687.

WEINHOUSE, S. (1976): *The Warburg hypothesis 50 years later*. Zeitschrift für Krebsforschung und Klinische Onkologie, 87, 115–126.

WITTMANN, W. (1985): *Evaluationsforschung. Aufgaben, Probleme und Anwendungen*. Berlin: Springer.

WITTMANN, W. W. (1988): *Multivariate reliability theory: Principles of symmetry and successful validation strategies*. In: J. R. NESSELROADE & R. B. CATTELL (Eds.), Handbook of Multivariate Experimental Psychology, 2nd edition ed., 505–560. New York: Plenum Press.

CHRISTIAN SCHUBERT

ALLPORT, G.W. (1942): *The Use of Personal Documents in Psychological Science*. Soc Sci Res Counc, New York.

ARBEITSKREIS OPD (1988): *Operationalisierte Psychodynamische Diagnostik: Grundlagen und Manual*. 2. Auflage. Bern: Huber.

BAUMEISTER, D., AKHTAR, R., CIUFOLINI, S., PARIANTE, C. M., MONDELLI, V.. (2016): *Childhood trauma and adulthood inflammation: a meta-analysis of peripheral C-reactive protein, interleukin-6 and tumour necrosis factor-alpha*. Mol Psychiatry. 21(5): 642–9.
doi: 10.1038/mp.2015.67.

BECKER, P. (1988): *Skalen für Verlaufsstudien der emotionalen Befindlichkeit*. Zschr exp angew Psychol. 3: 345–369.

BERSCHEID, E., REIS, H. T. (1998): *Attraction and close relationships*. In: Gilbert D, Fiske S, Lindzey G (Hrsg.). Handbook of Social Psychology, 4th ed., New York: Oxford University Press, 193–281.

BLAMEY, R. W., ELLIS, I. O., PINDER, S. E., LEE, A. H., MACMILLAN, R. D., MORGAN, D. A., ROBERTSON, J. F., MITCHELL, M. J., BALL, G. R., HAYBITTLE, J. L., ELSTON, C. W. (2007): *Survival of invasive breast cancer according to the Nottingham Prognostic Index in cases diagnosed in 1990–1999*. Eur J Cancer, 43(10): 1548–55.
doi: 10.1016/j.ejca.2007.01.016

BLANK, M., CORNÉLISSEN, G., HALBERG, F. (1995): *Circasemiseptan (about-half-weekly) and/or circaseptan (about-weekly) pattern in human mitotic activity?* In: Vivo, 9(4): 391–4.

BOWER, J. E., GANZ, P. A., AZIZ, N., FAHEY, J. L. (2002): *Fatigue and proinflammatory cytokine activity in breast cancer survivors*. Psychosomatic Medicine, 64(4), 604–611.

BOX, G. E. P., JENKINS, G. M. (1976): *Time-series analysis: forecasting and control*. San Francisco, CA: Holden-Day.

BROWN, G. W., HARRIS, T. O. (1989): *Life events and illness*. New York: Guilford Press.

COAN, J. A., SBARRA, D. A. (2015): *Social Baseline Theory: The Social Regulation of Risk and Effort*. Curr Opin Psychol. 1: 87–91. doi: 10.1016/j.copsyc.2014.12.021.

DANTZER, R., O'CONNOR, J. C., FREUND, G. G., JOHNSON, R. W., KELLEY, K. W. (2008): *From inflammation to sickness and depression: when the immune system subjugates the brain*. Nat Rev Neurosci. 9(1): 46–56. doi: 10.1038/nrn2297.

DETHLEFSEN, C., HØJFELDT, G., HOJMAN, P. (2013): *The role of intratumoral and systemic IL-6 in breast cancer*. Breast Cancer Res Treat. 138(3): 657–64. doi: 10.1007/s10549-013-2488-z.

EISENBERGER, N. I. (2012): *The pain of social disconnection: examining the shared neural underpinnings of physical and social pain*. Nat Rev Neurosci. 13(6): 421–34. doi: 10.1038/nrn3231.

ENGEL, G. L. (1980): *The clinical application of the biopsychosocial model*. Am J Psychiatry. 137(5): 535–44. doi: 10.1176/ajp.137.5.535.

FANCOURT, D., OCKELFORD, A., BELAI, A. (2014): *The psychoneuroimmunological effects of music: a systematic review and a new model*. Brain Behav Immun. 36: 15–26. doi: 10.1016/j.bbi.2013.10.014.

FUCHS, D., WEISS, G., WACHTER, H. (1993): *Neopterin, biochemistry and clinical use as a marker for cellular immune reactions*. Int Arch Allergy Immunol. 101(1): 1–6. doi: 10.1159/000236491.

GIDRON, Y., RONSON, A. (2008): *Psychosocial factors, biological mediators, and cancer prognosis: a new look at an old story*. Curr Opin Oncol. 20(4): 386–92. doi: 10.1097/CCO.0b013e3282fbcdod.

HABERKORN, J., BURBAUM, C., FRITZSCHE, K., GESER, W., FUCHS, D., OCAÑA-PEINADO, F. M., SCHUBERT, C. (2013): *Day-to-day cause-effect relations between cellular immune activity, fatigue and mood in a patient with prior breast cancer and current cancer-related fatigue and depression*. Psychoneuroendocrinology, 38(10): 2366–72. doi: 10.1016/j.psyneuen.2013.03.001.

HAWKLEY, L. C., CAPITANIO, J. P. (2015): *Perceived social isolation, evolutionary fitness and health outcomes: a lifespan approach*. Philos Trans R Soc Lond B Biol Sci. 370(1669): 20140114. doi: 10.1098/rstb.2014.0114.

HEIM, C., EHLERT, U., HELLHAMMER, D. H. (2000): *The potential role of hypocortisolism in the pathophysiology of stress-related bodily disorders.* Psychoneuroendocrinology, 25(1): 1–35.
doi: 10.1016/s0306-4530(99)00035-9.

HENNESSY, M. B., KAISER, S., SACHSER, N. (2009): *Social buffering of the stress response: diversity, mechanisms, and functions.* Front Neuroendocrinol. 30(4): 470–482. doi: 10.1016/j.yfrne.2009.06.001.

HOLT-LUNSTAD, J. (2018): *Why Social Relationships Are Important for Physical Health: A Systems Approach to Understanding and Modifying Risk and Protection.* Annu Rev Psychol. 69: 437–458.
doi: 10.1146/annurev-psych-122216-011902.

HUETHER, G., DOERING, S., RÜGER, U., RÜTHER, E., SCHÜSSLER, G. (1999): *The stress-reaction process and the adaptive modification and reorganization of neuronal networks.* Psychiatry Res. 87(1): 83–95.
doi: 10.1016/s0165-1781(99)00044-x.

KIRSCHBAUM, C., PIRKE, K. M., HELLHAMMER, D. H. (1993): *The ›Trier Social Stress Test‹ – a tool for investigating psychobiological stress responses in a laboratory setting.* Neuropsychobiology 28(1–2): 76–81.
doi: 10.1159/000119004.

KNÜPFER, H., PREISS, R. (2007): *Significance of interleukin-6 (IL-6) in breast cancer (review).* Breast Cancer Res Treat. 102(2): 129–35.
doi: 10.1007/s10549-006-9328-3.

LAZARUS, R. S. (1991): *Emotion and adaptation.* Oxford, New York: Oxford University Press.

McGREGOR, B. A., ANTONI, M. H. (2009): *Psychological intervention and health outcomes among women treated for breast cancer: a review of stress pathways and biological mediators.* Brain Behav Immun. 23(2): 159–66. doi: 10.1016/j.bbi.2008.08.002.

MOCK, V., ATKINSON, A., BARSEVICK, A., CELLA, D., CIMPRICH, B., CLEELAND, C., DONNELLY, J., EISENBERGER, M. A., ESCALANTE, C., HINDS, P., JACOBSEN, P.B., KALDOR, P., KNIGHT S. J., PETERMAN, A., PIPER, B. F., RUGO, H., SABBATINI, P., STAHL, C. (2000): *National Comprehensive Cancer Network. NCCN Practice Guidelines for Cancer-Related Fatigue.* Oncology (Williston Park). 14(11A): 151–61.

MOERMAN, D. E., JONAS, W. B. (2002): *Deconstructing the placebo effect and finding the meaning response.* Ann Intern Med. 136(6): 471–6.
doi: 10.7326/0003-4819-136-6-200203190-00011.

MURR, C., WIDNER, B., WIRLEITNER, B., FUCHS, D. (2002): *Neopterin as a marker for immune system activation.* Curr Drug Metab. 3(2): 175–87.
doi: 10.2174/1389200024605082.

MUSCATELL, K. A. (2021): *Social psychoneuroimmunology: Understanding bidirectional links between social experiences and the immune system.* Brain Behav Immun. 93: 1–3. doi: 10.1016/j.bbi.2020.12.023.

MUSSELMAN, D. L., MILLER, A. H., PORTER, M. R., MANATUNGA, A., GAO, F., PENNA, S., PEARCE, B. D., LANDRY, J., GLOVER, S., MC-DANIEL, J. S., NEMEROFF, C. B. (2001): *Higher than normal plasma interleukin-6 concentrations in cancer patients with depression: preliminary findings.* Am J Psychiatry 158(8): 1252–7. doi: 10.1176/appi.ajp.158.8.1252.

O'CONNOR, D. B., THAYER, J. F., VEDHARA, K. (2021): *Stress and Health: A Review of Psychobiological Processes.* Annu Rev Psychol. 72: 663–688. doi: 10.1146/annurev-psych-062520-122331.

OTT, M., SINGER, M., BRISCH, K. H., SCHUBERT, C. (2019): *Körperlich-seelische Berührungen im Fokus der Psychoneuroimmunologie.* Der Schmerzpatient 2: 66–75.

SCHELLER, J., CHALARIS, A., SCHMIDT-ARRAS, D., ROSE-JOHN, S. (2011): *The pro- and anti-inflammatory properties of the cytokine interleukin-6.* Biochim Biophys Acta. 1813(5): 878–88. doi: 10.1016/j. bbamcr.2011.01.034.

SCHUBERT, C. (2015): *Soziopsychoneuroimmunologie – Integration von Dynamik und subjektiver Bedeutung in die Psychoneuroimmunologie.* In: Schubert C. (Hrsg.) Psychoneuroimmunologie und Psychotherapie. 2. Aufl. Stuttgart: Schattauer, 374–405.

SCHUBERT, C. (2018): *Bewusstwerdung als Heilung – die Wirkung künstlerischen Tuns auf das Immunsystem.* In: VON SPRETI, F., MARTIUS, P., STEGER, F. (Hrsg.), *KunstTherapie.* Stuttgart: Schattauer, 43–128.

SCHUBERT, C. (2020): *Effektive und effiziente Forschung in der Psychoneuroimmunologie. Braucht es hierzu einen Paradigmenwechsel in der Medizin?* In: TRAUTMANN-VOIGT, S., VOIGT, B. (Hrsg.), Effizienz und Effektivität in der Psychotherapie. Gießen: Psychosozial-Verlag.

SCHUBERT, C.: *The design of the Integrative Single-Case Study in psychoneuroimmunology.* In: Yan Q. Psychoneuroimmunology: Methods and Protocols. 3. Aufl. Springer: New York. Im Druck.

SCHUBERT, C., GESER, W., NOISTERNIG, B., FUCHS, D., WELZENBACH, N., KÖNIG, P., SCHÜSSLER, G., OCAÑA-PEINADO, F. M., LAMPE, A. (2012): *Stress system dynamics during »life as it is lived«: an integrative single-case study on a healthy woman.* PLoS One, 7(3):e29415. doi: 10.1371/journal.pone.0029415.

SCHUBERT, C., HAGEN, C. (2018): *Bidirectional Cause-Effect Relationship Between Urinary Interleukin-6 and Mood, Irritation, and Mental Activity in a Breast Cancer Survivor.* Front Neurosci. 12: 848. doi: 10.3389/fnins.2018.00848.

Schubert, C., Hong, S., Natarajan, L., Mills, P. J., Dimsdale, J. E. (2007): *The association between fatigue and inflammatory marker levels in cancer patients: a quantitative review.* Brain Behav Immun. 21(4): 413–27. doi: 10.1016/j.bbi.2006.11.004.

Schubert, C., Lampe, A., Geser, W., Noisternig, B., Fuchs, D., König, P., Chamson, E., Schüssler, G. (2003): *Daily psychosocial stressors and cyclic response patterns in urine cortisol and neopterin in a patient with systemic lupus erythematosus.* Psychoneuroendocrinology 28(3): 459–73. doi: 10.1016/s0306-4530(02)00034-3.

Schubert, C., Lampe, A., Rumpold, G., Fuchs, D., König, P., Chamson, E., Schüssler G. (1999): *Daily psychosocial stressors interfere with the dynamics of urine neopterin in a patient with systemic lupus erythematosus: an integrative single-case study.* Psychosom Med. 61(6): 876–82. doi: 10.1097/00006842-199911000-00024.

Schubert, C., Noisternig, B., Fuchs, D., König, P., Chamson, E., Mittnik, S., Schüssler, G., Geser, W. (2006): *Multifaceted effects of positive incidents on stress system functioning in a patient with systemic lupus erythematosus.* Stress Health, 22(4): 215–227.

Schubert, C., Ott, M., Hannemann, J., Singer, M., Bliem, H. R., Fritzsche, K., Burbaum, C., Chamson, E., Fuchs, D. (2021): *Dynamic Effects of CAM Techniques on Inflammation and Emotional States: An Integrative Single-Case Study on a Breast Cancer Survivor.* Integr Cancer Ther. 20: 1534735420977697. doi: 10.1177/1534735420977697.

Singer, M., Ott, M., Bliem, H. R., Hladschik-Kermer, B., Ocaña-Peinado, F. M., Chamson, E., Schubert, C. (2021): *Case Report: Dynamic Interdependencies Between Complementary and Alternative Medicine (CAM) Practice, Urinary Interleukin-6 Levels, and Fatigue in a Breast Cancer Survivor.* Front Psychiatry. 12: 592379. doi: 10.3389/fpsyt.2021.592379.

Sucher, R., Schroecksnadel, K., Weiss, G., Margreiter, R., Fuchs, D., Brandacher, G. (2010): *Neopterin, a prognostic marker in human malignancies.* Cancer Lett. 287(1): 13–22. doi: 10.1016/j.canlet.2009.05.008.

ALIVERNINI, S., FIRESTEIN, G. S., MCINNES, I. B. (2022): *The pathogenesis of rheumatoid arthritis.* Immunity, 55(12): 2255–2270. doi: 10.1016/j.immuni.2022.11.009.

GBA: PETRA 2.0 – *Personalisierte Therapie bei Rheumatoider Arthritis.* https://innovationsfonds.g-ba.de/projekte/neue-versorgungsformen/petra-2-o-personalisierte-therapie-bei-rheumatoider-arthritis-petra-2-o-basierend-auf-dem-modell-der-psychoneuroimmunologie.437 Zugegriffen: 10. März 2024.

GERMAIN, V., SCHERLINGER, M., BARNETCHE, T., PICHON, C., BALAGEAS, A., LEQUEN, L., SHIPLEY, E., FORET, J., DUBLANC, S., CAPURON, L., SCHAEVERBEKE, T.; Fédération Hospitalo-Universitaire ACRONIM (2021): *Role of stress in the development of rheumatoid arthritis: a case-control study.* Rheumatology, 60(2): 629–637. doi: 10.1093/rheumatology/keaa216.

GLASER, R., KIECOLT-GLASER, J. K. (2005): *Stress-induced immune dysfunction: implications for health.* Nature reviews. Immunology, 5(3), 243–251. doi: 10.1038/nri1571.

GÜNTHER, C., ROTHHAMMER, V., KAROW, M., NEURATH, M., WINNER, B. (2021): *The Gut-Brain Axis in Inflammatory Bowel Disease-Current and Future Perspectives.* International Journal of Molecular Sciences, 22(16): 8870. doi: 10.3390/ijms22168870.

GÜNTHER, F., FLECK, M., & STRAUB, R. (2021): *Wechselwirkungen zwischen neuroendokrinem System und Immunsystem bei chronisch-entzündlichen Systemerkrankungen.* Aktuelle Rheumatologie, 46(3), 267–280. doi: 10.1055/a-1322-9936.

KANE, D., LOCKHART, J. C., BALINT, P. V., MANN, C., FERRELL, W. R., MCINNES, I. B. (2005): *Protective effect of sensory denervation in inflammatory arthritis (evidence of regulatory neuroimmune pathways in the arthritic joint).* Annals of Rheumatic Diseases, 64(2): 325–7. doi: 10.1136/ard.2004.022277.

LI, J., SCHIØTTZ-CHRISTENSEN, B., OLSEN, J. (2005): *Psychological stress and rheumatoid arthritis in parents after death of a child: a national follow-up study.* Scandinavian journal of rheumatology, 34(6), 448–450. doi: 10.1080/03009740510018705.

MACARENCO, M.-M., OPARIUC-DAN, C., NEDELCEA, C. (2022): *Adverse childhood experiences, risk factors in the onset of autoimmune diseases in adults: A meta-analysis.* Professional Psychology: Research and Practice, 53(1), 69–79. doi: 10.1037/pro0000430.

Pongratz, G., Straub, R. H. (2013): *Role of peripheral nerve fibres in acute and chronic inflammation in arthritis*. Nature Reviews. Rheumatology, 9(2): 117–26. doi: 10.1038/nrrheum.2012.181.

Slavich, G. M., Irwin, M. R. (2014): *From stress to inflammation and major depressive disorder: a social signal transduction theory of depression*. Psychological Bulletin 140, 774–815. doi: 10.1037/a0035302.

Solomon, G. F., Moss, R. H. (1964): *Emotions, Immunity, and Desease. A Speculative Theoretical Integration*. Archives of general psychiatry, 11, 657–674. doi: 10.1001/archpsyc.1964.01720300087011.

Sturgeon, J. A., Finan, P. H., Zautra, A. J. (2016): *Affective disturbance in rheumatoid arthritis: psychological and disease-related pathways*. Nature reviews. Rheumatology, 12(9), 532–542.
doi: 10.1038/nrrheum.2016.112.

van Middendorp, H., Evers, A. W. (2016): *The role of psychological factors in inflammatory rheumatic diseases: From burden to tailored treatment. Best practice & research*. Clinical rheumatology, 30(5), 932–945. doi: 10.1016/j.berh.2016.10.012.

Zautra, A. J., Hoffman, J. M., Matt, K. S., Yocum, D., Potter, P. T., Castro, W. L., & Roth, S. (1998): *An examination of individual differences in the relationship between interpersonal stress and disease activity among women with rheumatoid arthritis*. Arthritis & Rheumatism, 11(4), 271–279. doi: 10.1002/art.1790110408.

THOMAS STEGEMANN

Blacking, J. (1995): *Music, Culture, and Experience: Selected Papers of John Blacking* (Chicago Studies in Ethnomusicology). Chicago, IL: University of Chicago Press.

Bezold, L., Bork, M., Stegemann, T. (2023): Musiktherapie. In: A. Petri-Preis & J. Voit (Hrsg.), *Handbuch Musikvermittlung – Studium, Lehre, Berufspraxis*, 325–327. Bielefeld: transcript Verlag.

Fancourt, D., Finn, S. (2019): *What is the evidence on the role of the arts in improving health and well-being? A scoping review*. Copenhagen: WHO Regional Office for Europe (Health Evidence Network HEN synthesis report 67 – fact sheet).

Gassner, L., Mayer-Ferbas, J. (2020): *Effectiveness of Music Therapy for Autism Spectrum Disorder, Dementia, Depression, Insomnia and*

Schizophrenia. Update of Systematic Reviews. AIHTA Projektbericht No. 133; 2020. Vienna: Austrian Institute for Health Technology Assessment GmbH. Verfügbar unter:

https://aihta.at/page/effektivitaet-der-musiktherapie/en

HARVEY, A. R. (2020): *Links Between the Neurobiology of Oxytocin and Human Musicality.* Frontiers in Human Neuroscience. 14: 350. doi: 10.3389/fnhum.2020.00350

HUBER, M., RIEDL, H., GODITSCH, M. J., STEPNICZKA, I., STEGEMANN, T. (2022): *Musik als Krisenprävention im Corona-Lockdown. Erkenntnisse aus einem musiktherapeutischen Projekt in Österreich.* In: Schweizer Jahrbuch für Musikwissenschaft – Neue Folge 38 (2018–2021), 29–40.

KOELSCH, S., STEGEMANN, T. (2012): *The Brain and Positive Biological Effects in Healthy and Clinical Populations.* In: R. MACDONALD, G. KREUTZ & L. MITCHELL (Eds.), *Music, Health and Well-Being,* 436–456. Oxford: OUP.

KREUTZ, G. (2014): *Warum Singen glücklich macht.* Gießen: Psychosozial-Verlag.

KREUTZ, G. & BERNATZKY, G. (2015): *Musik und Wohlbefinden – ein dynamisch wachsendes Forschungsgebiet.* In: G. BERNATZKY & G. KREUTZ (Hrsg.), Musik und Medizin, 7–16. Wien: Springer.

OEHLMANN, J. (2021): *Musikinstrumente.* In: H.-H. DECKER-VOIGT & E. WEYMANN (Hrsg.), *Lexikon Musiktherapie,* 3. Aufl. 383–389. Göttingen: Hogrefe.

PHAN QUOC, E. (2023): *Bindungsbasierte MusikSpielTherapie.* Verfügbar unter: https://www.mdw.ac.at/wzmf/?PageId=23

PHAN QUOC, E., BURGHARDT-DISTL, A., STEGEMANN, T. (2023): Beziehungsweise – *Musiktherapie mit Familien.* Musik und Gesundsein, 43, 13–17.

PHAN QUOC, E., RIEDL, H., SMETANA, M. & STEGEMANN, T. (2019): *Zur beruflichen Situation von Musiktherapeut.innen in Österreich: Ergebnisse einer Online-Umfrage.* [Music therapy in Austria: A national survey study on the professional situation of music therapists]. Musiktherapeutische Umschau, 40(3), 236–248.

RIEDL, H., SCHMIDT, H. U., SMETANA, M., STEGEMANN, T. (2020): *Forschung in der Musiktherapie. Überblick zur Forschungslage in der Musiktherapie.* In: H. U. SCHMIDT, T. STEGEMANN & C. SPITZER (Hrsg.), *Musiktherapie bei psychischen und psychosomatischen Störungen.* 81–90. München: Elsevier.

SCHRAGE-LEITNER, L. (2022): *Musiktherapie in der Neonatologie.* In: K. H. BRISCH (Hrsg.), *Kindliche Entwicklung zwischen Ur-Angst und Ur-Vertrauen.* 122–140. Stuttgart: Klett-Cotta.

SCHRAGE-LEITNER, L., STEGEMANN, T. (2020): *Music therapy in neonatology—an introduction to clinical practice and research.* Wiener Klinische Wochenschrift, 132, 22.

SPITZER, M. (2021): *Eine musikalische Geschichte der Menschheit.* München: riva.

STEGEMANN, T. (2020): *Was MusiktherapeutInnen über das Gehirn wissen sollten.* Neurobiologische Grundlagen für Studium und Praxis der Musiktherapie (2. aktualisierte und überarbeitete Aufl.). München: Reinhardt.

STEGEMANN, T., DANNECKER, K. & BAUER, S. (in Druck). *Künstlerische Therapien am Beispiel von psychodynamisch fundierter Musik- und Kunsttherapie.* In: A. GUMZ & S. HÖRZ-SAGSTETTER (Hrsg.), *Psychodynamische Psychotherapie in der Praxis.* Weinheim: Beltz.

STEGEMANN, T., GERETSEGGER, M., PHAN QUOC, E., RIEDL, H. & SMETANA, M. (2019): *Music therapy and other Music-Based Interventions in pediatric health care:* An overview. Medicines, 6(1), 25. doi: 10.3390/medicines6010025

STEGEMANN, T., GODITSCH, M., CASSIDY, C., FEICHTER, A., RIEDL, H. (2021): *lieblingslied.at – Ein Musiktherapie-Online-Pilotprojekt.* Musiktherapeutische Umschau, 42(1), 73–80.

STEINBEIS, N., KOELSCH, S. (2009): *Understanding the intentions behind man-made products elicits neural activity in areas dedicated to mental state attribution.* Cerebral Cortex, 19, 619–623.

STERN, D. N. (2011): *Ausdrucksformen der Vitalität.* Frankfurt: Brandes & Apsel.

WEITERFÜHRENDE LITERATUR:

SCHMIDT, H. U., STEGEMANN, T., SPITZER, C. (Hrsg.) (2020): *Musiktherapie bei psychischen und psychosomatischen Störungen.* München: Elsevier.

STEGEMANN, T., LUTZ HOCHREUTENER, S., SCHMIDT, H. U. (Hrsg.) (2023): *Literaturkompass Musiktherapie. Eine Reise durch Praxis, Theorie und Forschung mit 101 Büchern.* Gießen: Psychosozial-Verlag.

ABRAMS, M. H. (1987): *Spiegel oder Lampe*. München: Fink.

AMMON, G., AMMON, K. (1982): *Zur Psychosomatik von Frühgeburt und psychosomatischer Erkrankung*. In: HAU, T., SCHINDLER, S. (Hrsg.), *Pränatale und Perinatale Psychosomatik*. Stuttgart: Hippokrates, 96–106.

BRÖNNER, K., THURMAN, I. M. (2020): *Den Anfang heilen. Prä- und perinatale (Spiel-) Therapie*. Frankfurt a. M.: Mabuse.

DEMAUSE, L. (2005): *Das emotionale Leben der Nationen*. Klagenfurt: Drava.

EGLE, U., HEIM, C., STRAUSS, B., VON KÄNEL, R. (2020): *Psychosomatik – neurobiologisch fundiert und Evidenz basiert*. Stuttgart: Kohlhammer.

EGLOFF, G., DJORGJEVIC, D. (2019): *Pre- and Postnatal Psychology and Medicine*. New York: Nova.

EMERSON, W. (2012): *Die Behandlung von Geburtstraumata bei Kindern und Jugendlichen*. Heidelberg: Mattes.

EMERSON, W. (2013): *Die Folgen geburtshilflicher Eingriffe als Paradigma für das Verständnis perinatal bedingter Erlebniszusammenhänge*. In: JANUS, L. (Hrsg.), *Die pränatale Dimension in der Psychotherapie*. Heidelberg: Mattes, 65–99.

EMERSON, W. (2021): *Geburtstrauma. Die Wirkung der modernen Geburtshilfe auf die Psyche des Menschen*. Heidelberg: Mattes.

EVERTZ, K., JANUS, L. (2003): *Kunstanalyse*. Heidelberg: Mattes.

FREUD, S. (1926): *Hemmung, Symptom und Angst*. GW 14. Frankfurt a. M.: S. Fischer, 111–205.

GLUCKMAN, P., HANSON, M. (2005): *The Fetal Matrix. Evolution, Development and Disease*. Cambridge: University Press.

GLUCKMAN, P., HANSON, M. (Eds.) (2006): *Developmental Origins of Health and Disease*. Cambridge, New York: University Press.

GROF, S. (1984): Topographie des Unbewussten. Stuttgart: Klett-Cotta.

GOULD, S. (1982): *Human Babies as Embryos*. In: GOULD, S. »*In The beginning*«. New York: Columbia University Press, 9–14.

GROF, S. (1984): *Die Topographie des Unbewussten*. Stuttgart: Klett-Cotta.

HAU, T., SCHINDLER, S. (1982): *Pränatale und Perinatale Psychosomatik. Ergebnisse, Richtungen, Probleme*. Stuttgart: Hippokrates.

KLIPPEL-HEIDEKRÜGER, M., JANUS, L. (2022) (Hrsg.): *Verschiedene Zugänge zum vorsprachlichen und geburtlichen Erleben*. Heidelberg: Mattes.

HOCHAUF, R. (1999): *Imaginative Psychotherapie bei frühtraumatisierten Patienten*. Int J of Prenatal and Perinatal Psychology and Medicine. 11: 502–517.

HOCHAUF, R. (2007): *Frühes Trauma und Strukturdefizit – ein psychoanalytisch-imaginativ orientierter Ansatz zur Bearbeitung früher und komplexer Traumatisierungen.* Kröning: Asanger.

HOCHAUF, R. (2014): *Der Zugang analytischer Psychotherapie zu frühen Traumatisierungen.* In: EVERTZ, K., JANUS, L., LINDER, R. (Hrsg.) (2014), *Lehrbuch der Pränatalen Psychologie.* Heidelberg: Mattes, 383–424.

HAEUSLER, M., GRUNSTRA, N., MARTIN, R., KRENN, V., FORNAI, C. (2021): *The obstetrical dilemma hypothesis: there's life in the old dog yet.* Biol. Rev. 96: 2031–2057. doi: 10.1111/brv.12744.

HOLLWEG, W. (1989): *Streik im Innenohr.* Ramersberg: Unimed.

HOLLWEG, W. (1990): *Hörsturz, Morbus Menière und Tinnitus.* In: JANUS, L. (Hrsg.), *Das Seelenleben des Ungeborenen.*
Download www.Ludwig-Janus.de.

HOLLWEG, W. (1995): *Von der Wahrheit, die frei macht.* Heidelberg: Mattes.

JANOV, A. (1984): *Frühe Prägungen.* Frankfurt a. M.: S. Fischer.

JANOV, A. (2012): *Vorgeburtliches Bewusstsein. Das geheime Drehbuch, das unser Leben bestimmt.* Berlin, München: Scorpio.

JANUS, L. (2000): *Die Psychoanalyse der vorgeburtlichen Lebenszeit und der Geburt.* Gießen: Psychosozial.

JANUS, L. (2011): *Wie die Seele entsteht.* Heidelberg: Mattes.

JANUS, L. (Hrsg.) (2013a): *Die pränatale Dimension in der psychosomatischen Medizin.* Psychosozial 36, Nr. 134, Heft IV: 1–144.

JANUS, L. (2013b): *Die pränatale Dimension in der Psychotherapie.* Heidelberg: Mattes.

JANUS, L. (2013c): *Die Psychologie der Mentalitätsentwicklung.* Münster: LIT.

JANUS, L. (2018a): *Die Widerspiegelung der Evolution der Mentalitätsstrukturen und Lebensbezüge in der Literatur.* In: *Homo foetalis – das Wechselspiel des fötalen Erlebens mit den Primateninstinkten und dem Verstand als Wesenskern des Menschen.* Heidelberg: Mattes, 133–160.

JANUS, L. (2018b): *Homo foetalis et sapiens – das Wechselspiel des fötalen Erlebens mit den Primateninstinkten und dem Verstand als Wesenskern des Menschen.* Heidelberg: Mattes.

JANUS, L. (2019): *Vom Kosmos zur Erde –vom Mythos zur Psychologie.* Heidelberg: Mattes.

JANUS, L. (2020a): *Die Pränatale Dimension in der Psychotherapie.* Heidelberg: Mattes.

JANUS, L. (2020b): *Grundstrukturen menschlichen Seins: Unfertig – Werdend – Kreativ. Psychologische Ergänzungen zu Ontologie, Erkenntnistheorie und zur Philosophie des Parmenides.* Heidelberg: Mattes.

JANUS, L. (2021a): *Möglichkeiten der Erneuerung der Psychoanalyse durch Vervollständigung der theoretischen und praktischen Grundlagen.* In: Zeitschrift für Individualpsychologie, 46, 3: 201–223.

JANUS, L. (2021b): *Mundus foetalis. Die pränatale Dimension in Gesellschaft und Geschichte.* Heidelberg: Mattes.

JANUS, L. (2022a): *Die Entdeckung des »traumartigen Bewusstseins« im Rahmen der Bindungsanalyse.* Download von www.Ludwig-Janus.de.

JANUS, L. (2022b): *Warum Krieg? Y Zeitschrift für atopisches Denken,* 2(4): 1. siehe: www.ypsilon-psychoanalyse.de/tribuene/84-warum-krieg.

JANUS, L., EVERTZ, K. (Hrsg.) (2008): *Kunst als kulturelles Bewusstsein vorgeburtlicher und geburtlicher Erfahrungen.* Heidelberg: Mattes.

KRIMER, K. (2023): *Der böse Jude ist wieder da.* FAS, 2.3.2023, 35.

LEIGH, H. (2019): *Global Psychosomatic Medicine and Consulting Liaison Psychiatry – Theory, Research, Education and Practice.* New York: Springer.

LEVEND, H., JANUS, L. (Hrsg.) (2000): *Drum hab ich kein Gesicht.* Würzburg: Echter.

LEVEND, H., JANUS, L. (Hrsg.) (2011): *Bindung beginnt vor der Geburt.* Heidelberg: Mattes.

PORTMANN, A. (1969): *Biologische Fragmente zu einer Lehre vom Menschen.* Basel: Schwabe.

RANK, O. (1924/1998): *Das Trauma der Geburt.* Gießen: Psychosozial.

RANK, O. (1926/2006) *Die Analytische Situation.* In: *Die Technik der Psychoanalyse.* Gießen: Psychosozial.

SCHINDLER, S: (1982): *Geburt – Eintritt in eine neue Welt.* Göttingen, Toronto, Zürich: Verlag für Psychologie.

SCHINDLER, S., ZIMPRICH, H. (1983): *Ökologie der Perinatalzeit.* Stuttgart: Hippokrates.

SCHUBERT, C. (2015): *Psychoneuroimmunologie und Psychotherapie.* Stuttgart: Schattauer.

SCHUBERT, C. (2020): *Psychoimmunologie.* In: EGLE, U., HEIM, C., STRAUSS, B., VON KÄNEL, R. (2020), *Psychosomatik – neurobiologisch fundiert und evidenzbasiert.* Stuttgart: Kohlhammer, 105–121.

SCHUBERT, C. (2021): *Prenatal Psychoneuroimmunology.* In: EVERTZ, K., JANUS, L., LINDER, R. (Eds.), *Handbook of Prenatal Psychology.* New York: Springer, 115–148.

SCHÜFFEL, W. (2013): *Wie kann das Symptom zur aktualisierten Brücke vom Präverbalen zum Transverbalem werden?* In: JANUS, L. (Hrsg.), *Die pränatale Dimension der psychosomatischen Medizin.* Psychosozial, 36: 18–32.

STOTT, D. (1973): *Follow-up Study from Birth of the Effects of Prenatal Stresses.* In: Developmental Medicine and Child Neurology, 15: 770–778.

UEXKÜLL, T. et al. (1996): *Psychosomatische Medizin.* München, Wien, Baltimore: Urban und Schwarzenberg.

UNFRIED, N. (1999): *Erfahrungsbilanz der Behandlung von Kindern mit prä- und perinatalen Traumen.* Int J of Prenatal and Perinatal Psychology and Medicine, 11: 518–528.

VAN DEN BERGH, B. (2013): *Die fötale Programmierung von Emotion und Kognition.* In: JANUS, L. (Hrsg.), *Die pränatale Dimension in der Psychosomatischen Medizin.* Gießen: Psychosozial.

VERNY, T. (2014): *The Pre- and Perinatal Origins of Childhood and Adult Diseases and Personality Disorders.* In: EVERTZ, K., JANUS, L., LINDER, R. (Hrsg.), *Lehrbuch der Pränatalen Psychologie.* Heidelberg: Mattes, 50–69.

WIEGAND, G. (2012): *Frühe Gefühlsverhältnisse.* Lehrbuch der analytischen Entwicklungstheorie der Unter-3-Jährigen. Frankfurt a. M.: Brandes und Apsel.

ELLIS HUBER

ALEXANDER, G. (2011): *Eutonie: Ein Weg der körperlichen Selbsterfahrung.* Göttingen: Hogrefe.

ANDREE, C. (2002): *Rudolf Virchow. Leben und Ethos eines großen Arztes.* München: Langen Müller.

BADURA, B. FEUERSTEIN, G. (1994): *Systemgestaltung im Gesundheitswesen. Zur Versorgungskrise der hochtechnisierten Medizin und den Möglichkeiten ihrer Bewältigung.* Weinheim und München: JuventaVerlag.

BREGMAN, R. (2020): *Im Grunde gut. Eine neue Geschichte der Menschheit.* Hamburg: Rowohlt.
und Interview: *»Hilfsbereitschaft ist so ansteckend wie das Virus«.*
https://www.zeit.de/wirtschaft/2020-09/ruter-bregman-autor-coronavirus-kooperation-sozialverhalten-pandemie. Zugegriffen: 15. Januar 2024.

BUNDESINNENMINISTERIUM (2020): *Strategiepapier: Wie wir COVID-19 unter Kontrolle bekommen.* https://fragdenstaat.de/dokumente/4123-wie-wir-covid-19-unter-kontrolle-bekommen/. Zugegriffen: 15. Januar 2024.

CAPUA, I. (2020): *Covid-19 ist vor allem ein Problem unserer Lebensweise,* SZ-Magazin, Heft 23, 4. Juni.
und Interview: *»Die zweite Welle haben wir selbst in der Hand«.* https://www.tagesspiegel.de/gesellschaft/die-zweite-welle-haben-wir-selbst-in-der-hand-5368750.html. Zugegriffen: 15. Januar 2024.

DEUTSCHE HERZSTIFTUNG (2022): *Deutscher Herzbericht 2022.* https://herzstiftung.de/system/files/2023-09/DHB22-Herzbericht-2022.pdf. Zugegriffen: 15. Januar 2024.

DIAKONIE DEUTSCHLAND (2023): *Zehn Thesen für einen sozialen und ökologischen Neustart.* https://www.diakonie.de/informieren/infothek/2023/august/zehn-thesen-fuer-einen-sozialen-und-oekologischen-neustart. Zugegriffen: 15. Januar 2024.

DROSTEN, CH. (2020): *»Die Corona-Pandemie ist Ostern nicht vorbei«.* Bericht *Tagesspiegel* vom 1.11.2020. https://www.tagesspiegel.de/wissen/die-corona-pandemie-ist-ostern-nicht-vorbei-4207435.html. Zugegriffen: 15. Januar 2024.

ENGEL, G. L. (1977): *The need for a new medical model: a challenge for biomedicine.* Science, 196: 129–36.

ENGEL, G. L. (2011): *Schmerz umfassend verstehen. Der biopsychosoziale Ansatz zeigt den Weg.* Bern: Hans Huber.

FROMM, E. (1976): *Haben oder Sein. Die seelischen Grundlagen einer neuen Gesellschaft.* Stuttgart: Deutsche Verlagsanstalt.

FUCHS, T. (2017): *Das Gehirn – ein Beziehungsorgan,* 5. Aufl., Stuttgart: Kohlhammer.

GEHR, S., HAHN, J., et al. (2021): *Rudolf Virchow und die Charité der Zukunft.* Ausstellungskatalog. https://www.charite.de/die_charite/themen/virchow_ausstellung/. Zugegriffen: 15. Januar 2024.

GRODDECK, G. (1923/2016): *Das Buch vom Es. Psychoanalytische Briefe an eine Freundin.* Internationaler Psychoanalytischer Verlag. Neuausgabe. Berlin: Hofenberg Verlag.

HILDEBRANDT, H., STUPPARDT, R., Hrsg.(2021): *Zukunft Gesundheit – regional, vernetzt, patientenorientiert.* medhochzwei Verlag. Einen kurzen Überblick gibt: https://www.medhochzwei-verlag.de/Shop/ProduktDetail/978-3-86216-845-3-Zukunft-Gesundheit. Zugegriffen: 15. Januar 2024.

HUBER, E. (1993): *Liebe statt Valium: Plädoyer für ein anderes Gesundheitswesen.* Berlin: Argon.

HUBER, E. (2021): *Pandemiekompetenz und Gesundheitsförderung.* In: LVG Niedersachsen. impulse, 111: 6–7

HUBER, E. (2022): *Gesunde Marktwirtschaft – das Leben, die Ökonomie und das soziale Nervengeflecht.* In: ROSENTHAL, TH., FITTKAU, B. (2022). *Gemeinwohlökonomie im Gesundheitswesen eine zukunftsweisende Perspektive,* 25–48. Wiesbaden: Springer VS.

KICKBUSCH, I. (2021): *Ottawa-Charta reloaded.* In: KLAPPER B., CICHON I. (Hrsg.) (2021), Neustart! Medizinisch Wissenschaftliche Verlagsgesellschaft.
https://www.mwv-landingpages.de/neustart/beitrag-ilona-kickbusch/.
Zugegriffen: 15. Januar 2024.

KLAPPER, B., CICHON, I. (Hrsg.) (2021): *Neustart! Für die Zukunft unseres Gesundheitswesens.* Medizinisch Wissenschaftliche Verlagsgesellschaft.
https://www.mwv-landingpages.de/neustart/.
Zugegriffen: 15. Januar 2024.

LALOUX, F. (2015): *Reinventing Organizations visuell: Ein Leitfaden zur Gestaltung sinnstiftender Formen der Zusammenarbeit.* München: Franz Vahlen.

LOVELOCK, J. (2022): *Das Gaia-Prinzip. Die Biographie unseres Planeten.* München: Oekom.

MAAZ, H. J. (2022): *Angstgesellschaft.* Berlin: Frank und Timme.

MARCOVICH, M., de Jong, T. M. (2008): *Frühgeborene – zu klein zum Leben? Geborgenheit und Liebe von Anfang an – Die Methode Marcovich.* München: Kösel.
und Interview: *»Die Wahrheit kann nicht verändert werden!«.*
http://www.sabinefisch.at/2009/10/die-wahrheit-kann-nicht-verandert-werden/. Zugegriffen: 15. Januar 2024.

RICHTER, H. E. (1979/2005): *Der Gotteskomplex. Die Geburt und die Krise des Glaubens an die Allmacht des Menschen.* Deutscher Bücherbund Verlag. Neuauflage. Gießen: Psychosozial.

RICHTER, H. E. (1997): *Als Einstein nicht mehr weiterwusste. Ein himmlischer Krisengipfel.* Düsseldorf: Econ.

SANDER, K. (2012): *Organismus als Zellenstaat.* Herbolzheim: Centaurus Verlag & Media UG, 11.

SCHRÖDER, H., GRUNWALD, E., SCHRÖDER, M. (2023): *Der Valebo-Effekt. Warum wir zu Experten unserer eigenen Gesundheit werden sollten.* Amerang: Crotona Verlag.

SCHUBERT, C. (2016): *Was uns krank macht – Was uns heilt: Aufbruch in eine neue Medizin.* Munderfing: Fischer & Gann.

SCHUBERT, C. (2018): *Psychoneuroimmunologie im Lauf des Lebens.* Grußwort zum 2. PNI-Kongress 2018. https://www.psychoneuroimmunologie-kongress.at/images/Flyer2018.pdf. Zugegriffen: 15. Januar 2024.

SCHUBERT, C. (2023): *Geometrie der Seele. Wie unbewusste Muster das Drehbuch unseres Lebens bestimmen.* München: Gräfe und Unzer.

SÜSSMUTH. R. (2023): *»Aids-Kranke galten als das sündige Volk«.* Interview zum Welt-Aidstag, Ärztezeitung 30.11.2023. https://www.aerztezeitung.de/Medizin/Rita-Suessmuth-zu-HIV-Aids-Kranke-galten-als-das-suendige-Volk-445058.html?bPrint=true. Zugegriffen: 15. Januar 2024.

TK – TECHNIKER KRANKENKASSE (2023): *Gesundheitsreport 2023.* https://www.tk.de/resource/blob/2146912/44b10e23720bf38c155953894 9dd1078/gesundheitsreport-au-2023-data.pdf, 28.

VIRCHOW, R. (1858): Die Cellularpathologie in ihrer Begründung auf physiologische und pathologische Gewebelehre. MDZ München: Hirschwald. https://www.digitale-sammlungen.de/de/view/bsb10926743, 5. Zugegriffen 15. Januar 2024.

UEXKÜLL, v T., ADLER, R. u.a. (1994): *Integrierte Psychosomatische Medizin in Praxis und Klinik.* 3. Aufl. Stuttgart: Schattauer Verlag, 25.

VOSHAAR, T. (2020): *Moerser Modell. Holistisches Konzept zur Bewältigung der Corona-Krise in Krankenhäusern.* https://www.bethanien-moers.de/krankenhaus/leistungen-bereiche/kliniken-sektionen-institute/lungenheilkunde/moerser-modell. Zugegriffen: 15. Januar 2024.

WHO. (1986): *Ottawa Charta zur Gesundheitsförderung.* https://iris.who.int/bitstream/handle/10665/349654/WHO-EURO-1986-4044-43803-61669-ger.pdf. Zugegriffen: 15. Januar 2024.

ZÄNKER, K. (1996): *Das Immunsystem des Menschen: Bindeglied zwischen Körper und Seele.* München: C. H. Beck.

GÜNTER SCHIEPEK

BATEMAN, A. W., FONAGY, P. (2004): *Mentalization-based treatment of BPD.* Journal of Personality Disorders, 18(1), 36–51.

BATTAGLIA, D., BOUDOU, T., HANSEN, E. C. A., LOMBARDO, D., CHETTOUF, S., DAFFERTSHOFER, A., McINTOSH, A.R., ZIMMERMANN, J.,

Ritter, P., Jirsa, V. (2020): *Dynamic functional connectivity between order and randomness and its evolution across the human adult lifespan.* Neuroimage, 222, 117156. doi: 10.1016/j.neuroimage.2020.117156.

Fartacek, C., Schiepek, G., Kunrath, S., Fartacek, R., & Plöderl, M. (2016): *Real-time monitoring of nonlinear suicidal dynamics: methodology and a demonstrative case report.* Frontiers in Psychology for Clinical Settings, 7: 130. doi: 10.3389/fpsyg.2016.00130.

Flückiger, C., Del Rey, A., Wampold, B. E., Horvath, A. O. (2018): *The alliance in adult psychotherapy: A meta-analytic synthesis.* Psychotherapy, 55(4), 316.

Hagen, C., Schiepek, G., Singer, M., & Schubert, C. (2017): *Psychoneuroimmunologie – Wissenschaft der dynamischen Wechselwirkungen von Psyche, Nervensystem und Immunaktivität im sozialen Feld.* Psychologie in Österreich, 4, 258–266.

Haken, H., Schiepek, G. (2006): *Synergetik in der Psychologie. Selbstorganisation verstehen und gestalten*, 2. Aufl., Göttingen: Hogrefe.

Heinzel, S., Tominschek, I., Schiepek, G. (2014): *Dynamic patterns in psychotherapy – discontinuous changes and critical instabilities during the treatment of obsessive compulsive disorder.* Nonlinear Dynamics, Psychology, and Life Sciences, 18(2), 155–176.

Høgenhaug, S. S., Steffensen, S. V., Orsucci, F., Zimatore, G., Kongerslev, M. T., Bateman, A., Schiepek, G., Kjaersdam Telléus, G. (under review). *The complexity of interpersonal physiology during rupture repair episodes in psychotherapy with a borderline client: a single case study.*

Jurist, E. (2005): *Mentalized Affectivity.* Psychoanalytic Psychology, 22(3), 426–444. doi: 10.1037/0736-9735.22.3.426.

Kashdan, T.B., Rottenberg, J. (2010): *Psychological flexibility as a fundamental aspect of health.* Clinical Psychology Review, 30(7), 865–878. doi: 10.1016/j.cpr.2010.03.001.

Nordholt, S., Garrison, P., Aichhorn, W., Ochs, M., & Schiepek, G. (2024). *Pattern transitions in diary data of MDD patients – a mixed methods multiple case study of psychotherapy dynamics.* Frontiers in Psychology 15: 1259610. doi: 10.3389/fpsyg.2024.1259610.

Olthof, M., Hasselman, F., Strunk, G., Aas, B., Schiepek, G., Lichtwarck-Aschoff, A. (2020): *Destabilization in self-ratings of the psychotherapeutic process is associated with better treatment outcome in patients with mood disorders.* Psychotherapy Research, 30(4), 520–531. doi: 10.1080/10503307.2019.1633484.

OLTHOF, M., HASSELMAN, F., STRUNK, G., VAN ROOIJ, M., AAS, B., HELMICH, M.A., SCHIEPEK, G., LICHTWARCK-ASCHOFF, A. (2020): *Critical fluctuations as an early-warning signal for sudden gains and losses in patients receiving psychotherapy for mood disorders.* Clinical Psychological Science, 8(1), 25–35. doi: 10.1177/2167702619865969.

SCHIEPEK, G. (2022): *Prozessfeedback und Prozesssteuerung in der Psychotherapie. Erfahrungen mit dem Synergetischen Navigationssystem (SNS).* psychopraxis.neuropraxis, 25, 323–331. doi: 10.1007/s00739-022-00843-3.

SCHIEPEK, G., TOMINSCHEK, I., KARCH, S., LUTZ, J., MULERT, C., MEINDL, T. & POGARELL, O. (2009): *A controlled single case study with repeated fMRI measures during the treatment of a patient with obsessive-compulsive disorder: Testing the nonlinear dynamics approach to psychotherapy.* The World Journal of Biological Psychiatry, 10(5), 658–668. doi: 10.1080/15622970802311829.

SCHIEPEK, G., STRUNK, G. (2010): *The identification of critical fluctuations and phase transitions in short term and coarse-grained time series – a method for the real-time monitoring of human change processes.* Biological Cybernetics, 102(3), 197–207. doi: 10.1007/s00422-009-0362-1.

SCHIEPEK, G., TOMINSCHEK, I., HEINZEL, S., AIGNER, M., DOLD, M., UNGER, A., LENZ, G., WINDISCHBERGER, C., MOSER, E., PLÖDERL, M., LUTZ, J., MEINDL, T., ZAUDIG, M., POGARELL, O. & KARCH, S. (2013): *Discontinuous patterns of brain activation in the psychotherapy process of obsessive compulsive disorder: converging results from repeated fMRI and daily self-reports.* PloS ONE, 8(8), e71863.

SCHIEPEK, G., TOMINSCHEK, I. HEINZEL, S. (2014): *Self-organization in psychotherapy – testing the synergetic model of change processes.* Frontiers in Psychology for Clinical Settings, 5, 1089, 1–11. doi: 10.339/fpsyg.2014.01089.

SCHIEPEK, G., STÖGER-SCHMIDINGER, B., AICHHORN, W., SCHÖLLER, H., & AAS, B. (2016): *Systemic case formulation, individualized process monitoring, and state dynamics in a case of dissociative identity disorder.* Frontiers in Psychology for Clinical Settings, 7: 1545. doi: 10.3389/fpsyg.2016.01545.

SCHIEPEK, G., STÖGER-SCHMIDINGER, B., KRONBERGER, H., AICHHORN, W., KRATZER, L., HEINZ, P., VIOL, K., LICHTWARCK-ASCHOFF, A. & SCHÖLLER, H. (2019): *The Therapy Process Questionnaire. Factor analysis and psychometric properties of a multidimensional self-rating scale for high-frequency monitoring of psychotherapeutic processes.* Clinical Psychology & Psychotherapy, 26, 586–602. doi: 10.1002/cpp.2384.

Schiepek, G., Viol, K., Aas, B., Kastinger, A., Kronbichler, M., Schöller, H., Reiter, E.-M., Said-Yürekli, S., Kronbichler, L., Kravanja-Spannberger, B., Stöger-Schmidinger, B., Aichhorn, W., Battaglia, D., Jirsa, V. (2021): *Pathologically reduced neural flexibility recovers during psychotherapy of OCD patients.* NeuroImage:Clinical, 32, 102844. doi: 10.1016/j.nicl.2021.102844.

Schiepek, G., Oelkers-Ax, R. (2022): *Evaluation 2.0. Evaluation und Wirksamkeit von Psychotherapie neu denken.* Familiendynamik, 47(4), 294–307. doi: 10.21706/fd-47-4-294.

Schiepek, G., Pincus, D. (2023): *Complexity science: a framework for psychotherapy integration. Counselling & Psychotherapy Research.* doi: 10.1002/capr.12641.

Schiepek, G., Schorb, A., Schöller, H., Aichhorn, W. (2023a): *Prediction of sports injuries by psychological process monitoring.* Sports Psychiatry: Journal of Sports and Exercise Psychiatry, 1–8. doi: 10.1024/2674-0052/a000038.

Schiepek, G., Marinell, T., Aichhorn, W., Schöller, W., Harrer, M.E. (2023b): *Features of self-organization during the process of Mindfulness-Based Stress Reduction. A single case study.* Entropy, 25, 1403. doi: 10.3390/e25101403.

Schiepek, G., Siebert-Blaesing, B., Hausner, M.B. (im Druck). *Systemische Fallkonzeption. Idiographische Systemmodellierung und personalisierte Psychotherapie.* Göttingen: Hogrefe.

Schubert, C. Schiepek, G. (2003): *Psychoneuroimmunologie und Psychotherapie: Psychosozial induzierte Veränderungen der dynamischen Komplexität von Immunprozessen.* In: G. Schiepek (Hrsg.), Neurobiologie der Psychotherapie, 485–508. Stuttgart: Schattauer.

Tass, P., & Popovych, O.V. (2012). *Unlearning tinnitus-related cerebral synchrony with acoustic coordinated reset stimulation: theoretical concept and modelling.* Biological Cybernetics, 106, 27–36.

Tramonti, F., Saviozzi, V., Ferrante, B., Saliani, S., Galeazzi, E., Vatteroni, S., Genovesi, I., di Vecchio, I., & Možina, M. (2024). *Life and psychotherapy: a systemic perspective on the elusive construct of extra-therapeutic factors.* Journal of Evaluation in Clinical Practice. doi: 10.1111/jep.14039/10.1111/jep.14039.

Viol, K., Schöller, H., Kaiser, A., Fartacek, C., Aichhorn, W., Schiepek, G. (2022): *Detecting pattern transitions in psychological time series – A validation study on the Pattern Transition Detection Algorithm (PTDA).* PlosONE 17(3):e0265335. doi: 10.1371/journal.pone.0265335

WAMPOLD, B. E. (2015): *How important are the common factors in psychotherapy? Un update.* World Psychiatry, 14, 270–277.
doi: 10.1002/wps.20238.

WAMPOLD, B. E, IMEL, Z. E., FLÜCKIGER, C. (2018): *Die Psychotherapie-Debatte.* Göttingen: Hogrefe.

KARL-HEINZ LADWIG/KAROLINE LUKASCHEK

ALTEVERS, J., LUKASCHEK, K., BAUMERT, J., KRUSE, J., MEISINGER, C., EMENY, R. T., & LADWIG, K. H. (2016): *Poor structural social support is associated with an increased risk of Type 2 diabetes mellitus: findings from the MONICA/KORA Augsburg cohort study.* Diabet Med, 33(1), 47–54.
doi: 10.1111/dme.12951.

ATASOY, S., JOHAR, H., KRUSE, J., LUKASCHEK, K., PETERS, A., & LADWIG, K.-H. (2022): *The Association of Social Connectivity and Body Weight With the Onset of Type 2 Diabetes: Findings From the Population-Based Prospective MONICA/KORA Cohort.* Psychosomatic medicine, 84(9), 1050–1055.

BALTER, L. J., RAYMOND, J. E., ALDRED, S., DRAYSON, M. T., VAN ZANTEN, J. J. V., HIGGS, S., & BOSCH, J. A. (2019): *Loneliness in healthy young adults predicts inflammatory responsiveness to a mild immune challenge in vivo.* Brain, behavior, and immunity, 82, 298–301.

BEUTEL, M. E., KLEIN, E. M., BRÄHLER, E., REINER, I., JÜNGER, C., MICHAL, M., WILTINK, J., WILD, P. S., MÜNZEL, T., & LACKNER, K. J. (2017): *Loneliness in the general population: prevalence, determinants and relations to mental health.* BMC psychiatry, 17(1), 1–7.

BOROVIKOVA, L. V., IVANOVA, S., ZHANG, M., YANG, H., BOTCHKINA, G. I., WATKINS, L. R., WANG, H., ABUMRAD, N., EATON, J. W., & TRACEY, K. J. (2000): *Vagus nerve stimulation attenuates the systemic inflammatory response to endotoxin.* Nature, 405(6785), 458–462.

BROWN, E. G., GALLAGHER, S., & CREAVEN, A. M. (2018): *Loneliness and acute stress reactivity: A systematic review of psychophysiological studies.* Psychophysiology, 55(5), e13031.

BU, F., ZANINOTTO, P., & FANCOURT, D. (2020): *Longitudinal associations between loneliness, social isolation and cardiovascular events.* Heart, 106(18), 1394–1399.

CACIOPPO, J. T., & HAWKLEY, L. C. (2009): *Perceived social isolation and cognition.* Trends in cognitive sciences, 13(10), 447–454.

CACIOPPO, S., GRIPPO, A. J., LONDON, S., GOOSSENS, L., & CACIOPPO, J. T. (2015): *Loneliness: clinical import and interventions.* Perspect Psychol Sci. 10(2), 238–249. doi: 10.1177/1745691615570616

DEL CARMEN DÍAZ-MARDOMINGO, M., UTRERA, L., BALIYAN, S., GARCÍA-HERRANZ, S., SUÁREZ-FALCÓN, J. C., RODRÍGUEZ-FERNÁNDEZ, R., SAMPEDRO-PIQUERO, P., VALENCIA, A., & VENERO, C. (2023): *Sex-related differences in the associations between diurnal cortisol pattern and social and emotional loneliness in older adults.* Frontiers in Psychology, 14.

DUCK, S., POND, K., & LEATHAM, G. (1994): *Loneliness and the evaluation of relational events.* Journal of Social and Personal Relationships, 11(2), 253–276.

FRANCESCHI, C., BONAFÈ, M., VALENSIN, S., OLIVIERI, F., DE LUCA, M., OTTAVIANI, E., & DE BENEDICTIS, G. (2000): *Inflammaging: an evolutionary perspective on immunosenescence.* Annals of the new York Academy of Sciences, 908(1), 244–254.

GOLASZEWSKI, N. M., LACROIX, A. Z., GODINO, J. G., ALLISON, M. A., MANSON, J. E., KING, J. J., WEITLAUF, J. C., BEA, J. W., GARCIA, L., & KROENKE, C. H. (2022): *Evaluation of social isolation, loneliness, and cardiovascular disease among older women in the US.* JAMA network open, 5(2), e2146461-e2146461.

HACKETT, R. A., HAMER, M., ENDRIGHI, R., BRYDON, L., & STEPTOE, A. (2012): *Loneliness and stress-related inflammatory and neuroendocrine responses in older men and women.* Psychoneuroendocrinology, 37(11), 1801–1809.

HAGSTROM, E., NORLUND, F., STEBBINS, A., ARMSTRONG, P. W., CHISWELL, K., GRANGER, C. B., LOPEZ-SENDON, J., PELLA, D., A. H., & HELD, C. (2018): *Psychosocial stress and major cardiovascular events in patients with stable coronary heart disease.* J Intern Med. 283(1), 83–92. doi: 10.1111/joim.12692

HAKULINEN, C., PULKKI-RÅBACK, L., VIRTANEN, M., JOKELA, M., KIVIMÄKI, M., & ELOVAINIO, M. (2018): *Social isolation and loneliness as risk factors for myocardial infarction, stroke and mortality: UK Biobank cohort study of 479 054 men and women.* Heart, 104(18), 1536–1542.

HOLT-LUNSTAD, J., & SMITH, T. B. (2016): *Loneliness and social isolation as risk factors for CVD: implications for evidence-based patient care and scientific inquiry.* Heart, 102(13), 987–989.

doi: 10.1136/heartjnl-2015-309242.

HOLT-LUNSTAD, J., SMITH, T. B., BAKER, M., HARRIS, T., & STEPHENSON, D. (2015): *Loneliness and social isolation as risk factors for mortality: a meta-analytic review.* Perspect Psychol Sci, 10(2), 227–237. doi: 10.1177/1745691614568352

HOLWERDA, T. J., BEEKMAN, A. T., DEEG, D. J., STEK, M. L., VAN TILBURG, T. G., VISSER, P. J., SCHMAND, B., JONKER, C., & SCHOEVERS, R. A. (2012): *Increased risk of mortality associated with social isolation in older men: only when feeling lonely? Results from the Amsterdam Study of the Elderly (AMSTEL).* Psychological medicine, 42(4), 843–853.

IRWIN, M. R., & COLE, S. W. (2011): *Reciprocal regulation of the neural and innate immune systems.* Nature Reviews Immunology, 11(9), 625–632.

JANSSON, A. H., SAVIKKO, N. M., & PITKÄLÄ, K. H. (2018): *Training professionals to implement a group model for alleviating loneliness among older people–10-year follow-up study.* Educational Gerontology, 44(2–3), 119–127.

JOHAR, H., ATASOY, S., BIDLINGMAIER, M., HENNINGSEN, P., & LADWIG, K.-H. (2021): *Married but lonely. Impact of poor marital quality on diurnal cortisol patterns in older people: findings from the cross-sectional KORA-Age study.* Stress, 24(1), 36–43.

JOHAR, H., SPIELER, D., BIDLINGMAIER, M., HERDER, C., RATHMANN, W., KOENIG, W., PETERS, A., KRUSE, J., & LADWIG, K.-H. (2021): *Chronic inflammation mediates the association between cortisol and hyperglycemia: findings from the cross-sectional population-based KORA age study.* Journal of Clinical Medicine, 10(13), 2751.

KOHLER, O., KROGH, J., MORS, O., & ERIKSEN BENROS, M. (2016): *Inflammation in depression and the potential for anti-inflammatory treatment.* Current neuropharmacology, 14(7), 732–742.

LADWIG, K.-H., MARTEN-MITTAG, B., LÖWEL, H., DÖRING, A., & KOENIG, W. (2005): *C-reactive protein, depressed mood, and the prediction of coronary heart disease in initially healthy men: results from the MONICA–KORA Augsburg Cohort Study 1984–1998.* European heart journal, 26(23), 2537–2542.

LADWIG, K., & LUKASCHEK, K. (2020): *Soziale Isolation und Krankheit.* In:. EGLE, U. T., HEIM, C., STRAUSS, B., VON KÄNEL, R., (Hrsg.), *Psychosomatik neurobiologisch fundiert und evidenzbasiert.* Ein Lehr- und Handbuch, 230–237. Stuttgart: W. Kohlhammer.

LAI, J. C. L., LEUNG, M. O. Y., LEE, D. Y. H., LAM, Y. W., & BERNING, K. (2018): *Loneliness and diurnal salivary cortisol in emerging adults.* International journal of molecular sciences, 19(7), 1944.

Lasgaard, M., Friis, K., & Shevlin, M. (2016): »*Where are all the lonely people?*« *A population-based study of high-risk groups across the life span*. Soc Psychiatry Psychiatr Epidemiol, 51(10), 1373–1384. doi: 10.1007/s00127-016-1279-3.

Ligthart, S., Vaez, A., Võsa, U., Stathopoulou, M. G., de Vries, P. S., Prins, B. P., Van der Most, P. J., Tanaka, T., Naderi, E., & Rose, L. M. (2018): *Genome-wide association analyses of > 200,000 individuals identify 58 genetic loci for chronic inflammation and highlights pathways that link inflammation and complex disorders*. American Journal of Human Genetics, 103(5), 691–706.

Lukaschek, K., Baumert, J., Kruse, J., Meisinger, C., & Ladwig, K. H. (2017): *Sex differences in the association of social network satisfaction and the risk for type 2 diabetes*. BMC Public Health, 17(1), 379. doi: 10.1186/s12889-017-4323-7.

Masi, C. M., Chen, H. Y., Hawkley, L. C., & Cacioppo, J. T. (2011): *A meta-analysis of interventions to reduce loneliness*. Pers Soc Psychol Rev. 15(3), 219–266. doi: 10.1177/1088868310377394.

Mund, M., Freuding, M. M., Möbius, K., Horn, N., & Neyer, F. J. (2020): *The stability and change of loneliness across the life span: A meta-analysis of longitudinal studies*. Personality and Social Psychology Review, 24(1), 24–52.

Musich, S., Wang, S. S., Hawkins, K., & Yeh, C. S. (2015): *The impact of loneliness on quality of life and patient satisfaction among older, sicker adults*. Gerontology and Geriatric Medicine, 1, 2333721415582119.

Novak, M., Waern, M., Johansson, L., Zettergren, A., Ryden, L., Wetterberg, H., Sterner, T. R., Fässberg, M. M., Gudmundsson, P., & Skoog, I. (2023): *Six-year mortality associated with living alone and loneliness in Swedish men and women born in 1930*. BMC geriatrics, 23(1), 793.

O'Súilleabháin, P. S., Gallagher, S., & Steptoe, A. (2019): *Loneliness, living alone, and all-cause mortality: The role of emotional and social loneliness in the elderly during 19 years of follow-up*. Psychosomatic medicine, 81(6), 521.

Pantell, M., Rehkopf, D., Jutte, D., Syme, S. L., Balmes, J., & Adler, N. (2013): *Social isolation: a predictor of mortality comparable to traditional clinical risk factors*. American journal of public health, 103(11), 2056-2062.

Rico-Uribe, L. A., Caballero, F. F., Martin-Maria, N., Cabello, M., Ayuso-Mateos, J. L., & Miret, M. (2018): *Association of loneliness with all-cause mortality: A meta-analysis.* PLoS One, 13(1), e0190033. doi: 10.1371/journal.pone.0190033.

RODDICK, C. M., & CHEN, F. S. (2021): *Effects of chronic and state loneliness on heart rate variability in women.* Annals of Behavioral Medicine, 55(5), 460–475.

SMITH, K. J., GAVEY, S., RIDDELL, N. E., KONTARI, P., & VICTOR, C. (2020): *The association between loneliness, social isolation and inflammation: A systematic review and meta-analysis.* Neuroscience & Biobehavioral Reviews, 112, 519–541.

STEPTOE, A., OWEN, N., KUNZ-EBRECHT, S. R., & BRYDON, L. (2004): *Loneliness and neuroendocrine, cardiovascular, and inflammatory stress responses in middle-aged men and women.* Psychoneuroendocrinology, 29(5), 593–611.

STEPTOE, A., SHANKAR, A., DEMAKAKOS, P., & WARDLE, J. (2013): *Social isolation, loneliness, and all-cause mortality in older men and women.* Proceedings of the National Academy of Sciences, 110(15), 5797–5801.

TEGUO, M. T., SIMO-TABUE, N., STOYKOVA, R., MEILLON, C., COGNE, M., AMIÉVA, H., & DARTIGUES, J.-F. (2016): *Feelings of loneliness and living alone as predictors of mortality in the elderly: the PAQUID study.* Psychosomatic medicine, 78(8), 904–909.

THOMA, P., & TEISMANN, T. (2021): *Sozial-kognitive Fähigkeiten und Suizidalität: Eine Übersicht.* Zeitschrift für Neuropsychologie.

THURSTON, R. C., & KUBZANSKY, L. D. (2009): *Women, loneliness, and incident coronary heart disease.* Psychosomatic medicine, 71(8), 836.

TRACEY, K. J. (2002): *The inflammatory reflex.* Nature, 420(6917), 853–859.

UDELL, J. A., STEG, P. G., SCIRICA, B. M., SMITH, S. C., JR., OHMAN, E. M., EAGLE, K. A., GOTO, S., CHO, J. I., BHATT, D. L., & INVESTIGATORS, R. E. O. A. F. C. H. R. (2012): *Living alone and cardiovascular risk in outpatients at risk of or with atherothrombosis.* Arch Intern Med. 172(14), 1086–1095. doi: 10.1001/archinternmed.2012.2782.

VALTORTA, N. K., KANAAN, M., GILBODY, S., RONZI, S., & HANRATTY, B. (2016): *Loneliness and social isolation as risk factors for coronary heart disease and stroke: systematic review and meta-analysis of longitudinal observational studies.* Heart, 102(13), 1009–1016. doi: 10.1136/heartjnl-2015-308790.

VAN BOGART, K., ENGELAND, C. G., SLIWINSKI, M. J., HARRINGTON, K. D., KNIGHT, E. L., ZHAOYANG, R., SCOTT, S. B., & GRAHAM-ENGELAND, J. E. (2022): *The Association Between Loneliness and Inflammation: Findings From an Older Adult Sample.* Frontiers in Behavioral Neuroscience, 15, 801746.

Vingeliene, S., Hiyoshi, A., Lentjes, M., Fall, K., & Montgomery, S. (2019): *Longitudinal analysis of loneliness and inflammation at older ages: English longitudinal study of ageing.* Psychoneuroendocrinology, 110, 104421.

Wang, F., Gao, Y., Han, Z., Yu, Y., Long, Z., Jiang, X., Wu, Y., Pei, B., Cao, Y., & Ye, J. (2023): *A systematic review and meta-analysis of 90 cohort studies of social isolation, loneliness and mortality.* Nature Human Behaviour, 1–13.

Zebhauser, A., Hofmann-Xu, L., Baumert, J., Hafner, S., Lacruz, M. E., Emeny, R. T., Doring, A., Grill, E., Huber, D., Peters, A., & Ladwig, K. H. (2014): *How much does it hurt to be lonely? Mental and physical differences between older men and women in the KORA-Age Study.* Int J Geriatr Psychiatry, 29(3), 245–252. doi: 10.1002/gps.3998.

BERGMANN, BERENICE, studiert Psychologie im Master an der Leopold-Franzens-Universität Innsbruck und ist als wissenschaftliche Mitarbeiterin am Labor für Psychoneuroimmunologie an der Universitätsklinik für Psychiatrie, Psychotherapie, Psychosomatik und Medizinische Psychologie der Medizinischen Universität Innsbruck tätig. Im Rahmen des Projekts »Personalisierte Therapie bei rheumatoider Arthritis, PETRA 2.0« untersucht sie, unter der Leitung von Prof. Dr. Dr. Christian Schubert, die komplexen, psychoneuroimmunologischen Zusammenhänge bei an rheumatoider Arthritis erkrankten Patient*innen unter Alltagsbedingungen.

Kontakt: berenice.bergmann@i-med.ac.at

BUCHHEIM, ANNA, Prof. Dr. biol. hum. Dipl.-Psych., ist Diplom-Psychologin, Klinische und Gesundheitspsychologin und approbierte Psychoanalytikerin (IPA, DGPT). Sie ist Universitätsprofessorin für Klinische Psychologie am Institut für Psychologie an der Leopold Franzens Universität Innsbruck. Ihre wissenschaftlichen Schwerpunkte sind Klinische Bindungsforschung, Psychoanalyse, Psychotherapieforschung, Präventionsforschung und Neurowissenschaften.

Kontakt: anna.buchheim@uibk.ac.at

DEL MONTE, DAMIR, Dr. phil. Dr. scient. med., ist Neurowissenschaftler, er promovierte in Psychologie und Medizinwissenschaft. Seine Forschungsschwerpunkte bilden Lernen, Psychotrauma, Schmerz und die neurowissenschaftliche Therapie- und Depressionsforschung. Therapeutische Qualifizierungen in Psycho-, Trauma-, Schmerz- und Sporttherapie. Ausgehend von einer von ihm entwickelten »Neuro-Didaktik« gilt seine Leidenschaft der fächerübergreifenden Lehre.

Kontakt: info@damirdelmonte.com

HEIM, CHRISTINE, Univ.-Prof. Dr. rer. nat. Dipl.-Psych., ist Psychologin. Sie ist W3-Professorin und Direktorin des Instituts für Medizinische Psychologie der Charité – Universitätsmedizin Berlin sowie wissenschaftliche Direktorin des Charité Centrums für Human- und Gesundheitswissenschaften (CC1). Sie ist Mitglied des Exzellenz-Clusters NeuroCure und des Deutschen Zentrums für Psychische Gesundheit. Ihre Forschungsschwerpunkte sind die Untersuchung der Auswirkungen von traumatischen Lebenserfahrungen in der kindlichen Entwicklung auf neurobiologische Systeme und deren Zusammenhang zur Entstehung psychischer und körperlicher Erkrankungen.

Kontakt: christine.heim@charite.de

HERDER, CHRISTIAN, Prof. Dr. phil. nat., ist stellvertretender Direktor des Instituts für Klinische Diabetologie am Deutschen Diabetes-Zentrum in Düsseldorf und er leitet dort die Arbeitsgruppe Inflammation. Seine wissenschaftlichen Schwerpunkte liegen in der Erforschung der Rolle der subklinischen Inflammation in der Entstehung des Typ-2-Diabetes und seiner Folgeerkrankungen wie Neuropathie, Herz-Kreislauferkrankungen und Depression sowie in der Analyse der Heterogenität des Typ-2-Diabetes im Kontext der Präzisionsdiabetologie.

Kontakt: christian.herder@ddz.de

HUBER, ELLIS, Dr. med., ist Arzt und Gesundheitspolitiker. 1980–1981 war er Initiator der Gesundheitstage Berlin und Hamburg, 1981–1986 grüner Gesundheitsstadtrat und Leiter der Gesundheitsämter in Wilmersdorf und Kreuzberg zu Berlin, von 1987–1999 Präsident der Ärztekammer Berlin und von 2001–2013 Vorstand der SECURVITA Krankenkasse in Hamburg. Seit 1994 fungiert er als Vorstandsmitglied des PARITÄTISCHEN Berlin e.V. und seit 2007 als Vorsitzender des Berufsverbandes Deutscher Präventologen e.V.

Kontakt: ellishuber@t-online.de

JANUS, LUDWIG, Dr. med., ist ärztlicher Psychotherapeut in eigener Praxis in Dossenheim bei Heidelberg. Past-Präsident der »International Society for Prenatal and Perinatal Psychology« (www.isppm.de), Past-Präsident der «Deutschen Gesellschaft für Psychohistorie und politische Psychologie« (www.psychohistorie.de), Mitglied des »Vereins für Bindungsanalyse nach Hidas und Raffai« (www.bindungsanalyse.de), Leiter des »Instituts für Pränatale Psychologie und Medizin« (www.praenatalpsychologie). Seine wissenschaftlichen Schwerpunkte sind Pränatale Psychologie und Psychohistorie.

Kontakt: janus.ludwig@gmail.com

KEUPP, HEINER, Prof. Dr. phil., hat 40 Jahre Sozial-und Gemeindepsychologie an der Ludwig-Maximilians-Universität München gelehrt und ist Gastprofessor an der Universität Bozen. Viele Jahre hat er sich als Wissenschaftler und Akteur mit der Psychiatriereform beschäftigt. Mehrere Jahre Forschung im Bereich spätmoderner Identitäten waren prägend; seit 15 Jahren ist er in der Erforschung und Aufarbeitung sexualisierter Gewalt in kirchlichen und pädagogischen Institutionen aktiv. Er ist Mitglied der vom Deutschen Bundestag eingesetzten Unabhängigen Kommission zur Aufarbeitung sexuellen Kindesmissbrauchs.

Kontakt: heinerkeupp@psy.lmu.de
Heiner.Keupp@unibz.it

LADWIG, KARL-HEINZ, Professor für Psychosomatische Medizin und Med. Psychologie, Dr. med., ist als Senior Researcher an der Med. Fakultät der Technischen Universität München (TUM) aktiv. Seine zentralen Forschungsgebiete fokussieren auf die epidemiologische und klinische Stressforschung im Bereich kardiovaskuläre Erkrankungen (Psycho-Kardiologie) und metabolischer Erkrankungen. Hierbei spielt die Interaktion zwischen dem endokrinen und dem Immunsystem eine wichtige Rolle. Er hat für seine Forschungstätigkeit eine Reihe von Preisen erhalten (u. a. Römer-Preis, Förderpreis der Fritz Acker-Stiftung, Peter-Beckmann-Medaille).

Kontakt: karl-heinz.ladwig@tum.de

LUKASCHEK, KAROLINE, Dr. phil. M. Sc., ist habilitierte Epidemiologin und wissenschaftliche Mitarbeiterin am Institut für Allgemeinmedizin am Klinikum der LMU. Ihre Interessenschwerpunkte liegen neben Themen mit Relevanz für die allgemeinmedizinische Versorgung psychisch kranker Patient*innen vor allem auf Aspekten der Suizidprävention.

Kontakt: karoline.lukaschek@med.uni-muenchen.de

SCHIEPEK, GÜNTER, Univ.-Prof. Dr. phil. Dr. phil. habil., ist Leiter des Instituts für Synergetik und Psychotherapieforschung an der Paracelsus Medizinischen Privatuniversität Salzburg. Mitglied der Europäischen Akademie der Wissenschaften und Künste. Ehrenmitglied der Systemischen Gesellschaft. Lehrtherapeut für Systemische Therapie (DGSF). Gastprofessor an der Sapienza University, Rom. Arbeitsschwerpunkte: Synergetik und Dynamik nichtlinearer Systeme in Psychologie und in den Neurowissenschaften. Prozess-Outcome-Forschung in der Psychotherapie. Neurobiologie der Psychotherapie. Internet-basiertes Real-Time Monitoring in verschiedenen Anwendungsfeldern.

Kontakt: guenter.schiepek@ccsys.de

SCHUBERT, CHRISTIAN, Univ.-Prof. Dr. med. Dr. rer. nat. M. Sc., ist Arzt, klinischer- und Gesundheitspsychologe und ärztlicher Psychotherapeut. Seit über 25 Jahren erforscht er die Wechselwirkungen von Psyche, Gehirn und Immunsystem unter »life as it is lived«-Bedingungen. Er ist Leiter des Labors für Psychoneuroimmunologie an der Universitätsklinik für Psychiatrie, Psychotherapie, Psychosomatik und Medizinische Psychologie der Medizinischen Universität Innsbruck. Sein wissenschaftlicher Schwerpunkt in der Psychoneuroimmunologie ist die Entwicklung eines Forschungsansatzes zur Untersuchung von psychosomatischer Komplexität (»Integrative Einzelfallstudien«).

Kontakt: christian.schubert@i-med.ac.at

STEGEMANN, THOMAS, Univ.-Prof. Dr. med. Dr. sc. mus., ist Musiktherapeut und Facharzt für Kinder- und Jugendpsychiatrie und -psychotherapie. Seit 2011 leitet er das Institut für Musiktherapie an der mdw – Universität für Musik und darstellende Kunst Wien. Seine Forschungsschwerpunkte umfassen Musiktherapie mit Kindern, Jugendlichen und Familien; Musik(therapie) und Neurobiologie sowie ethische Fragen in der Musiktherapie.

Kontakt: stegemann@mdw.ac.at

www.thomasstegemann.at

HARALD WALACH, Prof. Dr. Dr., ist Philosoph und Psychologe. Er ist Professorial Research Fellow am Next Society Institute an der Kazimieras Simonavicius University in Vilnius, Litauen, und Leiter und Gründer des Change Health Science Instituts in Basel. Sein Forschungsschwerpunkt ist neben der Evaluation komplementärmedizinischer Verfahren die Frage nach der Schnittstelle zwischen Bewusstsein und Gesundheit.

Kontakt: hwalac@googlemail.com